RASTREAMENTO DE DOENÇAS
INOVANDO O CHECK-UP

A Medicina é uma área do conhecimento em constante evolução. Os protocolos de segurança devem ser seguidos, porém novas pesquisas e testes clínicos podem merecer análises e revisões, inclusive de regulação, normas técnicas e regras do órgão de classe, como códigos de ética, aplicáveis à matéria. Alterações em tratamentos medicamentosos ou decorrentes de procedimentos tornam-se necessárias e adequadas. Os leitores, profissionais da saúde que se sirvam desta obra como apoio ao conhecimento, são aconselhados a conferir as informações fornecidas pelo fabricante de cada medicamento a ser administrado, verificando as condições clínicas e de saúde do paciente, dose recomendada, o modo e a duração da administração, bem como as contraindicações e os efeitos adversos. Da mesma forma, são aconselhados a verificar também as informações fornecidas sobre a utilização de equipamentos médicos e/ou a interpretação de seus resultados em respectivos manuais do fabricante. É responsabilidade do médico, com base na sua experiência e na avaliação clínica do paciente e de suas condições de saúde e de eventuais comorbidades, determinar as dosagens e o melhor tratamento aplicável a cada situação. As linhas de pesquisa ou de argumentação do autor, assim como suas opiniões, não são necessariamente as da Editora.

Esta obra serve apenas de apoio complementar a estudantes e à prática médica, mas não substitui a avaliação clínica e de saúde de pacientes, sendo do leitor – estudante ou profissional da saúde – a responsabilidade pelo uso da obra como instrumento complementar à sua experiência e ao seu conhecimento próprio e individual.

Do mesmo modo, foram empregados todos os esforços para garantir a proteção dos direitos de autor envolvidos na obra, inclusive quanto às obras de terceiros e imagens e ilustrações aqui reproduzidas. Caso algum autor se sinta prejudicado, favor entrar em contato com a Editora.

Finalmente, cabe orientar o leitor que a citação de passagens desta obra com o objetivo de debate ou exemplificação ou ainda a reprodução de pequenos trechos desta obra para uso privado, sem intuito comercial e desde que não prejudique a normal exploração da obra, são, por um lado, permitidas pela Lei de Direitos Autorais, art. 46, incisos II e III. Por outro, a mesma Lei de Direitos Autorais, no art. 29, incisos I, VI e VII, proíbe a reprodução parcial ou integral desta obra, sem prévia autorização, para uso coletivo, bem como o compartilhamento indiscriminado de cópias não autorizadas, inclusive em grupos de grande audiência em redes sociais e aplicativos de mensagens instantâneas. Essa prática prejudica a normal exploração da obra pelo seu autor, ameaçando a edição técnica e universitária de livros científicos e didáticos e a produção de novas obras de qualquer autor.

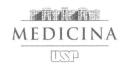 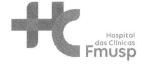

RASTREAMENTO DE DOENÇAS
INOVANDO O CHECK-UP

Mario Ferreira Junior
Ricardo Vasserman de Oliveira
Arnaldo Lichtenstein
Maria Helena Sampaio Favarato
Mílton de Arruda Martins

Copyright © Editora Manole Ltda., 2023, por meio de contrato com os autores.

"A edição desta obra foi financiada com recursos da Editora Manole Ltda., um projeto de iniciativa da Fundação Faculdade de Medicina em conjunto e com a anuência da Faculdade de Medicina da Universidade de São Paulo – FMUSP."

Logotipos   *Copyright* © Faculdade de Medicina da Universidade de São Paulo
               Copyright © Hospital das Clínicas – FMUSP

Editora: Eliane Usui
Projeto gráfico: Departamento Editorial da Editora Manole
Editoração eletrônica: HiDesign Estúdio
Ilustrações: HiDesign Estúdio
Capa: Ricardo Yoshiaki Nitta Rodrigues
Imagem de capa: istock.com

CIP-BRASIL. CATALOGAÇÃO NA PUBLICAÇÃO
SINDICATO NACIONAL DOS EDITORES DE LIVROS, RJ

R181

Rastreamento de doenças : inovando o check-up / Mario Ferreira Junior ... [et al.]. - 1. ed. - Santana de Parnaíba [SP] : Manole, 2023.

Inclui bibliografia e índice
ISBN 9786555767629

1. Medicina - Prática. 2. Rastreamento médico. 3. Exame periódico de saúde. 4. Diagnóstico. I. Ferreira Junior, Mario.

22-81132   CDD: 616.075
                       CDU: 616-07

Gabriela Faray Ferreira Lopes - Bibliotecária - CRB-7/6643

Todos os direitos reservados.
Nenhuma parte deste livro poderá ser reproduzida, por qualquer processo, sem a permissão expressa dos editores.
É proibida a reprodução por xerox.

Direitos adquiridos pela:
Editora Manole Ltda.
Alameda América, 876 – Tamboré
Santana de Parnaíba
06543-315 – SP – Brasil
Tel.: (11) 4196-6000
www.manole.com.br | https://atendimento.manole.com.br

Impresso no Brasil | *Printed in Brazil*

Autores

Mario Ferreira Junior
Doutor em Medicina pela Faculdade de Medicina da Universidade de São Paulo (FMUSP). Coordenador do Grupo de Estudos de Prevenção de Doenças e Promoção da Saúde do Serviço de Clínica Geral e Propedêutica do Hospital das Clínicas da FMUSP (HC-FMUSP).

Ricardo Vasserman de Oliveira
Médico graduado pela FMUSP. Residência em Clínica Médica pelo HC-FMUSP. *Visiting Researcher* da *Stanford University School of Medicine*. Sócio-fundador e CEO da *Healthtech* MAR – Algoritmos de Saúde (marsaude.net).

Arnaldo Lichtenstein
Doutor em Medicina pela FMUSP. Diretor Técnico do Serviço de Clínica Geral e Propedêutica do HC-FMUSP. Governador do capítulo brasileiro do *American College of Physicians*.

Maria Helena Sampaio Favarato
Doutora em Medicina pela FMUSP. Assistente do Serviço de Clínica Geral e Propedêutica do HC-HMUSP. Docente da Universidade Municipal de São Caetano.

Mílton de Arruda Martins
Professor Titular do Departamento de Clínica Médica da FMUSP. Chefe do Serviço de Clínica Geral e Propedêutica do HC-FMUSP.

Revisores colaboradores

Desiderio Favarato
Doutor em Medicina (Cardiologia) pela Faculdade de Medicina da Universidade de São Paulo (FMUSP). Assistente do Instituto do Coração (InCor) da FMUSP.

Guilherme de Abreu Pereira
Médico graduado pela Faculdade de Ciências Médicas da Santa Casa de São Paulo. Residência em Medicina Interna pelo Hospital das Clínicas da FMUSP (HC-FMUSP). Assistente da Disciplina de Emergências Clínicas do HC-FMUSP.

Jorge Sabbaga
Médico oncologista do Instituto do Câncer do Estado de São Paulo (ICESP) e do Hospital Sírio-Libanês de São Paulo.

Olavo Henrique Munhoz Leite
Infectologista da Disciplina de Infectologia da Faculdade de Medicina da Fundação ABC e do Departamento de Moléstias Infecciosas do HC-FMUSP.

Paulo Roberto Corrêa Hernandes
Médico especialista em Endocrinologia pela Sociedade Brasileira de Endocrinologia e Metabologia (SBEM). Assistente da Disciplina de Emergências Clínicas e do Serviço de Clínica Geral e Propedêutica do HC-FMUSP.

Renério Fráguas Júnior
Professor Associado do Departamento e Instituto de Psiquiatria (IPq) do HC-FMUSP e Diretor da Divisão de Psiquiatria e Psicologia do Hospital Universitário (HU) da USP.

Sumário

Prefácio..XI

Abreviaturas frequentes..XIII

1   O que é rastreamento médico...1

2   O que convém rastrear e como..24

2.1   Aneurisma de aorta abdominal (AAA) 30

2.2   Câncer colorretal (CCR)..40

2.3   Câncer de colo de útero...56

2.4   Câncer de mama..70

2.5   Câncer de próstata..84

2.6   Câncer de pulmão 96

2.7   Consumo excessivo de bebida alcoólica..........................108

2.8   Consumo nocivo de drogas ilícitas e medicamentos 123

2.9   Depressão...140

2.10   Diabete melito tipo 2 (DM2) e pré-diabete (PD)..................152

2.11   Dislipidemia..164

2.12   Hipertensão arterial..175

2.13   Infecção latente pela *Mycobacterium tuberculosis* (ILTB) 185

2.14   Infecção pelo vírus da hepatite B (VHB)..............................195

2.15   Infecção pelo vírus da hepatite C (VHC)..............................205

2.16   Infecção pelo vírus da imunodeficiência humana (HIV) 213

2.17   Infecção por clamídia e gonorreia......................................229

2.18	Risco de câncer ginecológico hereditário	237
2.19	Risco de doença cardiovascular (DCV)	246
2.20	Risco de fraturas por osteoporose	258
2.21	Sífilis	268
2.22	Sobrepeso e obesidade	277
2.23	Violência doméstica contra mulher	289
3	O que não convém rastrear e por quê	297

Posfácio 317

Anexo A – Índice de Suemoto 321

Anexo B – Modelo transteórico de mudança comportamental ..323

Anexo C – Método P.A.N.P.A. de aconselhamento
comportamental 325

Índice remissivo 327

Prefácio

Há cerca de 25 anos, no Serviço de Clínica Geral (CG) do Hospital das Clínicas da Faculdade de Medicina da Universidade de São Paulo (HC-FMUSP), foi implantado um programa de assistência, pesquisa e ensino de práticas clínicas de promoção da saúde e prevenção de doenças. Este livro é mais um resultado da experiência acumulada com esse programa pela equipe da CG.

O seu enfoque é o rastreamento médico, ou seja, a prevenção secundária de doenças e outros problemas relacionados à saúde, popularmente conhecida também como *check-up*, uma prática que acontece diariamente em consultórios, ambulatórios, unidades de saúde, clínicas e hospitais, porém nem sempre de modo estruturado, embasado cientificamente e com benefício real para o paciente.

Ao contrário talvez do habitual, o leitor não encontrará aqui uma lista ou painel fixo de exames de laboratório e de imagens a que pacientes devam se submeter periodicamente. É possível que o leitor sinta falta também da discussão daqueles exames básicos e gerais, comuns na clínica do dia a dia. Eles podem ser muito úteis nos casos de investigação diagnóstica, acompanhamento terapêutico e verificação do comprometimento de órgãos-alvo por outras doenças, mas a sua contribuição preventiva em pessoas sem queixas de saúde é mínima ou nula.

A proposta de *Rastreamento de doenças – inovando o check-up* é outra. O seu objetivo é mostrar aos profissionais de saúde uma forma diferente de fazer um bom *check-up*, usando métodos clínicos e exames complementares bem estudados. Isto é, seguir um fluxo de informações e ações interconectadas que, partindo de evidências científicas, faça sentido dentro da realidade brasileira, valorize o risco individual de adoecimento, otimize a relação médico(a)-paciente e seja acessível e economicamente viável para servir as pessoas tanto no setor público quanto privado da saúde.

Uma boa parte deste livro foi produzida durante os meses da pandemia de Covid-19. Uma única doença que escancarou vulnerabilidades coletivas e individuais, na medida em que transformou pessoas desfavorecidas socialmente ou com doenças como cardiopatias, obesidade, hipertensão, diabetes e pneumopatias, dentre outras, no seu alvo letal preferencial.

Pode parecer ingenuidade falar em *check-up* ou rastreamento médico depois de tamanha crise sanitária. Não é! Se inserido de forma apropriada, equitativa e sustentável no contexto da saúde pública e privada, o rastreamento pode alavancar boas práticas de promoção da saúde. Doenças como as citadas, se reconhecidas, tratadas ou bem controladas no período pré-clínico, talvez não tivessem sido coadjuvantes de tantas mortes pelo mundo. No Brasil, em especial.

Nas páginas que se seguem, espera-se que o profissional da saúde da "ponta do cuidado" encontre respaldo técnico e científico para suas dúvidas diárias. Que doenças vale a pena rastrear? Como rastreá-las? Quando o tratamento precoce faz de fato diferença? O *check-up* pode prejudicar pacientes? São perguntas simples, cujas respostas são complexas e demandam muita pesquisa e conhecimento acumulado.

Este livro mira, principalmente, o rastreio da população adulta assintomática com idade entre 18 e 75 anos (em algumas exceções, até 80 anos). Práticas desse tipo para crianças, adolescentes e gestantes não são seu objeto de momento. Além disso, para pessoas acima de 80 anos, ainda é raro haver recomendação de rastreamento de rotina bem respaldada cientificamente.

O objetivo é expressar o conteúdo científico mesclado com a experiência clínica dos autores, procurando usar uma linguagem simples e direta. Nas sugestões práticas de rastreio são valorizadas a competência dos profissionais da saúde assistentes e as preferências pessoais dos pacientes, principalmente quando se incentivam as decisões compartilhadas sobre o rastreamento.

A criação e o desenvolvimento de um instrumento de trabalho como este não pode prescindir da ajuda dos interessados. Da integração entre autores e usuários deve surgir uma ferramenta mais sólida e útil para a saúde de todos. A colaboração ativa e crítica dos colegas leitores é, portanto, esperada e bem-vinda.

Os autores
São Paulo, outubro de 2022.

Abreviaturas frequentes

ACC – *American College of Cardiology*
ACS – *American Cancer Society*
AHA – *American Heart Association*
BRCA – *Breast Cancer genes*
CDC – *Centers for Diseases Control and Prevention*
CTFPHC – *Canadian Task Force on Preventive Health Care*
DAC – Doença arterial coronariana
DCV – Doença cardiovascular
DM – Diabete melito
DNA – Ácido desoxirribonucleico
DPOC – Doença pulmonar obstrutiva crônica
EUA – Estados Unidos da América
HIV – Vírus da imunodeficiência humana
IMC – Índice de massa corpórea
INCA – Instituto Nacional do Câncer
IST – Infecção sexualmente transmissível
MS – Ministério da Saúde
NCI – *National Cancer Institute*
NIH – *National Institute of Health*
OMS – Organização Mundial da Saúde
PA – Pressão arterial
PANPA – Pergunte - Aconselhe - Negocie - Prepare - Acompanhe
QALY – *Quality Adjusted Life Years*
RM10 – Risco de mortalidade em 10 anos

TNM – Tumor - Nódulo - Metástase
USPSTF – *United States Preventive Services Task Force*
VHB – Vírus da hepatite B
VHC – Vírus da hepatite C
YLD – *Years Lived with Disability*

1
O que é rastreamento médico

PONTOS-CHAVE

- Rastreamento médico consiste na tentativa de identificar doenças de forma precoce, antes que elas se manifestem clinicamente, por sintomas ou sinais.
- As principais doenças rastreáveis são as que apresentam alta incidência, prevalência e morbimortalidade, além de período pré-clínico prolongado.
- A identificação da exposição a fatores de risco para a doença que se pretende rastrear tende a melhorar o valor preditivo do rastreamento.
- O método de rastreamento ideal deve apresentar boa acurácia para o diagnóstico pré-clínico, fácil acesso e segurança para o paciente, além de ser custo-efetivo.
- Só se justifica rastrear doença para a qual existe tratamento precoce capaz de mudar a história natural da doença, melhorar a qualidade de vida ou aumentar a sobrevida.
- Rastreamentos com potencial de causar qualquer tipo de dano físico, psíquico ou social devem ser objeto de decisão compartilhada entre médico e paciente.

DEFINIÇÃO, OBJETIVOS E A QUEM SE DESTINA O RASTREAMENTO MÉDICO

Rastreamento é uma intervenção médica pela qual se procuram indícios ou pistas de anomalias de natureza bioquímica, genética, morfológica, funcional ou comportamental, que tenham relevância à saúde individual ou coletiva. Tem como objetivo diagnosticar doenças ou identificar problemas que afetam a saúde, mas que ainda não se manifestaram na forma de sintomas ou sinais evidentes ou que, pelo menos, não foram percebidos pela pessoa consultada, ou seja, encontram-se em situação pré-clínica. Popularmente, o rastreamento é também chamado *check-up,* além de rastreio ou busca ativa.[1]

É comum ouvir alguém dizendo "Não ando me sentindo bem, preciso fazer um *check-up*!" Essa pessoa não sabe, mas está cometendo um erro conceitual. Por princípio, o rastreamento médico destina-se a indivíduos da população geral sem manifestações clínicas ou queixas relacionadas ao que se pretende rastrear. Quando uma pessoa tem sintomas, ela precisa não de um *check-up* ou rastreamento médico, mas de uma consulta que desencadeie uma investigação orientada por suas queixas, até chegar ao diagnóstico.

É possível, entretanto, associar o rastreamento médico a uma consulta de investigação diagnóstica, desde que o que se pretende rastrear não se relacione à queixa do(a) paciente. Por exemplo: uma mulher que procura o médico ginecologista pela presença de um nódulo na mama não estará rastreando câncer de mama, e sim investigando um nódulo suspeito, com abordagem específica em busca do diagnóstico. Porém, nesta mesma consulta, o(a) médico(a) poderá também realizar rastreio de doenças cardiovasculares, metabólicas e distúrbios psicossociais.

RASTREAMENTO MÉDICO COMO ANTIGA FERRAMENTA DE PROMOÇÃO DA SAÚDE

O rastreamento médico é uma das mais concretas contribuições da medicina clínica para a prevenção de doenças e promoção da saúde. De modo geral, espera-se que, a partir do diagnóstico pré-clínico, possam-se adotar tratamentos eficazes e ações preventivas capazes de prolongar a sobrevida, evitar ou atenuar o sofrimento físico e mental, e proporcionar uma melhor qualidade de vida às pessoas.

Bastante popular nos dias de hoje, o *check-up* médico é, todavia, uma atividade centenária. Já no final do século XIX, grandes seguradoras de saúde promoviam exames médicos preventivos com a finalidade de conhecer melhor o estado de saúde de seus segurados. Ao longo do início e meados do século XX, o rastreamento médico (basicamente, na época, um exame clínico minucioso) ganhou impulso entre as forças armadas e empresas, na tentativa de manter soldados e trabalhadores saudáveis, entendendo-se que assim seriam, respectivamente, mais combativos e produtivos, e assim gerassem mais eficiência e economia.

Mas foi a partir dos anos 1970 que o *check-up* ficou mais acessível à população em geral e adquiriu o formato pelo qual é mais conhecido hoje: um painel predefinido de exames clínicos, laboratoriais e de imagem, supostamente capaz de fornecer uma fotografia momentânea completa da saúde. Essa evolução resultou da explosão tecnológica vivida na medicina do final do século XX, da maior disponibilidade e acesso a informações e serviços médicos, e da crescente busca por saúde e qualidade de vida.

É difícil imaginar uma aspiração mais legítima e atraente para qualquer ser humano, nos dias de hoje, do que viver mais e com mais saúde. Se exames médicos feitos com certa periodicidade podem desvendar doenças no seu início e, de algum modo, sinalizar a chance de tornar aquela aspiração uma realidade, esses exames tornam-se um bem de interesse público, cujo mercado consumidor potencial tende a englobar grandes contingentes de pessoas. E foi assim que o *check-up* médico ganhou fama e se difundiu, nas últimas décadas.

RASTREAMENTO MÉDICO BASEADO EM EVIDÊNCIAS CIENTÍFICAS

Como em tudo que envolve ciências da saúde, não basta supor que alguma intervenção médica, por mais aceita e popular que seja, produza na prática o efeito que, em tese, dela se espera. É preciso provar que funciona. Por isso, o rastreamento e suas promessas têm atraído a atenção de pesquisadores que, para validá-los, conduzem estudos que, por sua vez, são alvo de revisões sistemáticas da literatura especializada e meta-análises. A finalidade disso tudo é analisar em profundidade as conclusões das pesquisas sobre o mesmo tema, aceitando-as ou rejeitando-as, com base científica sólida.

Desde a década de 1980, entidades como a *US Preventive Services Task Force* (USPSTF) e a *Canadian Task Force on Preventive Health Care* (CTFPHC), além de outras, empenham-se em oferecer diretrizes preventivas baseadas em boas evidências científicas. Para isso, grupos multidisciplinares de especialistas identificam, selecionam, analisam e interpretam os resultados de estudos publicados sobre rastreamento, a maior parte deles produzidos em países desenvolvidos, e, posteriormente, elaboram e publicam recomendações de alta qualidade científica.

Essa forma de consolidação do conhecimento médico com base em evidências científicas de boa qualidade metodológica tende a ser progressista, na medida em que passa a romper certos paradigmas antigos. Afirmações como: "o diagnóstico precoce da doença permite tratá-la mais cedo, o que é sempre melhor" ou "fazer exames preventivos nunca prejudica o paciente", antes tidas como verdades inquestionáveis, inclusive no meio médico, passam a ser apenas relativas quando examinadas sob a "lupa" do pesquisador científico.

Em outras palavras, o *check-up* baseado em evidências científicas leva em conta que, apesar da comprovada utilidade do rastreamento em inúmeras circunstâncias, estudos mostram que o seu uso abusivo ou inadequado tem, também, o potencial de prejudicar a saúde. Exemplificando: um teste mal indicado, que resulta em falso-positivo, pode levar o profissional de saúde a incorrer em erro diagnóstico, tratamento desnecessário e piora da qualidade de vida do paciente. Ou seja, exatamente o inverso do que se pretende.

As recomendações da CTFPHC e USPSTF, por serem periodicamente atualizadas e se basearem nas melhores evidências científicas disponíveis, são consideradas referências fidedignas para políticas de saúde e programas de rastreamento implantados em diversos países. Entretanto, é bom lembrar que os públicos-alvos prioritários das recomendações de ambas são a população canadense e a estadunidense, respectivamente. É muito improvável que os estudos dos quais essas recomendações são originadas, incluindo aqueles que não são norte-americanos, representem acuradamente as inúmeras diferenças ambientais, étnicas, socioeconômicas e culturais existentes nos outros países do mundo.

PREMISSAS GERAIS PARA SE FAZER UM BOM RASTREAMENTO MÉDICO

Genericamente, um bom rastreamento médico deve levar em consideração os seguintes aspectos:

A. etiopatogenia e importância sanitária regional da doença ou problema a rastrear;
B. disponibilidade, segurança, acurácia, reprodutibilidade, relevância epidemiológica e grau de aceitação do teste que visa o diagnóstico pré-clínico;
C. disponibilidade, segurança, acesso, eficácia e efetividade da prevenção, tratamento precoce ou outra intervenção que seja capaz de mudar a história natural da doença no período pré-clínico;
D. condições de saúde, exposição a fatores de risco, preferências e valores do grupo ou pessoa consultada, que devem ser bem informados e poder compartilhar de decisões referentes ao rastreamento;

E. respeito aos princípios éticos da prática médica;

F. viabilidade de custeio de toda a cadeia de eventos desde o rastreamento (incluindo as suas repetições periódicas) até a reabilitação.

Não basta, então, apenas a disponibilidade de bons testes de rastreamento nos serviços de saúde e de boas evidências científicas internacionais. O grande desafio para fazer do *check-up* um instrumento de prevenção cada vez mais acurado e efetivo para a saúde de brasileiros, realçando suas qualidades e mitigando distorções, passa, na medida do possível, pela ponderação das evidências científicas internacionais com dados epidemiológicos e estudos produzidos no Brasil.

O QUE VALE A PENA RASTREAR EM SAÚDE

A importância de conhecer a prevalência e a incidência do que se pretende rastrear

Nem todas as doenças ou problemas que podem prejudicar ou colocar em risco a saúde se prestam ou merecem ser incluídos em uma lista de rastreamento médico. Como ponto de partida, um problema de saúde é candidato a fazer parte do rastreio se a sua prevalência for significativa. Porém, não existem linhas divisórias nítidas capazes de definir alta, média ou baixa prevalência, aplicáveis a todos os problemas de saúde.

De modo geral, o rastreamento é justificável para os problemas que permanecem ativos na população-alvo em uma frequência e por tempo suficientes para serem identificados, de algum modo, em fase pré-clínica. Neste grupo, encontram-se exemplos de doenças infecciosas transmissíveis, metabólicas, cardiovasculares e cânceres, além de problemas relacionados a distúrbios mentais e psicossociais.

Alta incidência também é relevante, mas, por si só, não é um pré-requisito para rastrear, pois fatores como rápida letalidade, cura espontânea ou alta eficácia do tratamento podem dificultar, impossibilitar ou tornar o diagnóstico pré-clínico inútil. Justifica-se rastrear doenças raras (p. ex., síndromes hereditárias do metabolismo, de autoimunidade ou de cânceres) na idade adulta apenas em casos selecionados de antecedentes familiares muito expressivos.

Por outro lado, mesmo doenças de alta prevalência nem sempre merecem ser rastreadas, ou por seu impacto na saúde ser pequeno, ou por existirem outros meios mais adequados de abordá-las. Moléstias parasitárias intestinais são um exemplo: apesar de prevalentes em comunidades carentes, a realização periódica de exames protoparasitológicos tem pouco valor se comparada às medidas prioritárias de promoção da saúde coletiva (saneamento básico, água tratada etc.) ou, até mesmo, à prescrição empírica de antiparasitários de baixa toxicidade.

Morbimortalidade e duração pré-clínica associadas ao que se vai rastrear

Outras características importantes dos problemas de saúde rastreáveis são a morbidade e a mortalidade a eles associadas. Enfermidades que causam grande sofrimento, físico ou mental, ou desdobram-se na forma de complicações clínicas graves, sequelas ou incapacidade, ou ainda que elevam a mortalidade precoce, são alvos prioritários de programas de rastreamento médico. As doenças cérebro e cardiovasculares, por exemplo, são as principais causas de mortes no Brasil. Não surpreende, portanto, o fato de que a maioria dos *check-ups* direcione atenção prioritária para as mesmas ou, mais concretamente, para os seus fatores de risco.

Por outro lado, às vezes, é a gravidade de uma complicação clínica no curso de uma doença, mesmo que assintomática e de baixa letalidade, que já justifica o rastreamento. É o caso, por exemplo, de infecção genitourinária por clamídia em mulheres jovens. Esta, se não detectada e tratada, pode causar infertilidade ou abortamento, consequências trágicas de uma infecção assintomática, aparentemente, banal.

Doenças de evolução crônica, com períodos pré-sintomáticos que se arrastam por muito tempo, são mais afeitas a serem rastreadas do que as doenças agudas, nas quais o desfecho (cura, sequela ou óbito) acontece mais rapidamente. É possível entender esse conceito lembrando-se, por exemplo, de que o diabete melito do tipo 2 (DM2) ou a hipertensão arterial sistêmica (HAS) chegam a permanecer vários anos sem provocar sintomas antes que sejam detectadas. Ao longo desse período, existem várias oportunidades de diagnóstico, por meio de dosagens de glicemia de jejum ou hemoglobina glicada (HbA1c) e aferições da pressão arterial. Já doenças agudas ou subagudas, de evolução mais rápida até o desfecho (por exemplo, um câncer altamente agressivo), acabam por escapar dos rastreamentos periódicos.

Viés de duração da doença

Essa dificuldade de rastrear doenças de evolução mais rápida e agressiva é causa, inclusive, de um defeito inerente ao rastreamento, conhecido como viés de duração da doença, ilustrado na Figura 1.

Imagine que um certo tipo de câncer possa evoluir de duas formas diferentes. Às vezes, comporta-se de modo muito agressivo, desenvolve grandes

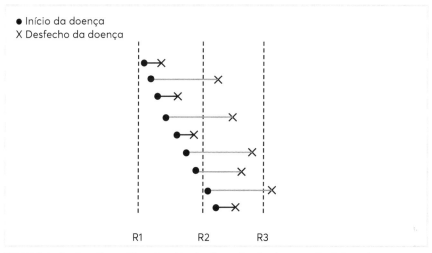

FIGURA 1 Ilustração gráfica do viés de duração da doença. As linhas de cor cinza indicam os casos diagnosticados em alguma das rodadas de rastreamento (R).

massas tumorais e metástases, deteriora a saúde do(a) paciente e, em semanas ou poucos meses, leva ao óbito. Outras vezes, apresenta-se mais brando, evoluindo lenta e progressivamente ao longo de muitos meses ou anos, sem que o(a) paciente se queixe de qualquer sintoma.

Qual dessas duas formas de evolução seria mais facilmente diagnosticada por um rastreamento anual ou bienal? A segunda, certamente. Apesar do benefício potencial do diagnóstico pré-clínico de algumas dessas neoplasias menos agressivas, a tendência de que estas sejam as mais detectadas acaba por desviar o rastreamento médico do seu objetivo. Tumores mais graves e letais, ou seja, de maior importância clínica, deixam de ser diagnosticados e tratados a tempo, em detrimento dos menos agressivos e, provavelmente, menos letais. Há evidências de que o viés de duração da doença ocorra, por exemplo, com as neoplasias de próstata, sendo as mais indolentes as mais frequentemente identificadas.

OS BONS MÉTODOS DE RASTREAMENTO

Consulta específica de prevenção ou rastreamento oportunista?

Historicamente, estabeleceu-se o exame médico completo (a consulta médica composta de anamnese detalhada e exame físico completo) como a primeira etapa de um *check-up* médico. Ao longo das últimas décadas, porém, inúmeras revisões sistemáticas de estudos científicos falharam em demonstrar a sua utilidade. Não foram encontradas evidências de que essa prática reduza a mortalidade de pessoas que a ela se submetem.

Por outro lado, há evidências de que riscos à saúde futura possam ser identificados com a realização ou solicitação oportunista de exames preventivos (clínicos, laboratoriais ou de imagem) durante visitas médicas, mesmo nas quais o exame clínico completo não é realizado. É o caso das consultas motivadas por queixas de sintomas simples ou apenas para obter orientação ou aconselhamento médico, retorno eletivo para verificar resultado de tratamento, avaliação de aptidão ao trabalho, perícia médica etc.

Em todas essas situações, a equipe de saúde deve estar preparada para propor exames de rastreamento e intervenções adequadas a cada paciente, principalmente àqueles que não possuem médicos(as) de referência ou que não tenham por hábito submeter-se a consultas regulares, por exemplo a cada 3 a 5 anos; para estes, qualquer contato com o sistema de saúde é uma oportunidade para alavancar a prática preventiva. Vale lembrar, entretanto, que campanhas de *check-ups* com painéis fixos de exames que desconsiderem as peculiaridades e necessidades de saúde de cada pessoa, individualmente, carecem de validação científica e devem ser evitadas.

Anamnese e exame físico dirigidos a itens específicos, questionários estruturados, testes laboratoriais e exames funcionais e de visualização são meios usados para rastrear doenças e outros problemas de saúde em indivíduos assintomáticos. A utilidade de cada um para o rastreamento é determinada por suas características intrínsecas, bem como por fatores que possam interferir na sua aplicação prática.

Apenas com base no sexo, idade, antecedentes familiares e histórico de exposição a fatores de risco já é possível construir rastreamentos médicos individualizados, capazes de promover tratamentos ou intervenções preventivas com potencial de impactar, positivamente, a qualidade de saúde e vida. Controle de doença em fase pré-clínica, mudança de hábito alimentar, retomada da atividade física, cessação do tabagismo, uso de equipamento de proteção individual e adesão a tratamentos são exemplos disso. Não há base científica que justifique a necessidade de um exame médico completo e detalhado para essa finalidade, como se imaginava no passado, nem de campanhas de **check-ups** com exames padronizados não individualizados.

Sensibilidade, especificidade e valores preditivos dos testes de rastreamento

A primeira propriedade que se espera de um bom método de rastreamento é que ele seja sensível, isto é, que detecte o problema de saúde já existente e incipiente, com pouca chance de erro ou falha na sua detecção. Em outros termos, espera-se que ele tenha um baixo percentual de falso-negativos. A sensibilidade ideal é 100%, situação na qual todos os casos existentes da doença rastreada seriam detectados, com nenhum resultado falso-negativo. Na vida real, valores de sensibilidade de 80% a 90% são bastante aceitáveis, como acontece, por exemplo, na aferição da pressão arterial para o diagnóstico da HA ou a aplicação do questionário CAGE para detectar o consumo preocupante de bebida alcoólica.

Os métodos de rastreamento não necessariamente definem a presença da doença, ou seja, frequentemente são necessários outros exames ou testes para que se faça o diagnóstico definitivo. Algumas vezes, o rastreamento serve apenas para indicar se uma pessoa (ou um grupo de pessoas, no caso de programa de rastreamento coletivo) tem alta ou baixa probabilidade de apresentá-la, conforme o resultado do exame seja positivo ou negativo. Mas a conclusão definitiva depende, em geral, de outros exames. Por exemplo: após uma mamografia cuja classificação foi Bi-Rads 4, é necessário fazer uma biópsia de nódulo mamário; um homem cujo resultado de PSA (antígeno específico da próstata) está acima do valor de referência precisa de exames de imagem e estudo histopatológico para a confirmação e o estadiamento do câncer da próstata.

Alta especificidade (poucos resultados falso-positivos), apesar de bem-vinda, não é, portanto, um pré-requisito obrigatório para testes de rastreamento, desde que outros exames mais específicos possam ser feitos, subsequentemente, de forma complementar, para confirmar os achados do rastreio. Por fim, a sensibilidade e a especificidade combinadas com a prevalência na população-alvo do rastreamento permitem estimar os seus valores preditivos (positivo e negativo), que são variáveis úteis no planejamento de programas coletivos de rastreamento médico.

Segurança dos testes: acurácia, precisão, reprodutibilidade, acesso e custos

Do ponto de vista técnico, espera-se que toda e qualquer ação que vise o diagnóstico pré-clínico, incluindo manobras de exame físico, questionários estruturados, testes de bioquímica do sangue ou exames de imagem ou visualização direta, seja segura para o paciente, não colocando, portanto, a sua integridade física ou mental em risco.

Essa preocupação é mais pertinente no caso de procedimentos invasivos como punções-biópsias ou estudos endoscópicos, principalmente quando há chance de complicações graves e sequelas do procedimento em si ou do preparo para executá-lo (p. ex., perfuração intestinal, sepse ou insuficiência renal aguda associadas à colonoscopia). De preferência, procedimentos de rastreamento devem ser simples e de fácil aplicação, pouco invasivos, e exigir o mínimo necessário de custos e infraestrutura laboratorial e hospitalar.

Precisão e acurácia dos exames, reduzindo a probabilidade de erros de análise, interpretação ou divulgação de resultados (principalmente no caso de laudos descritivos), são esperadas. Com relação aos testes laboratoriais, em especial, há toda uma cadeia de procedimentos pré-analíticos, analíticos e pós-analíticos, que necessita de controle rigoroso para garantia da qualidade. E a boa reprodutibilidade, ou seja, a capacidade de se obter resultados semelhantes para um mesmo teste, caso ele necessite de repetição ou revalidação, interna ou externa, aumenta a confiabilidade e amplia a sua capilaridade e possibilidades de acesso na rede de atenção à saúde.

Fácil disponibilidade, amplo acesso e baixo custo são fatores que completam as qualidades mínimas necessárias para tornar o rastreamento mais atraente e custo-efetivo. Ajudam, também, a fazer com que a população-alvo se torne mais aderente a ele. Sem expectativa de adesão significativa, um programa de rastreamento corre o risco de ser uma iniciativa mal-sucedida, podendo até ser abortado antes mesmo da sua implementação.

Sobretestagem (*overtesting*) e sobrediagnóstico (*overdiagnosis*)

A experiência prática mostra que fazer exames médicos, clínicos, laboratoriais e de imagem goza de alta popularidade em nosso meio, o que, por si só, tende a alavancar a adesão a rastreios médicos. Entretanto, para escapar do uso excessivo e inadequado dos meios de diagnóstico e para que o rastreamento médico baseado em evidências científicas alcance a maior adesão possível, profissionais da área da saúde, incluindo pesquisadores, educadores, prestadores de serviços e gestores, têm papel relevante na difusão de informações e orientações, que desmistifiquem o valor da sobretestagem, prática comum, mas capaz de comprometer a prevenção secundária de doenças.

Estudos científicos já revelaram que, quanto mais exames laboratoriais são solicitados, maior é a probabilidade de variações indevidas de alguns resultados em relação à normalidade. Lembra-se ainda que para a determinação do valor de referência normal de um exame toma-se como base a forma como essa variável se comporta na maioria da população de estudo. E por maioria, entende-se, em geral, 95% desse grupo, ou seja, em até 5% das pessoas estudadas os resultados de qualquer exame complementar podem estar fora da faixa normal determinada pela maioria, sem que isso signifique, necessariamente, presença de doença ou qualquer outra implicação em termos de saúde.

Um exemplo clássico para ilustrar essa situação são os nódulos, também denominados incidentalomas, muitas vezes identificados em exames de imagem de *check-up* ou feitos para outras finalidades. Esses nódulos são, em sua maioria, benignos, correspondem a variações da normalidade e não implicam em qualquer consequência para a saúde dos indivíduos portadores. Porém, quando identificados, acabam por gerar angústia e subsequente investigação, com os riscos inerentes a essas práticas.

Esse e outros vieses da sobretestagem podem causar iatrogenia que, segundo alguns autores, deve ser objeto do que eles chamam prevenção quaternária. E há, ainda, o sobrediagnóstico, outro desfecho negativo associado ao rastreamento. Neste caso, não há erro diagnóstico. Trata-se, na verdade, de um efeito colateral da maior capacidade diagnóstica dos testes laboratoriais e exames de imagem, qual seja, detectar alterações orgânicas incipientes, mas que acabam por não progredir nem prejudicar a saúde do(a) paciente.

Um exemplo interessante é a ultrassonografia de tireoide, que ganhou popularidade nos últimos anos como exame preventivo solicitado por muitos médicos. Com essa prática, verificou-se um enorme aumento na incidência de câncer nessa glândula, em mulheres. Porém, no mesmo período, a mortalidade por câncer de tireoide permaneceu praticamente inalterada. Dependendo do ponto de vista, pode-se conseguir explicações diferentes e até contraditórias para essa situação:

- Um entusiasta acrítico de todos os avanços médicos diria que a mortalidade não aumentou, apesar do aumento da incidência do câncer de tireoide, porque o tratamento desse câncer foi aprimorado e, assim, promoveu mais cura.
- Já um profissional da saúde mais realista argumentaria que o que aumentou, de fato, foi o diagnóstico de cânceres de tireoide indolentes, assintomáticos, que não trariam consequências de longo prazo.

Uma vez que, analisando-se o período estudado, não houve mudança significativa nas opções de tratamento desses tumores e como a mortalidade não aumentou nem diminuiu, a explicação realista parece ser a mais plausível. Isso é sobrediagnóstico.

A EFICÁCIA DE TRATAMENTOS OU INTERVENÇÕES PRECOCES

Aspectos do tratamento disponível indicam se vale ou não a pena rastrear

O rastreamento médico é um meio de ajudar pessoas a viverem mais e melhor. Porém, para alcançar esses objetivos é preciso estar atento a algumas premissas peculiares, referentes a tratamentos ou outras intervenções a serem adotadas. Intervenções precoces não seguem, necessariamente, os mesmos princípios ou surtem os mesmos efeitos das intervenções tardias, introduzidas quando o diagnóstico é feito após a manifestação clínica. É importante saber ou estimar de antemão se o tratamento em fase prévia ao aparecimento de sintomas e sinais permitirá que o(a) paciente tenha ganhos, de fato, quando comparado ao tratamento introduzido quando do diagnóstico mais tardio.

Preliminarmente, cabe incluir em um programa de rastreio apenas condições médicas para as quais exista tratamento ou intervenção precoce ou controle eficaz do problema, cujos benefícios potenciais superam eventuais danos à saúde. Usando o exemplo da estenose de carótida (EC) assintomática: uma vez diagnosticada, é de se esperar que haja uma redução de acidentes vasculares encefálicos, inclusive transitórios, após intervenção cirúrgica. Porém, as evidências mostram que, além dos riscos das complicações perioperatórias, o benefício da cirurgia é apenas marginal em relação ao tratamento clínico convencional para doenças vasculares. Além disso, o controle de comorbidades (hipertensão arterial, diabete melito, hipercolesterolemia) e o incentivo a hábitos saudáveis (cessação do tabagismo, perda de peso, alimentação equilibrada, atividade física) independem do rastreamento da EC para serem prescritos.

Problema diagnosticado implica tratamento ou intervenção imediata

Havendo intervenção, tratamento ou controle eficaz, pode-se proceder ao rastreamento, mas somente se houver, também, garantia de acesso rápido e completo a todos os dispositivos que compõem o procedimento terapêutico. Diagnosticar precocemente um aneurisma de aorta de indicação cirúrgica, em um homem de 65 anos, em bom estado de saúde, é extremamente importante, mas o tratamento deve ser imediato e não postergado em fila de espera, que atrase a cirurgia por meses ou anos.

Na mesma linha, só é recomendável rastrear a depressão, para a qual se dispõe atualmente de uma boa gama de opções terapêuticas, quando houver certeza de acesso a todo tipo de tratamento medicamentoso ou apoio psicoterápico necessários. Outro exemplo é a mamografia para rastreio do câncer de mama, que só faz sentido pedir se além do exame estiverem disponíveis o serviço de biópsia e o acesso a cirurgia, radio e quimioterapia. Em resumo: é da boa prática médica executar o rastreamento apenas quando existir tratamento, intervenção ou controle de doença eficaz, de acesso rápido, fácil e completo.

Não há suporte científico que justifique rastrear doença ou problema de saúde para o qual não existe cura ou outro tipo de controle ou intervenção seguramente eficaz, mesmo que haja um bom exame disponível para diagnosticá-lo em fase inicial. Um exemplo, infelizmente ainda atual, é a demência. Há questionários de boa sensibilidade, aplicáveis em consultório, capazes de detectar alterações bastante precoces das funções cognitivas em idosos. Entretanto, não se comprovou, até o momento, que os medicamentos disponíveis para o seu tratamento consigam alterar, significativa e positivamente, a evolução natural da doença. Além disso, a maioria deles causa efeitos colaterais suficientemente incômodos a ponto de serem rejeitados pelos pacientes. A abordagem dos casos de demência, pelo menos por enquanto, ainda deve se restringir às situações já clinicamente identificáveis pelo paciente ou pessoas próximas de seu convívio. No caso desse tipo de doença, o rastreio periódico de idosos assintomáticos e o diagnóstico pré-sintomático ainda têm pouco a acrescentar.

Tratamento agressivo ou paciente frágil exigem cautela no rastreamento

É questionável, também, rastrear situações em que apesar de existir tratamento, ele tenha alto risco de complicações ou sequelas, seja experimental ou apresente resultados duvidosos. Junte-se a esses itens uma avaliação desfavorável do estado geral de saúde do(a) paciente com uma expectativa ruim de sobrevida, no momento do *check-up*, para que este não se justifique.

Avalie, por exemplo, a razoabilidade de rastrear o câncer colorretal em uma mulher de 73 anos, diabética, hipertensa, portadora de insuficiência renal grau 4 e insuficiência cardíaca com fibrilação atrial crônica, cuja expectativa de sobrevida em 10 anos calculada por uma ferramenta validada para aplicação clínica seja menor que 30% (ou seja, risco de morte maior que 70%). A colonoscopia seria o exame de rastreamento ideal para ela? Um teste imunoquímico positivo para hemoglobina humana nas fezes seria menos problemático? Qual a possibilidade dessa paciente suportar o tratamento de um câncer colorretal diagnosticado por rastreamento? Há esperança de melhora da expectativa de sobrevida calculada se o câncer for diagnosticado e tratado? Essas são perguntas importantes a serem respondidas, preferencialmente antes de submeter a paciente ao exame.

VIÉS DE TEMPO GANHO

A expectativa de sobrevida com ou sem rastreamento remete, inclusive, a uma segunda característica (ou possível defeito) inerente aos exames feitos para diagnóstico pré-clínico de doenças: o viés de tempo ganho.

A Figura 2 ilustra duas situações hipotéticas distintas que poderiam ser vividas por uma mesma paciente com câncer de mama. A linha superior mostra a situação que a paciente vivenciaria caso se negasse a fazer mamografia preventiva a partir dos 50 anos de idade. O diagnóstico do câncer de mama seria feito aos 60 anos, a partir do surgimento de sintomas, e o tratamento da neoplasia por meio de cirurgia e radioterapia proporcionaria um certo tempo de sobrevida, por exemplo, até os 70 anos. Na linha inferior, indica-se outra situação na qual a mamografia de rastreamento detectaria logo aos 55 anos de idade a mesma neoplasia maligna em fase incipiente, que seria igualmente tratada, e o óbito sobreviria aos 71 anos de idade.

Uma primeira consideração a ser feita é a respeito da sobrevida. Comparado à situação do diagnóstico por sintomas (linha superior), o rastreamento

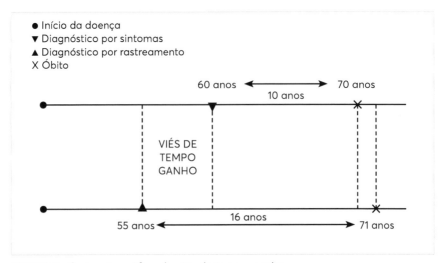

FIGURA 2 Ilustração gráfica do viés de tempo ganho.

(linha inferior) promoveria, no fim das contas, um ganho real de sobrevida de 1 ano para a paciente (71 menos 70). Entretanto, se contada a partir do momento do diagnóstico, a sobrevida a partir dos sintomas seria de 10 anos (de 60 a 70 anos de idade) contra uma sobrevida aparente de 16 anos (dos 55 aos 71 anos), se rastreado precocemente. Isso dá a impressão de um ganho total de sobrevida de 6 anos com o rastreio, o que é falso. O que aconteceria na segunda hipótese (linha inferior), em verdade, seria simplesmente uma antecipação do diagnóstico em 5 anos e não ganho real em anos de vida.

Concretamente, a mesma paciente poderia conviver com o câncer por 10 anos (linha superior) ou por 16 anos (linha inferior). Os 5 anos de diferença entre os 2 momentos do diagnóstico (viés de tempo ganho) são importantes também quando se considera a qualidade de vida que a paciente teria em uma ou outra situação. É de se supor que 10 anos de sofrimento, físico e mental, provocado pela doença e seu tratamento seriam esperados no primeiro caso, a partir dos 60 anos, época do início da manifestação clínica e do diagnóstico. Por outro lado, o rastreamento só terá sido uma intervenção efetivamente útil se a partir do diagnóstico pré-clínico do câncer de mama aos 55 anos, a paciente experimentar menos sofrimento nos seus próximos 16 anos de vida, o que poderia não ocorrer, caso surgissem complicações do tratamento.

Tratamento muito eficaz pode reduzir a importância do diagnóstico precoce

Evidências científicas recentes têm demonstrado que a melhora da qualidade de vida e o aumento de sobrevida de mulheres com câncer de mama dependem mais do aprimoramento do tratamento do que do momento do diagnóstico, propriamente dito.

Vale sempre relembrar que o objetivo do rastreamento médico é proporcionar aos pacientes mais anos de vida saudável e não de doença ou de medo de adoecer. É muito comum, atualmente, a realização de painéis para identificar genes ou mutações genéticas associados a vários tipos de agravo à saúde, mesmo em pessoas saudáveis. A finalidade é antecipar o conhecimento do risco para que a prevenção possa ser posta em prática. Entretanto, a presença do gene não implica, necessariamente, que ele se expressará ao longo da vida da pessoa. Não é certo, também, que exista forma eficaz de prevenir a expressão do gene. Além disso, intervenções agressivas (p. ex., mastectomia e ooforectomia preventivas em portadoras de mutações de BRCA1/2 – *Breast Cancer genes* 1 ou 2) ou tratamentos experimentais podem trazer sérias complicações sem garantia de proteção, o que faz a inclusão do mapeamento genético no *check-up* parecer uma iniciativa ainda objeto de estudos.

A INDIVIDUALIZAÇÃO DO RASTREAMENTO MÉDICO

Determinantes de doenças ou de outros agravos à saúde coletivos e individuais

Em que pese que eventos relacionados ao binômio saúde-doença possuam determinantes coletivos (sociais, culturais, ambientais, econômicos etc.), na linha de tornar o rastreamento médico um conjunto de procedimentos cada vez mais personalizado, é esperado que fatores individuais sejam levados cada vez mais em conta antes de executá-lo.

A avaliação do estado de saúde global e a estimativa de sobrevida a médio e longo prazo do paciente já foram lembradas neste texto. A sua importância é tão maior quanto mais avançada é a idade ou maior é o número de doenças preexistentes. Nesses casos, submeter o(a) paciente a um exame de rastreamento invasivo que pode lhe causar um efeito adverso ou diagnosticar uma nova morbidade cujo tratamento agressivo será difícil de enfrentar, devem ser objeto de reflexão prévia cuidadosa. Como regra geral, rastreamentos invasivos a partir de 65 anos só se justificam para pacientes em bom estado geral de saúde e com boa expectativa de sobrevida em 10 anos.

Como exemplo de estimativa de sobrevida ou risco de mortalidade em 10 anos (RM10) de uma pessoa, existe o cálculo do Índice de Suemoto, disponível na plataforma *E-prognosis*, uma ferramenta já validada para a população geriátrica brasileira (ver Anexo A). Trata-se, basicamente, de um instrumento de apoio à decisão médica e não de definição de conduta, em si mesmo. A título de referência, pessoas abaixo de 65 anos, consideradas em ótimo estado de saúde para a idade apresentam, pelo Índice de Suemoto, RM10 entre 11% e 15%, se homem, e entre 8% e 10%, se mulher.

Aos 80 anos, idade a partir da qual recomendações de rastreamento médico agressivo são raras e sujeitas a cuidadosa avaliação individual, os RM10 mínimos de pessoas saudáveis e com bons hábitos são de 50% e 37% para homens e mulheres, respectivamente. Não parece razoável propor rastreamentos invasivos que gerem tratamentos agressivos para pessoas com RM10 acima desses valores ou, pelo menos, caso algum rastreio seja recomendado, que o(a) paciente seja informado(a) a respeito dos seus riscos para poder compartilhar da decisão de rastrear ou não.

Fatores preexistentes e estimativas de risco de adoecimento

Na busca, ainda, da individualização dos diagnósticos pré-clínicos, o rastreio de doenças e outras condições de interesse para a saúde (hábitos e comportamentos, por exemplo) pode ser precedido por uma avaliação preliminar da exposição a fatores de risco que aumentem a probabilidade individual de adoecimento, de traumas físicos ou de outros constrangimentos indiretamente ligados à saúde psicossocial (p. ex., vergonha, estigmatização, discriminação, desdobramentos legais, policiais e financeiros).

Fatores de risco podem ser identificados por meio de anamnese cuidadosa, *check-lists* e questionários qualitativos ou quantitativos (quando usam escalas de escores numéricos), muitos deles avaliados e validados para a população brasileira. São exemplos desse tipo de instrumento de rastreamento: o HARK (*Humiliation - Afraid - Rape - Kick*), que rastreia violência doméstica contra mulheres, e o PHQ-2 (*Patient Health Questionnaire - 2*), duas perguntas que ajudam a detectar indícios de depressão.

Instrumentos mais elaborados estão disponíveis em calculadoras que contêm algoritmos capazes de estimar o risco para um determinado evento. São baseados na participação de fatores de risco envolvidos na causalidade do evento avaliado, informação esta extraída de estudos epidemiológicos ou estatísticas populacionais de saúde. O FRAX® (*Fracture Risk Assessment Tool*), do qual se consegue uma estimativa bastante acurada do risco de fraturas por fragilidade óssea (osteoporose) em 10 anos, foi desenvolvido na Universidade de Sheffield e disponibilizado na internet, inicialmente, para a população do Reino Unido. Atualmente, graças à cooperação científica internacional e estudos regionais, esse instrumento está adaptado para vários outros países, incluindo o Brasil.

Após preencher um formulário *on-line* no qual são referidas a presença ou ausência de cada um dos principais fatores de risco para osteoporose, a calculadora do FRAX® permite obter a probabilidade do(a) paciente apresentar fraturas em 10 anos. Esse valor pode ser comparado com valores de referência a fim de saber se há necessidade ou não da determinação objetiva da densitometria óssea ou se há potencial benefício para intervenções terapêuticas.

Estudos mostram resultados semelhantes dos cálculos pelo FRAX® sem e com os dados de densidade óssea. O método de rastreamento do risco de fraturas por osteoporose iniciado com o FRAX® e seguido da densitometria óssea, apenas quando necessária, pode servir de modelo a ser usado para outras doenças. Calculadoras de risco, semelhantes ao FRAX®, estão disponíveis para doenças cardiovasculares, diabete e vários tipos de câncer (mama, colorretal e pulmão).

Cada paciente e suas preferências individuais em matéria de saúde

Além da exposição a fatores de risco que podem ser abordados de forma estruturada pelos instrumentos supracitados, o profissional responsável pela solicitação dos exames de rastreio deve manter-se aberto para levar em consideração, também, as preferências individuais dos pacientes. Razões pessoais podem fazer uma paciente relutar a submeter-se ao rastreamento de violência da parte de parceiros; outros hesitam ao responder a questões sobre seu comportamento sexual; e o medo de complicações médicas pode induzir a opção por um teste imunoquímico nas fezes ao invés da colonoscopia para rastrear o câncer colorretal.

ÉTICA MÉDICA E IMPACTO FINANCEIRO DO RASTREAMENTO

Primeiro, não causar dano

A pesquisa de doenças em fase pré-clínica tem uma peculiaridade especial que, conceitualmente, a diferencia de outras ações médicas: trata-se de uma busca ativa em pessoas que, a princípio, estão saudáveis. Isso é o contrário do que acontece em uma consulta comum, quando uma investigação médica reativa é desencadeada a partir de queixas de sintomas já manifestos. É certo que, em qualquer situação, o primeiro compromisso ético do profissional de área médica é nunca fazer mal ao paciente (*primun non nocere*), mas o peso disso é maior ainda no caso do rastreamento.

O paciente está assintomático para a condição em questão antes de se submeter ao rastreamento de doenças e, portanto, espera-se que assim permaneça após o mesmo. A sua qualidade de vida também deve ser preservada, no mínimo, no mesmo nível anterior ao rastreio, mesmo que uma doença ou um problema prejudicial à saúde tenha sido detectado, e algum tratamento ou intervenção tenha sido instituído. Isso é um motivo a mais para reforçar a ideia de que exames de rastreamento médico devam ser solicitados de forma refletida, seletiva e individualizada.

Dilema ético: teste de rastreamento disponível deve ser sempre solicitado?

Solicitar exames desnecessários ou repeti-los excessivamente é desaconselhável em qualquer situação médica. Sabe-se hoje que o abuso ou uso inadequado de exames pode, por si só, em várias situações, colocar em risco a saúde do paciente (p. ex., anemia por coletas muito frequentes de sangue, lesão renal por excesso de estudos radiográficos contrastados). Por essa razão, seria eticamente reprovável pedir exames de rotina com a finalidade única de satisfazer a curiosidade ou interesses não médicos, como comercializar pacotes extensos de *check-up* visando a obter retorno meramente monetário ou para multiplicar a execução de procedimentos, tratamentos e internações dispensáveis.

É um direito do(a) paciente ser submetido(a) a qualquer exame de rastreamento disponível? É ético deixar de oferecer aos pacientes exames de rastreamento já implantados em laboratórios? As respostas a essas perguntas expõem, certamente, um dilema ético complexo da medicina: é certo que as pessoas têm seus valores pessoais e seus direitos legais, mas, por outro lado, os profissionais de saúde têm seus princípios e convicções profissionais, que norteiam os seus deveres e responsabilidades, e que ainda são limitados pelo código de ética médica.

O que se espera é que a prática de rastreamento médico seja a mais consensual possível entre médico(a) e paciente. Para tanto, as decisões de quais exames fazer ou deixar de fazer devem ser compartilhadas. Nesse processo, todas as informações necessárias devem ser postas em discussão e detalhes teóricos e práticos analisados, incluindo as expectativas de resultados e suas possíveis consequências. Enfim, se não é ético negar a solicitação de um exame disponível a quem quer que seja, como acreditam alguns, não é menos antiético solicitar exames sem comprovação científica de benefício e deixar de discutir isso, previamente, com seus pacientes. A decisão compartilhada é, portanto, um meio viável no sentido de solucionar esse dilema e melhorar a efetividade das práticas de rastreamento.

Impacto financeiro do rastreamento

De certa forma interligadas à questão ética vale a pena ressaltar aqui, também, as questões de natureza monetária. Quando se pensa no impacto financeiro do rastreamento médico é comum limitar-se ao preço unitário do exame, se é barato ou caro. Na verdade, o custo com a solicitação e realização do exame em si representa apenas uma pequena parte do impacto financeiro do rastreamento médico.

Para que ele seja calculado de forma completa, é preciso incluir na equação outros custos: da consulta inicial; do teste de rastreio propriamente dito; de todos os exames subsidiários feitos para confirmação do diagnóstico e estadiamento da doença ou problema rastreado; da intervenção, procedimento clínico ou cirúrgico adotado no tratamento; de internação hospitalar, se houver; das consultas e exames de acompanhamento médico subsequente; de efeitos colaterais inesperados; de dias perdidos de trabalho; de incapacidades permanentes; de reabilitação; enfim, de todos os desdobramentos possíveis.

Custo-efetividade do rastreamento médico

Além do seu impacto financeiro absoluto, deve ser levada em conta, também, a relação dele com os seus resultados práticos, ou seja, se reduziu a morbimortalidade, para uma boa avaliação da sua custo-efetividade. Para isso, existem indicadores de efetividade como o QALY (*Quality Adjusted Life Years*) ou o YLD (*Years Lived with Disability*), que medem o número de anos vividos com qualidade ou com deficiência, ou ainda, simplesmente, o número de anos de vida ganhos. Indicadores desse tipo servem principalmente para que gestores, públicos e privados, possam definir quais medidas de rastreamento coletivo adotar em seus locais de atuação.

Suponha, por exemplo, que a custo-efetividade da mamografia para o câncer de mama em mulheres acima de 50 anos, medida pelo montante gasto em dinheiro por cada ano de vida salvo, mostrou-se cerca de duas vezes menor do que para mulheres rastreadas entre 40 e 49 anos. Isso pode se dever ao fato de a mamografia mais precoce detectar mais falso-positivos ou verdadeiro-positivos sem significado clínico (sobrediagnóstico). O custo desses efeitos indesejados, somado ao fato da prevalência do câncer de mama ser menor entre mulheres de 40 a 49 anos, explicaria o porquê da sua custo-efetividade menos atraente nesta faixa etária.

Apesar de análises de custo-efetividade não fazerem parte, diretamente, da prática médica clínica, elas estão cada vez mais presentes nas diretrizes e protocolos de apoio ao trabalho médico e sistemas de gestão em saúde. Para muitas recomendações de rastreamento, passaram-se a adotar análises financeiras, quando disponíveis, visando a robustecer as conclusões das revisões sistemáticas. É, no mínimo, intuitivo perceber que o sucesso de um programa de rastreamento médico coletivo ou individual, sustentável ao longo do tempo, depende também da sua viabilidade financeira, tanto no setor público quanto privado da saúde.

DECISÃO COMPARTILHADA, O ÚLTIMO DESAFIO DO RASTREAMENTO MÉDICO

Mudando a cultura enraizada do "quanto mais exames, melhor"

"Eu só vim buscar os pedidos dos exames preventivos. Pode pedir tudo, doutor, o convênio paga!" Esta frase ilustra uma realidade comum no âmbito médico. Trata-se, certamente, do início de um número considerável de consultas de medicina geral e atenção primária. Ela embute em si algumas crenças e costumes já bastante arraigados que desafiam a prática da medicina nos tempos atuais: primeiro, a grande importância que se dá, hoje, à prevenção em saúde, o que é positivo; segundo, a fascinação pela tecnologia e a total confiança nos exames laboratoriais e de imagem, mais até, talvez, do que na opinião do(a) próprio(a) médico(a); terceiro, a percepção subjetiva de que quanto mais exames fizer, melhor; por último, a despreocupação com o custo financeiro dos procedimentos.

O *check-up* parece ocupar, de fato, um lugar de relevo na prática médica atual (e no imaginário popular), e a tendência provável é que esse espaço cresça ainda mais no futuro. A simples perspectiva dessa evolução deve implicar para os profissionais de saúde em novas responsabilidades, desafios e oportunidades.

Pesando riscos e benefícios do rastreamento

Hoje, viver mais e melhor é objetivo não só de doentes, mas também das pessoas virtualmente saudáveis. E o rastreamento pode ajudar a alcançá-lo, desde que seja feito dentro dos limites que lhe são inerentes, ou seja, dosando os conhecimentos científicos e as novas técnicas de diagnóstico e tratamento com as características epidemiológicas e culturais de onde é praticado, com o discernimento clínico do profissional da saúde envolvido e, importante, com a individualidade de cada paciente.

Nas últimas décadas, floresceram várias novidades em tecnologia da saúde. As suas vantagens em relação às mais antigas possibilitaram diagnósticos mais rápidos e precisos, tratamentos mais abrangentes e curativos, e a geração de conhecimento com base em evidências científicas cada vez mais sólidas. Pacientes de *check-up* também ganharam muito com isso.

Por outro lado, afloraram novos problemas antes inexistentes ou que, pelo menos, não eram tão percebidos, como os vieses de duração e de tempo ganho, a sobretestagem, o sobrediagnóstico e suas consequências práticas para os pacientes: exames e tratamentos desnecessários, inadequados, com possíveis complicações e até sequelas. Além do desperdício de recursos humanos, materiais e financeiros.

A decisão compartilhada e o rastreamento médico baseado em evidência

A evolução tecnológica e a sua interface com a área de negócio da saúde vão continuar seus caminhos na tentativa de suprir as demandas sociais. E o complexo sistema de saúde, com as inter-relações entre governantes, empresários, legisladores, pesquisadores, gestores, fabricantes, distribuidores, vendedores, prestadores de serviços e cidadãos, vai seguir adaptando-se e modernizando-se. Mantendo o foco principal sempre no bem-estar das pessoas (cidadãos, clientes, pacientes, usuários etc.), em torno de quem orbita todo o sistema de saúde, as melhores soluções de rastreamento médico tendem a passar, também, pelo compartilhamento de decisões entre profissionais da saúde bem treinados e pacientes bem informados.

Da abertura ao diálogo e da participação ativa de todos os atores sociais, apoiados na ciência e na experiência profissional, é possível identificar, previamente, a visão das partes sobre:

A. o que é preciso rastrear;
B. qual o melhor meio de fazê-lo;
C. em que um diagnóstico pré-clínico pode implicar;
D. o que se espera conseguir com o rastreamento;
E. quais riscos se corre ao rastrear ou não; e
F. como superar dificuldades, como restrições de financiamento ou deficiências estruturais.

Com essa nova postura de compartilhamento decisório, no futuro, talvez as consultas passem a começar de modo diferente: "Vamos conversar sobre suas expectativas e atitudes de saúde, seus exames preventivos e decidir juntos o que fazer?" E o rastreamento médico se torne um instrumento mais efetivo, útil e sustentável, em favor da saúde de todos.

BIBLIOGRAFIA CONSULTADA

1. United States Preventive Services Task Force. Recommendations. Disponível em: https//:www.uspreventiveservicestaskorce.org. Acesso: Maio 2021.
2. Canadian Task Foce on Preventive Health Care. Guidelines. Disponível em: https//:www.canadiantaskforce.ca. Acesso: Maio 2021.
3. Santos IS, Schmerling RA, Ferreira Jr. M. Rastreamento de doenças na prática ambulatorial. In: Lotufo PA et al. Medicina em ambulatório: diagnóstico e tratamento. 1a edição. São Paulo: Editora Sarvier; 2006. p. 26-39.
4. Ferreira Jr. M, Silva ACCG. Avaliação periódica de saúde. In: Martins MA (ed.). Clínica Médica (Volume 1). Barueri: Editora Manole; 2009. p. 179-92.
5. Eluf Neto J. Rastreamento em medicina interna. In: Martins MA (ed.). Clínica Médica (Volume 1). Barueri: Editora Manole; 2009.
6. Brasil. Ministério da Saúde. 29 – Cadernos de Atenção Primária: Rastreamento. Brasília: Ministério da Saúde; 2010
7. Martins MA, Ferreira Jr. M, Lemes C. Check-up – Não é vacina, não! In: Saúde: A hora é agora! Barueri: Editora Manole; 2010. p. 385-409.
8. Welch HG, Schwartz LM, Woloshin S. Overdiagnosed: Making people sick in the pursuit of health. Beacon Press; 2011.
9. Dezen DHS, Santini EL (eds.). Prevenção e diagnóstico precoce: check-up na prática médica. Barueri: Editora Manole; 2011.
10. Morinaga CV, Favarato MHS. Promoção da saúde. In: Martins MA, et al (eds.). Manual do residente de clínica médica. 2a edição. Barueri: Editora Manole; 2017. p.53-82.
11. Querido CN, Santos CD, Tunala RG, Germani ACCG, Oliveira AAP, Ferreira Jr. M. Aconselhamento em promoção da saúde. In: Nunes MPT, et al. (eds.). Medicina interna ambulatorial: principais desafios com casos clínicos comentados. 1a edição. Rio de Janeiro: Editora Atheneu; 2019. p. 59-66.

12. Duarte AJS, et al. Uso racional do laboratório Clínico. In: Sumita NM, et al. Recomendações da Sociedade Brasileira de Patologia Clínica/Medicina Laboratorial: Inovação no laboratório clínico. Barueri: Editora Manole; 2019. p. 17-23.
13. Barros BP, Pieratti R, Brito DP. Consulta periódica de saúde – Check-up. In: Nunes MPT, et al. (eds.). Medicina interna ambulatorial: principais desafios com casos clínicos comentados. 1ª edição. Rio de Janeiro: Editora Atheneu; 2019. p. 67-115.
14. Lotufo PA. Ethics for check-ups. Editorial. São Paulo Med J. 2002;120(5):131.
15. Martins MA. O check-up do check-up. Editorial. Rev Assoc Med Bras. 2005;51(3):121-32.
16. Suemoto CK, Ueda P, Beltrán-Sánchez, Lebrão ML, Duarte YA, Wong R, Danaei G. Development and validation of a 10-year mortality prediction model: meta-analysis of individual participant data from five cohorts of older adults in developed and developing countries. J Gerontol A Biol Sci Med Sci. 2016 Aug 13.

2

O que convém rastrear e como

INSTITUIÇÕES ESPECIALISTAS EM RECOMENDAÇÕES DE RASTREAMENTO MÉDICO

Há várias entidades internacionais que se dedicam a revisar periodicamente a literatura científica à procura de novas evidências sobre rastreamento de doenças. Duas entidades, em especial, a USPSTF (*US Preventive Services Task Force*) e a CTFPHC (*Canadian Task Force on Preventive Health Care*), apoiam-se em métodos rigorosos de revisão sistemática e seleção de estudos de boa qualidade seguidas, quando possível, de meta-análises, que orientam recomendações dirigidas à comunidade médica.

Tais entidades são financiadas por órgãos públicos dos governos de seus países de origem e constituídas por painéis de especialistas em várias matérias clínicas, preventivas e de saúde coletiva. Elas trabalham de forma independente e suas recomendações são publicadas em periódicos de alto fator de impacto e mantidas em páginas próprias na internet.

CLASSIFICAÇÃO DAS RECOMENDAÇÕES E SUA APLICABILIDADE

Os conceitos e as bases das recomendações feitas pela USPSTF e a CTFPHC são usados como fonte inicial para o desenvolvimento de todos os temas de rastreamento médico deste livro. Uma interpretação livre dos sistemas de classificação das recomendações dessas entidades identifica ligeiras diferenças entre ambas, mas que, de modo geral, podem ser resumidas nos quatro itens abaixo:

1. Recomendação a **favor** do rastreamento: há moderada a forte evidência de que os benefícios para a população-alvo superam os riscos. Justifica a sua aplicação em nível coletivo (população geral assintomática).
2. Recomendação **duvidosa** do rastreamento: as evidências são contraditórias ou revelam que os benefícios para a população-alvo superam apenas ligeiramente os riscos do rastreamento. Justifica a sua aplicação apenas em situações especiais, após cuidadosa avaliação médica (p. ex., pessoas assintomáticas expostas a fatores que elevam o risco à doença a rastrear).
3. Recomendação **contra** o rastreamento: quando há boa evidência de que os seus riscos superam os eventuais benefícios. Não se justifica a sua aplicação em nenhuma situação.
4. Recomendação **inconclusiva**: não existe recomendação a favor, duvidosa ou contra, uma vez que os estudos publicados são insuficientes para se chegar a qualquer tipo de conclusão aceitável.

AS RECOMENDAÇÕES INTERNACIONAIS E OS ESTUDOS BRASILEIROS E RISCOS INDIVIDUAIS

Neste capítulo, são apresentadas as propostas de rastreamento derivadas daquelas classificadas pelas forças-tarefas canadense e estadunidense conforme foi descrito nos itens 1 e 2 anteriormente citados (ver relação geral na Tabela 1). Porém, essas recomendações internacionais básicas para cada tema serão adaptadas com diretrizes, estudos ou dados epidemiológicos brasileiros, quando disponíveis, como forma de aproximá-las de algum modo de nossa realidade nacional.

As recomendações internacionais são dirigidas à população geral assintomática, com algumas exceções, e os principais recortes são feitos segundo sexo e faixa etária, na maioria das vezes sem estratificação prévia do risco individual. Por exemplo, pela USPSTF, o rastreamento de câncer colorretal está indicado, linearmente, para homens e mulheres assintomáticos, entre 45 e 75 anos de idade. Ora, é possível que uma mulher de 55 anos de idade (candidata, portanto, ao rastreamento), devido a hábitos saudáveis de vida, apresente uma situação de risco desse câncer inferior à de um homem de 43 anos (fora da faixa etária de rastreamento), obeso, sedentário, fumante, grande consumidor de bebida alcoólica e gordura saturada.

Rastrear pessoas da população geral em menor risco de doença em detrimento de outras com risco mais elevado tende a diminuir a eficácia do rastreamento. Logo, como parte do processo de adaptação das recomendações sugere-se incorporar uma avaliação de risco individual, sempre que perti-

TABELA 1 Lista básica de doenças e outros problemas de saúde a considerar no rastreamento de adultos de 18 a 75 anos de idade, divididos por sexo e faixa etária

	18 a 24 anos	25 a 34 anos	35 a 44 anos	45 a 54 anos	55 a 64 anos	65 a 75 anos
Mulher	Hipertensão	Hipertensão	Risco CV (≥ 40a)	Risco CV	Risco CV	Risco CV
	Diabete melito	Diabete melito	Hipertensão	Hipertensão	Hipertensão	AAA
	Dislipidemia	Dislipidemia	Diabete melito	Diabete melito	Diabete melito	Hipertensão
	Excesso de peso	Excesso de peso	Dislipidemia	Dislipidemia	Dislipidemia	Diabete melito
	Infecção por HIV	Infecção por HIV	Excesso de peso	Excesso de peso	Excesso de peso	Dislipidemia
	Infecção por VHB	Infecção por VHB	Infecção por HIV	Osteoporose (≥ 50a)	Osteoporose	Excesso de peso
	Infecção por VHC	Infecção por VHC	Infecção por VHB	Infecção por HIV	Infecção por HIV	Osteoporose
	Sífilis	Sífilis	Infecção por VHC	Infecção por VHB	Infecção por VHB	Infecção por HIV
	Tuberculose	Tuberculose	Sífilis	Infecção por VHC	Infecção por VHC	Infecção por VHB
	Clamídia	Clamídia	Tuberculose	Sífilis	Sífilis	Infecção por VHC
	Gonorreia	Gonorreia	Clamídia	Tuberculose	Tuberculose	Sífilis
	Depressão	Depressão	Gonorreia	Depressão	Depressão	Tuberculose
	Bebida alcoólica	Bebida alcoólica	Depressão	Bebida alcoólica	Bebida alcoólica	Depressão
	Drogas	Drogas	Bebida alcoólica	Drogas	Drogas	Bebida alcoólica
	Violência parceiro	Violência parceiro	Drogas	Violência parceiro	Ca BRCA1/2	Drogas
	Ca BRCA1/2	Ca BRCA1/2	Violência parceiro	Ca BRCA1/2	Ca colo uterino	Ca BRCA1/2
		Ca colo uterino	Ca BRCA1/2	Ca colo uterino	Ca mama	Ca colo uterino
			Ca colo uterino	Ca mama	Ca colorretal	Ca mama
			Ca mama (≥ 40a)	Ca colorretal	Ca pulmão	Ca colorretal
				Ca pulmão (≥ 50a)		Ca pulmão

(continua)

TABELA 1 Lista básica de doenças e outros problemas de saúde a considerar no rastreamento de adultos de 18 a 75 anos de idade, divididos por sexo e faixa etária (*continuação*)

	18 a 24 anos	25 a 34 anos	35 a 44 anos	45 a 54 anos	55 a 64 anos	65 a 75 anos
Homem	Hipertensão	Hipertensão	Risco CV ($\geq$ 40a)	Risco CV	Risco CV	Risco CV
	Diabete melito	Diabete melito	Hipertensão	Hipertensão	Hipertensão	AAA
	Dislipidemia	Dislipidemia	Diabete melito	Diabete melito	Diabete melito	Hipertensão
	Excesso de peso	Excesso de peso	Dislipidemia	Dislipidemia	Dislipidemia	Diabete melito
	Infecção por HIV	Infecção por HIV	Excesso de peso	Excesso de peso	Excesso de peso	Dislipidemia
	Infecção por VHB	Infecção por VHB	Infecção por HIV	Infecção por HIV	Infecção por HIV	Excesso de peso
	Infecção por VHC	Infecção por VHC	Infecção por VHB	Infecção por VHB	Infecção por VHB	Infecção por HIV
	Sífilis	Sífilis	Infecção por VHC	Infecção por VHC	Infecção por VHC	Infecção por VHB
	Tuberculose	Tuberculose	Sífilis	Sífilis	Sífilis	Infecção por VHC
	Depressão	Depressão	Tuberculose	Tuberculose	Tuberculose	Sífilis
	Bebida alcoólica	Bebida alcoólica	Depressão	Depressão	Depressão	Tuberculose
	Drogas	Drogas	Bebida alcoólica	Bebida alcoólica	Bebida alcoólica	Depressão
			Drogas	Drogas	Drogas	Bebida alcoólica
				Ca colorretal	Ca colorretal	Drogas
				Ca pulmão ($\geq$ 50a)	Ca pulmão	Ca colorretal
					Ca próstata	Ca pulmão
						Ca próstata

AAA: aneurisma de aorta abdominal; BRCA1,'2: *Breast Cancer genes 1/2*;Ca: câncer; CV: cardiovascular; HIV: vírus da imunodeficiência humana; VHB: vírus da hepatite B; VHC: vírus da hepatite C.

nente, tentando direcionar o rastreamento para quem, supostamente, mais precisa dele.

Para essa finalidade, pode-se incluir um passo intermediário no processo de rastreio com perguntas dirigidas à exposição individual a fatores de risco específicos ou, quando existentes, questionários validados ou mesmo calculadoras de risco baseadas em algoritmos desenvolvidos a partir de estudos epidemiológicos, publicados na literatura ou disponíveis em estatísticas oficiais de saúde.

O ESTADO DE SAÚDE COMO PRÉ-REQUISITO DO RASTREAMENTO MÉDICO

Para evitar que pessoas incapazes de suportar os riscos de exames de rastreamento invasivos ou de tratamentos agressivos sejam submetidas a rastreamento médico desnecessariamente, preconiza-se uma avaliação médica prévia do estado geral de saúde com estimativa de mortalidade individual em 10 anos (RM10) para todos acima de 65 anos de idade. O Índice de Suemoto da plataforma *E-prognosis* (ver Anexo A) é a ferramenta *on-line* recomendada nesses casos, por ser de fácil utilização e já ter sido validada para aplicação em pacientes idosos brasileiros.

RM10 elevado implica uma alta chance de mortalidade por todas as causas em curto espaço de tempo e, portanto, aponta para um paciente com grande fragilidade. Sendo assim, recomenda-se que o RM10 deve ser levado em consideração no momento de se indicar rastreamento de uma doença cujo tratamento necessite de boa reserva funcional prévia, como, por exemplo, aneurisma de aorta abdominal e cânceres.

A decisão compartilhada do rastreamento médico

As propostas de rastreamentos que se seguem têm por objetivo transformar o *check-up* (na maioria das vezes, ainda hoje, um "pacote" padronizado de exames realizado indiscriminadamente) em um processo decisório sequencial de procedimentos clínicos e exames subsidiários. Isto é, uma prática que, partindo de recomendações de rastreamento baseadas em evidências científicas minimamente favoráveis, incorpore peculiaridades da realidade de saúde coletiva local e adeque-se, de algum modo, aos riscos individuais de cada paciente, considerando, inclusive, o seu estado de saúde atual e a expectativa de sobrevida.

A decisão final quanto a fazer ou não o rastreamento desta ou daquela doença, por meio deste ou daquele exame, deve ser resultado, sempre que necessário e possível, da ponderação conjunta do(a) médico(a) com seu(sua) paciente (ou grupo de pacientes, no caso de programas de rastreamento coletivo), na qual sejam valorizados, também, aspectos relativos à cultura, crenças, convicções, anseios e receios das partes envolvidas, além das bases técnicas e científicas aqui abordadas.

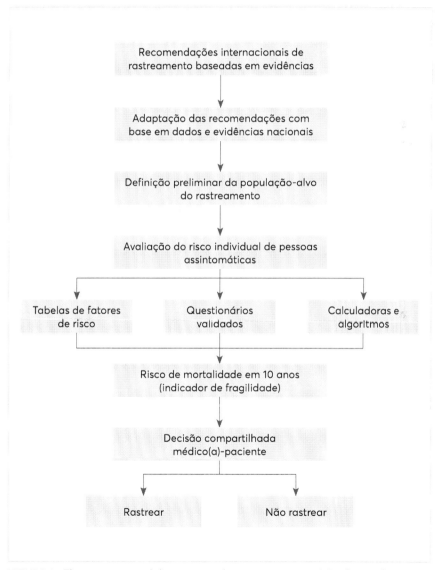

FIGURA 1 Fluxograma geral do processo do rastreamento médico baseado em evidências.

2.1
Aneurisma de aorta abdominal (AAA)

PONTOS-CHAVE

- A rotura de um aneurisma de aorta abdominal (AAA) é um evento grave e altamente letal, levando a óbito em 85% a 90% das vezes em que ocorre.
- Apesar do tabagismo, sexo masculino e idade ≥ 65 anos serem fatores de risco clássicos, estima-se que metade dos AAA incidam em não fumantes, mulheres e < 65 anos.
- A ultrassonografia duplex ou Doppler de aorta abdominal é exame de alta sensibilidade e especificidade no diagnóstico do AAA.
- A avaliação da condição prévia da saúde do paciente e a estimativa do risco de morte em 10 anos são pré-requisitos necessários à decisão de rastrear ou não o AAA.
- O tratamento cirúrgico diminui a mortalidade, sem piora expressiva da qualidade de vida, principalmente, de pacientes masculinos portadores de AAA.

NOSSA RECOMENDAÇÃO DE RASTREAMENTO

- Rastrear o AAA nas mulheres e homens de alto risco (vide fatores da Tabela 1), assintomáticos, entre 65 e 75 anos de idade.
- Rastrear apenas se a condição prévia da saúde do(a) paciente for boa e o risco de mortalidade em 10 anos (RM10), calculado pelo Índice de Suemoto (*E-prognosis*), for < 50% ou < 37%, respectivamente, para homens e mulheres.
- Utilizar a ultrassonografia duplex ou Doppler de aorta como método de escolha a ser executado uma vez e repetido conforme o resultado inicial, a critério médico.
- Informar o(a) paciente dos riscos possíveis e benefícios esperados dos tratamentos disponíveis, e compartilhar a decisão sobre o rastreamento do AAA com o(a) mesmo(a).

RECOMENDAÇÕES DE OUTRAS ENTIDADES

- A USPSTF recomenda rastrear AAA em todos os homens entre 65 e 75 anos de idade que fumaram em algum momento da vida ou, seletivamente, em não fumantes com outros fatores de risco. O rastreamento em mulheres não é recomendado.
- A CTFPHC recomenda o rastreamento de homens de alto risco de 65 a 80 anos de idade.
- O *American College of Cardiology* e a *American Heart Association* recomendam o rastreamento do AAA por meio de exame físico e ultrassonografia de abdome, em conjunto. Ambas recomendam não rastrear AAA em nunca-fumantes ou mulheres.
- A *Society for Vascular Surgery* recomenda o rastreamento único na vida para homens e mulheres com passado de tabagismo, entre 65 e 75 anos de idade, homens de 55 anos ou mais e mulheres com 65 anos ou mais com histórico familiar de AAA.
- O *American College of Preventive Medicine* não recomenda rastrear AAA em mulheres.

> Jacinto, 74 anos, sergipano, agricultor, retorna ao médico para controle de insuficiência cardíaca, DPOC e DM2. Refere melhora da falta de ar e do inchaço nas pernas com a medicação. Continua caminhando 20-30 minutos por dia. Nega dores no peito, dispneia noturna, ortopneia e qualquer dificuldade para atividades normais da vida diária. Parou de fumar há 10 anos, mas ainda bebe álcool aos domingos. Seus sinais vitais estão normais e seu IMC é 29. Seu médico, animado com a melhora e querendo ajudá-lo ainda mais, pediu uma ultrassonografia de abdome para rastrear um possível aneurisma de aorta.

SOBRE A MAGNITUDE DO PROBLEMA

Definição

Aneurisma de aorta abdominal (AAA) é uma dilatação permanente de pelo menos 1,5 vez seu diâmetro original. Localiza-se, mais comumente, abaixo das artérias renais, onde há mais presença de *vasa vasorum*. A evolução natural do AAA envolve a dilatação progressiva ao longo do tempo com risco de ruptura. Grandes aneurismas se expandem mais rápido do que os menores e têm maior chance rompimento.

Complicações

A ruptura é o evento mais grave decorrente de um AAA, sendo causa de óbito em cerca de 85% a 90% das vezes em que ocorre. Estimativas apontam para inequívocos altos índices de letalidade associados a essa condição: 27% a 50% das pessoas vítimas de ruptura de AAA morrem antes de chegar ao hospital, 24% a 58% antes de serem operadas, 42% a 80% no período intra e pós-operatório.

Epidemiologia

A prevalência do AAA em estudos de rastreamento variou entre 4% e 8%,[1] afetando predominantemente os homens que usam ou usaram tabaco (a prevalência entre mulheres é em torno de 1,5%). Entretanto, apenas de 0,4% a 0,6% dos aneurismas diagnosticados por rastreamento tendem a ser iguais ou

---

[1] Dados epidemiológicos recentes apontam para uma queda da incidência de AAA em vários países, reputada à queda da prevalência do tabagismo.

maiores que 5,5 cm (limiar habitual para avaliação de tratamento cirúrgico). A idade avançada e o hábito de fumar influenciam a incidência do AAA, que pode ser modificada para mais, com o envelhecimento da população, ou para menos, com a redução da prevalência do tabagismo.

Estudos brasileiros revelaram prevalência de 2,5% de AAA em amostra populacional rastreada aleatoriamente, estratificada por idade acima de 60 anos, e em 8,9% de indivíduos previamente portadores de doença aterosclerótica coronariana (DAC), diagnosticada por cateterismo e angiografia.

Fatores de risco

Nestes e em outros estudos internacionais, a idade avançada, o sexo masculino, a existência prévia de DAC e o tabagismo (atual ou passado) apareceram como os principais fatores associados, embora cerca de 1/4 a 1/3 dos diagnósticos de AAA tenham ocorrido em mulheres ou pessoas que nunca fumaram. Dados indicam ainda que 33% das hospitalizações por rotura de AAA foram femininas, e 41% e 22% das mortes por aneurisma roto ocorrem, respectivamente, entre mulheres e pessoas que nunca fumaram.

Muitos fatores de risco estão associados ao AAA. A Tabela 1 apresenta, em relativa ordem de importância epidemiológica, uma lista dos fatores já identificados capazes de elevar a incidência de AAA. A literatura aponta de modo consistente os numerados de 1 a 4 como os mais importantes para o desenvolvimento do AAA. Os fatores de 5 a 12 podem ser considerados adjuvantes na incidência, mas alguns podem ser relevantes também como preditores de ruptura ou complicações operatórias. Recentemente, estudos observacionais apontaram uma preocupante possível associação do uso de fluroquinolonas com a incidência de AAA. Apesar de não comprovado, isso gerou a recomendação de evitar esse grupo de antimicrobianos em pessoas de maior risco.

TABELA 1 Fatores que elevam o risco de aneurisma de aorta abdominal (AAA) ou suas complicações

1. Idade avançada (> 65 anos)	7. Doença arterial periférica
2. Sexo masculino	8. Hipertensão arterial sistêmica
3. Tabagismo (atual ou passado)	9. Dislipidemia
4. Parente de primeiro grau com AAA	10. Aterosclerose
5. Outro aneurisma vascular	11. Excesso de peso
6. Doença cérebro ou cardiovascular prévia	12. Sedentarismo

Fatores de proteção

Os fatores protetores aparentemente relacionados a menor incidência de AAA incluem: sexo feminino, etnia não branca, hábitos de vida saudáveis, consumo moderado de álcool e o diabete melito. Este último é apontado não só como antagonista do desenvolvimento, mas também de roturas de aneurismas, embora haja um possível fator de confusão entre a doença em si e os medicamentos usados no tratamento.

Os principais fatores relacionados à expansão e ruptura do AAA são: aneurismas com diâmetros maiores, velocidade de expansão rápida, tabagismo, hipertensão arterial, pico de pressão sobre a parede do aneurisma, antecedente de transplante cardíaco ou renal, volume expiratório forçado (VEF) reduzido e, paradoxalmente, o sexo feminino. Se por um lado as mulheres têm um risco bem menor de desenvolver um AAA, uma vez que elas o apresentam, o risco de ruptura e morte chega a ser 4 vezes maior do que em homens com aneurismas de mesmo diâmetro.

Aspectos clínicos

Clinicamente, o diagnóstico de AAA é feito, em geral, em situação de emergência. Dor abdominal súbita com irradiação para as costas, sudorese, hipertensão ou hipotensão arterial, choque e isquemia aguda em membros inferiores são sintomas e sinais comuns. O diagnóstico em fase subclínica pode ser feito, incidentalmente, por meio de exame de imagem abdominal solicitado por outro motivo. Ocorre também em consulta médica, por palpação de massa pulsátil na área de projeção da aorta abdominal, em pessoas assintomáticas ou, menos frequentemente, com dores abdominais ou dorsais inespecíficas.

Relembrando o caso do Sr. Jacinto, ele não tem sintomas sugestivos de AAA e parece ter vários fatores de risco que justificariam a solicitação feita por seu médico, como a idade e, principalmente, o tabagismo. Porém, ele se trata de diabete, o que pode ser um fator contrário ao desenvolvimento do AAA. A altíssima letalidade desses aneurismas é uma preocupação que legitimaria o rastreamento, pois uma boa parte deles poderia ser identificada e tratada mais cedo, mas é bom levar em conta que o tratamento pode incluir procedimentos invasivos e agressivos. A condição clínica prévia de Jacinto deve ser, portanto, avaliada com cuidado.

SOBRE OS MÉTODOS DE RASTREAMENTO

Exame clínico

Embora já tenha sido valorizada no passado, em contexto clínico, a palpação abdominal não é o melhor dos exames para identificar AAA assintomático. O exame físico tem baixa sensibilidade (39% a 68%) e especificidade (75%), sinônimos de muitos resultados falso-negativos e falso-positivos. Logo, não é recomendável adotá-lo como método de rastreamento.

Ultrassonografia com Doppler

A ultrassonografia (USG) duplex (ou Doppler) é o método mais indicado para rastrear o AAA, pois tem alta sensibilidade (94%-100%) e especificidade (98%-100%) para tanto. Além disso, não é invasiva, é de fácil execução, está disponível e acessível a custo assimilável, mesmo em locais sem infraestrutura sofisticada de saúde, e goza de boa aceitação por parte dos pacientes. A tomografia computadorizada de abdome é igualmente eficaz, mas não é o melhor método de rastreamento, devido aos possíveis riscos decorrentes da exposição à radiação ionizante.

Estudos clínicos e recomendações atuais

A USPSTF recomenda rastrear homens que tiveram algum consumo de tabaco na vida (≥ 100 cigarros ou 5 maços), com uma USG duplex de aorta abdominal, entre 65 e 75 anos de idade. O rastreamento pode ser também recomendado, por decisão informada e compartilhada, para os indivíduos masculinos dessa faixa etária que nunca fumaram, desde que apresentem histórico familiar de AAA ou estejam expostos a outros fatores de risco, dentre os listados na Tabela 1, ou, ainda, que expressem preferência pessoal em se submeter ao exame.

A CTFPHC, com algumas pequenas nuances, faz recomendação semelhante, exceto pelo limite superior da faixa etária, que é de 80 anos. Ambas as entidades concordam que a evidência é insuficiente em relação ao rastreamento de AAA em mulheres. Por outro lado, alguns estudos mostraram que ignorar o rastreamento de AAA em mulheres, "nunca" fumantes e pessoas com menos de 65 anos pode implicar em subdiagnóstico possivelmente significativo.

Um deles em especial, feito nos EUA, analisou a importância dos fatores de risco na incidência do AAA (definido por um diâmetro de aorta ≥ 3 cm) com base nos dados coletados de 3.056.455 pacientes que foram submetidos a rastreamento voluntário com USG em mais de 20.000 diferentes locais do país, no período de 2003 a 2008. Dezenas de possíveis fatores de risco, confrontados com os 23.446 casos encontrados de AAA, confirmaram a importância daqueles relacionados na Tabela 1, além de permitir a elaboração de um algoritmo preditivo de risco. Aplicado o algoritmo em um modelo matemático preditivo para toda a população estadunidense, os autores chegaram à conclusão de que cerca de pouco mais da metade do número estimado de portadores de AAA seriam mulheres, pessoas que nunca fumaram e/ou com menos de 65 anos. Ou seja, pessoas não rastreáveis pelos critérios existentes, ainda hoje.

A importância desse estudo está em justificar uma avaliação prévia do risco de desenvolver AAA para todos os homens e mulheres. Não existe, ainda hoje, calculadora validada que seja capaz de definir com mais precisão o risco individual de alguém apresentar AAA. Assim mesmo, o profissional de saúde pode tentar estimar, subjetivamente, o risco em alto ou baixo, com base na presença ou ausência dos fatores demográficos, antecedentes e hábitos dos pacientes (Tabela 1).

Além disso, o diagnóstico de um AAA, apesar de aparentemente simples por método não invasivo, via de regra implica em tratamentos extremamente agressivos. A preexistência de doenças ou incapacidades pode limitar a possibilidade de um(a) paciente ser submetido(a) a intervenções dessa natureza. Como em outras situações semelhantes (cânceres e doenças cardiovasculares), acredita-se ser conveniente, aqui também, uma estimativa prévia de risco de mortalidade em 10 anos (RM10), por exemplo, pelo Índice de Suemoto (*E-prognosis*), para pessoas com mais de 65 anos.

O rastreamento do AAA por meio de USG duplex é, portanto, um procedimento adequado principalmente para homens, de faixas de idade mais avançadas, fumantes ou ex-fumantes. Entretanto, uma avaliação preliminar, levando em conta os fatores de risco, alerta para possível benefício do exame para mulheres e outras pessoas que nunca fumaram. A avaliação do estado geral de saúde e o risco de mortalidade em 10 anos completam a avaliação clínica prévia ao *check-up*. Isso reforça a tentativa de evitar rastrear pessoas cuja saúde comprometida iniba a adoção de tratamento eficaz.

> Usando-se os dados de anamnese disponíveis, o RM10 calculado para Jacinto é de 46%. Ou seja, um risco de mortalidade equivalente ao de um homem "saudável" de 80 ou 81 anos de idade. Nesta idade, rastreamentos são, via de regra, desaconselhados em função do alto risco de danos à saúde. Isso limita também, portanto, o tipo de intervenção que possa vir a ser considerada para este paciente.

SOBRE O TRATAMENTO E A PREVENÇÃO

O tratamento do AAA é influenciado pelo tamanho do aneurisma e pelo risco de ruptura e de mortalidade por causa cirúrgica. O risco de ruptura de AAA é diretamente proporcional ao seu diâmetro (Tabela 2).

TABELA 2 Risco anual de ruptura de acordo com o diâmetro do aneurisma de aorta abdominal (AAA)

Diâmetro do AAA	Risco estimado de ruptura por ano
3,0 a 3,9 cm	0%
4,0 a 4,9 cm	1%
5,0 a 5,9 cm	11%

Fonte: USPSTF

A reparação cirúrgica tem sido a opção de escolha para homens com AAA de diâmetro ≥ 5,5 cm ou ≥ 4 cm cuja "velocidade" de expansão do aneurisma foi de pelo menos 1 cm em 1 ano. Recentemente, a reparação do aneurisma por via endovascular tornou-se a abordagem mais usada em detrimento da operação a "céu aberto". Para os pacientes rastreados com AAA estáveis entre 3 cm e 5,5 cm, que são a grande maioria (≥ 90%), a vigilância periódica por meio de USG é a conduta mais pertinente, pois o risco de ruptura é baixo. A reparação de aneurismas de baixo risco de ruptura (possível sobrediagnóstico) aumenta a possibilidade de danos à saúde e reduz os benefícios do rastreamento.

Benefícios do rastreamento

Análise combinada de vários ensaios clínicos mostra que o rastreamento é capaz de reduzir a mortalidade por AAA principalmente em homens de 65 a 75 anos de idade, em quem a prevalência da doença é maior. Dados desse tipo não estão disponíveis para mulheres, embora se saiba, com base em outros estudos, que apesar do índice de rupturas ser menor, AAA menores que 5,5 cm rompem mais comumente entre elas (60% a 70% das vezes), principalmente após os 80 anos de idade.

Considerações sobre o tratamento cirúrgico

De modo geral, as evidências apontam que a mortalidade associada ao tratamento cirúrgico eletivo é menor quando comparada à dos casos de ruptura que chegam aos serviços hospitalares de emergência. Estudos com homens sugerem, também, que os potenciais danos à saúde provocados por tratamentos mais precoces de AAA rastreados não são maiores do que em relação aos tratamentos mais tardios. Tendência essa que se repete quando se avaliam, também, indicadores de qualidade de vida.

Por outro lado, segundo a USPSTF, os riscos de danos decorrentes do tratamento do AAA parecem ser maiores entre as mulheres. Isso ocorre tanto em operações a "céu aberto" quanto endovasculares. Como o diâmetro de ruptura em mulheres tende a ser menor, o tratamento cirúrgico pode ser indicado, da mesma forma, para aneurismas menores, com repercussão direta no risco de danos.

Tratamento clínico

Os mecanismos de prevenção do AAA são basicamente os mesmos de qualquer outra doença cardiovascular: atividade física regular, alimentação saudável, controle de peso, abstenção de tabaco, uso moderado de bebida alcoólica, controle clínico da pressão arterial, da dislipidemia e do diabete melito. Quanto ao último, vale reforçar que ele aparece em estudos como possível fator protetor do AAA, embora não seja possível afirmar com certeza se a proteção é dada pela doença ou pelo seu tratamento.

A indicação do rastreamento com USG duplex para o Jacinto tem bom suporte nas evidências disponíveis sobre o assunto. O sexo masculino, a idade e o tabagismo passado aumentam o seu risco pessoal de apresentar um AAA, embora apresente também alguns hábitos protetores. Já as comorbidades existentes são relevantes e parecem comprometer a sua saúde em um nível crítico para a adoção de tratamento invasivo. Portanto, tanto o rastreamento quanto as possíveis abordagens terapêuticas dependem de decisões complexas que devem passar, necessariamente, pela opinião e preferências pessoais de Jacinto.

CONCLUSÃO

Em conclusão, a experiência tem mostrado que o tratamento, apesar de potencialmente agressivo, tem se aprimorado nas últimas décadas. Há evidências que sugerem redução da mortalidade, sem piora expressiva da qualidade de vida, principalmente entre homens tratados cirurgicamente. Não se pode concluir sobre o balanço entre benefícios e risco de danos no caso de AAA em mulheres.

AGRADECIMENTO

Os autores agradecem a colaboração do Dr. Desiderio Favarato pela cuidadosa leitura do texto e sugestão de melhorias.

BIBLIOGRAFIA CONSULTADA

1. USPSTF. Abdominal aortic aneurysm: Screening (2019). Disponível em: https://www.uspreventiveservicestaskforce.org/uspstf/recommendation/abdominal-aortic-aneurysm-screening Acesso: Maio 2021.
2. CTFPHC. Abdominal aortic aneurysm (2017). Disponível em: https://canadiantaskforce.ca/guidelines/published-guidelines/abdominal-aortic-aneurysm/. Acesso: Maio 2021.
3. Kent KC, Zwolak RM, Egorova AA, Riles TS, Mangarano A, Moskowitz AJ, et al. Analysis of risk for abdominal aortic aneurysm in a cohort of more than 3 million individuals. J Vasc. Surg. 2010;52:539-49.
4. Chung J. Epidemiology, risk factors, pathogenesis, and natural history of abdominal aortic aneurysm In: Up To Date. Disponível em: https://www.uptodate.com/contents/epidemiology-risk-factors-pathogenesis-and-natural-history-of-abdominal-aortic-aneurysm#subscribeMessage. Acesso: Maio 2021.
5. Suemoto CK, Ueda P, Beltrán-Sánchez, Lebrão ML, Duarte YA, Wong R, et al. Development and validation of a 10-year mortality prediction model: Meta-analysis of individual participant data from five cohorts of older adults in developed and developing countries. J Gerontol A Biol Sci Med Sci. 2016 Aug 13.
6. SBACV. Projeto Diretrizes. Aneurismas da aorta abdominal diagnóstico e tratamento. Disponível em: https://sbacvsp.com.br/wp-content/uploads/2016/05/aneurismas-da-aorta-abdominal.pdf. Acesso: Maio 2021.
7. Barros FS, Pontes SM, Taylor MASA, Roelke LH, Sandri JL, Jacques CM, et al.. Rastreamento do aneurisma da aorta abdominal na população da cidade de Vitória (ES). J Vasc Br. 2005;4(1):59-65.
8. Meirelles GV, Mantovani M, Braile DM, Araújo Filho JD, Araújo JD. Prevalência de dilatação da aorta abdominal em coronariopatas idosos. J Vasc Br. 2007;6(2). Disponível em: https://doi.org/10.1590/S1677-54492007000200005.

2.2
Câncer colorretal (CCR)

PONTOS-CHAVE

- A maioria dos cânceres de cólon e reto (CCR) origina-se de pólipos intestinais benignos, cujo processo de evolução maligna é lento, permitindo o rastreio e a remoção precoce.
- O CCR atinge homens e mulheres a partir dos 45 anos de idade e é responsável por cerca de 10% dos casos novos e das mortes provocadas por câncer em todo o mundo.
- Pode-se rastrear o CCR por meio de testes fecais e estudos radiográficos ou endoscópicos, isolados ou em combinações.
- O rastreamento se restringe ao indivíduo que se apresenta em condições de suportar exames invasivos e tratamentos agressivos, após decisão compartilhada com médico(a).
- A adoção de medidas preventivas, a retirada de pólipos de alto risco e o tratamento de câncer avançado detectado por rastreamento reduzem a morbimortalidade por CCR.

NOSSA RECOMENDAÇÃO DE RASTREAMENTO

- Rastrear o câncer colorretal (CCR) em homens e mulheres entre 45 e 75 anos de idade, assintomáticos, da população geral.
- Efetuar avaliação prévia de risco de CCR, usando a calculadora do NCI-NIH (https://ccrisktool.cancer.gov/calculator.html) ou os itens da Tabela 1.
- Discutir benefícios e riscos do rastreamento e as opções de tratamento do CCR, e compartilhar a decisão clínica de rastrear ou não entre médico(a) e paciente.
- Para paciente de baixo risco de CCR, solicitar PSOF-AS ou FIT-PHHF, anual.
- Para paciente de alto risco de CCR, compartilhar a decisão entre colonoscopia decenal ou retossigmoidoscopia decenal + FIT-PHHF anual.
- Para paciente com idade entre 65 e 75 anos, estimar o risco de mortalidade em 10 anos (RM10), calculado pelo Índice de Suemoto (*E-prognosis*), e propor rastrear apenas se RM10 < 50% e < 37%, respectivamente, em homens e mulheres.
- Rastrear antes de 45 anos apenas pacientes com relevante histórico familiar de CCR.

RECOMENDAÇÕES DE OUTRAS ENTIDADES

- A CTFPHC não recomenda a coloscopia como método de rastreamento do CCR.
- A *US Multi-Society Task Force* recomenda iniciar o rastreamento aos 45 anos de idade para adultos negros e aos 40 anos em pessoas com antecedente familiar de CCR ou 10 anos antes da idade do parente quando do diagnóstico.
- A *American Association of Family Physicians* não aborda o rastreamento de CCR antes dos 50 anos de idade.
- A *American Cancer Society*, a *American Association of Family Physicians* e a *US Multi-Society Task Force* concordam que o rastreamento de idosos de 76 a 85 anos de idade deve ser individualizado, considerando expectativa de vida, preferências do paciente, estado de saúde e ras-

treamentos prévios, ou completamente interrompido (*American College of Physicians*), com claro consenso de que não deve ser indicado após os 85 anos de idade.

- A *American Cancer Society* recomenda iniciar a avaliação do risco com definição de se há polipose adenomatosa, história familiar de CCR, história suspeita ou confirmada de síndrome familiar associada a CCR (polipose adenomatosa familiar ou síndrome de Lynch), história de irradiação pélvica para câncer prévio ou história pessoal de doença inflamatória intestinal. Caso algum desses itens esteja presente, a pessoa deve ter rastreamento individualizado. Para as demais, a sociedade recomenda rastreamento para pessoas acima de 45 anos com exame de fezes de alta sensibilidade ou exame visual-estrutural, dependendo da disponibilidade dos testes e da preferência do paciente. Qualquer desses exames que seja positivo deve ser seguido de colonoscopia.

Hiroshi, 68 anos, natural de Kyoto, Japão, está no Brasil há 50 anos, onde trabalhou como agricultor até há 5 anos. Fuma 15 cigarros por dia, desde os 18 anos, e bebe 1 a 2 doses de saquê aos domingos. Tem IMC = 22 e PA = 120 x 80 mmHg. Consulta médicos com frequência devido a hepatopatia alcoólica (Child-Pugh classe B), insuficiência cardíaca grau C e DPOC. Os últimos exames mostraram que seu quadro clínico está estável, mantendo dispneia a médios esforços, mas sem outros novos sintomas. Anda preocupado com a possibilidade de ter câncer, pois seu irmão morreu aos 77 anos de câncer de intestino.

SOBRE A MAGNITUDE DO PROBLEMA

História natural da doença

A maioria dos tumores que acometem o cólon ascendente, transverso, descendente, sigmoide e reto origina-se a partir de pólipos benignos ou adenomatosos. A transformação maligna mais frequentemente gera adenocarcinomas, embora até 5% dos tumores possam ser de outros tipos histológicos. O processo de malignização de um pólipo pode levar anos, o que torna o câncer colorretal um alvo interessante para o rastreamento, pois dispõe-se de tempo suficiente para o diagnóstico pré-clínico, que pode resultar na interrupção da progressão e até mesmo cura.

A arquitetura glandular e o seu padrão da secreção de muco, e as diferentes formas e organização das células definem o grau de diferenciação do adenocarcinoma. Apresenta-se inicialmente assintomático, mas com a evolução e crescimento do tumor, pode ocasionar alguma mudança no hábito intestinal e dor abdominal. Sangramento oculto ou visível associado à anemia é característico do câncer de cólon ascendente, enquanto que o afilamento das fezes e a obstrução intestinal sugerem acometimento do cólon descendente e sigmoide.

Epidemiologia

No mundo, estima-se que ocorreram mais de 1.900.000 novos casos e 935.000 mortes por câncer colorretal em 2020. Essas cifras representam, aproximadamente, 1 de cada 10 casos e também de mortes de todos os cânceres, ranqueando o CCR no terceiro lugar em incidência e no segundo em mortalidade.

Homens e mulheres estão em risco de desenvolver esse câncer. Na América do Sul, estima-se incidência de 20 casos novos por 100.000 homens e 16 por 100.000 mulheres (2020). Cerca de 5% dos europeus desenvolverão o tumor durante seu período de vida, 8 de cada 10 deles com idade acima de 60 anos e a metade morrerá da doença. Os danos à saúde são também significativos na população dos EUA, onde calculou-se que 52.980 homens e mulheres morreriam de câncer colorretal em 2021 (aproximadamente 16 mortes para cada 100.000 habitantes). A faixa etária principal de diagnóstico é de 65 a 74 anos, embora 10,5% incidam antes dos 50 anos.

No Brasil, o INCA estimou em 41.010 o número de novos casos por ano para o triênio 2020-2022, divididos quase meio a meio entre homens e mulheres. Isso equivale a cerca de 19,6 casos novos para cada 100.000 homens e 19 para cada 100.000 mulheres. Sudeste e Sul são as regiões nas quais a incidência é maior. Em 2019, morreram 10.191 ou 9,7/100.000 homens e 10.385 ou 9,6/100.000 mulheres por câncer colorretal no país.

Fatores de proteção e risco

O CCR é um nítido marcador de desenvolvimento socioeconômico. Quanto mais desenvolvido é o país (medido pelo Índice de Desenvolvimento Humano – IDH), maior a incidência desse câncer. Novos hábitos e comportamentos, que vão sendo incorporados pela sociedade ao longo do processo de desenvolvimento, parecem estar associados a esse fato. A Tabela 1 apresenta os principais fatores que elevam o risco, genéticos ou comportamentais, e outros que protegem do CCR.

TABELA 1 Fatores que modificam o risco de câncer colorretal (CCR)

Fatores que aumentam o risco de CCR	Fatores que reduzem o risco de CCR
1. Antecedente pessoal de câncer colorretal	1. Consumo regular de ácido acetilsalicílico
2. Antecedente familiar de câncer colorretal	2. Consumo regular de legumes, verduras e frutas
3. Antecedente pessoal de doença inflamatória intestinal	3. Consumo de laticínios e outros alimentos ou suplementos ricos em cálcio
4. Antecedente pessoal de pólipo não maligno ressecado	4. Atividade física regular
5. Baixo nível de atividade física	5. Controle do peso corporal
6. Baixo consumo de legumes, verduras e frutas	
7. Alto consumo de carne vermelha	
8. Obesidade	
9. Tabagismo	

SOBRE OS MÉTODOS DE RASTREAMENTO

> O Sr. Hiroshi é originário de um país de IDH muito alto e viveu seus 50 últimos anos em um país considerado de IDH alto, o Brasil. A sua idade atual, o tabagismo e o antecedente familiar aumentam o risco de CCR, tornando-o um candidato a rastreamento. Por outro lado, por sua origem cultural e o fato de ter trabalhado como agricultor, é de se supor que a sua dieta seja saudável e com alimentos protetores. Como, além de tudo, o seu estado de saúde inspira cuidados, ainda não é possível saber quão útil lhe seria rastrear a neoplasia, com base apenas em dados epidemiológicos ou de morbimortalidade do CCR.

Poucas doenças apresentam tantas opções de rastreamento quanto o CCR. Algumas são laboratoriais, menos invasivas [pesquisa de sangue oculto nas fezes de alta sensibilidade (PSOF-AS), testes imunoquímicos fecais (FIT) para pesquisa de hemoglobina humana – PHHF, pesquisa de DNA tumoral nas fezes] e outras, de visualização, mais invasivas [colonografia por tomografia computadorizada – TC, retossigmoidoscopia flexível e colonoscopia). Combinações de testes laboratoriais, entre si, e destes com exames de visualização também são opções. Ensaios clínicos randomizados têm mostrado que tanto testes fecais quanto de avaliação estrutural associam-se a redução de mortalidade.

Testes fecais

Em relação aos testes laboratórios fecais, vários ensaios clínicos usando PSOF[1] convencional mostraram queda significativa da mortalidade em indivíduos rastreados, quando comparados a não rastreados. Atualmente, dispõe-se de versão de alta sensibilidade (AS) desse teste. Além dele, testes imunoquímicos capazes de detectar a presença da hemoglobina humana nas fezes (FIT-PHHF) também já se mostraram eficazes na redução da mortalidade. Por último, a pesquisa de traços de DNA tumoral eliminados nas fezes (DNAf) parece promissora, principalmente se associada a algum teste imunoquímico (DNAf-FIT).

A sensibilidade e a especificidade de cada um desses testes no diagnóstico pré-clínico do CRC e de adenomas com grau avançado de displasia variam consideravelmente entre eles (Tabela 2). Diferem, também, na quantidade e volume de amostra a ser coletada, enquanto o PSOF-AS é o único a exigir restrição dietética antes da coleta (p.ex., evitar consumo de carne vermelha). O FIT-PHHF parece ser, dentre todos, aquele capaz de obter maior adesão dos pacientes. Nenhum dos testes laboratoriais traz risco de dano direto à saúde, exceto, basicamente, em caso de falso-negativo. Mas podem induzir problemas futuros, durante a investigação dos resultados positivos com colonoscopia.

Importante: ao contrário do que ainda se observa na prática clínica, a pesquisa de sangue ou hemoglobina nas fezes não é motivo para a suspensão de medicamentos que diminuam a coagulação sanguínea. Estudos recentes mostram que a sua manutenção tende, inclusive, a aumentar a sensibilidade do método no diagnóstico pré-clínico de neoplasias malignas ou pré-malignas.

Exames endoscópicos

Os exames de imagem e endoscópicos permitem a visualização do reto e dos cólons: a retossigmoidoscopia se restringe ao reto, sigmoide e cólon descendente, enquanto a colonografia por TC e a colonoscopia, em geral, permitem acesso a todo o intestino grosso e porção final do delgado.

---

1   PSOF é um teste químico-colorimétrico no qual o guaiaco é usado para colorir uma amostra de fezes sempre que um grupo heme de hemoglobina for encontrado.

TABELA 2 Sensibilidade, especificidade e material de coleta dos testes laboratoriais

Método	Câncer colorretal		Adenoma avançado		Coleta
	Sensibilidade	Especificidade	Sensibilidade	Especificidade	
PSOF-AS	50-75%	96-98%	6-17%	96-98%	3 amostras com restrição dietética
FIT-PHHF	75%	96	23%	96	1 amostra sem restrição dietética
DNA-FIT	93%	84%	43%	89%	1 evacuação completa sem restrição dietética

Retossigmoidospia flexível (RSF) é um exame endoscópico que permite a detecção dos cânceres e adenomas avançados do reto, sigmoide e cólon descendente, onde se localiza a maioria dos tumores do intestino grosso, mas não todos. Apesar disso, estudos mostram ser a RSF capaz de reduzir a mortalidade, embora o número de anos de vida ganhos com essa estratégia de rastreamento aumente se for associado ao FIT-PHHF.[2] Em comparação à colonoscopia, exige preparo intestinal menos agressivo, menor infraestrutura de apoio para a sua execução e apresenta menor risco de complicações pós-endoscópicas. Uma constatação recente indica que a disponibilidade e o acesso à retossigmoidoscopia têm diminuído em comparação aos outros exames de visualização.

Colonografia por tomografia computadorizada

A colonografia por tomografia computadorizada (TC) (também conhecida por colonoscopia virtual ou colografia por TC) fornece uma perspectiva endoluminal simulada por computador do cólon distendido cheio de ar. A técnica usa um grande volume de imagens convencionais de TC e emprega um *software* de pós-processamento sofisticado para gerar imagens bi e tridimensionais

---

2   Alguns estudos com modelagem estatística sugerem que a associação da retossigmoidoscopia com FIT-PHHF reduz a mortalidade por CRC em níveis semelhantes à colonoscopia.

que permitem ao operador avaliar o cólon, desde que limpo, em qualquer direção escolhida.

A colonografia por TC parece já ter apresentado uma boa performance no diagnóstico pré-clínico de lesões malignas (sensibilidade de 86% a 100%) ou adenomatosas iguais ou maiores que 10 mm (sensibilidade de 89% e especificidade de 94%), em toda a extensão do intestino grosso. Entretanto não há evidência disponível sobre o seu impacto preventivo e deve ser evitada como estratégia de rastreamento para pessoas de alto risco de neoplasia colorretal, sendo muito discutível seu benefício para outros subgrupos de pacientes. Se por um lado a colonografia por TC facilita a visualização de alterações extraintestinais, por outro, essa sua capacidade pode gerar procedimentos e intervenções desnecessárias, em caso, por exemplo, de incidentalomas. Trata-se também de um estudo radiológico que exige preparo intestinal, cujo volume residual do agente laxativo usado pode prejudicar a identificação de pólipos.

Colonoscopia

No caso de resultados que sugiram a existência de lesões malignas ou pré-malignas, a colonoscopia é necessária. Esse exame (não necessariamente de rastreamento) é considerado o padrão-ouro para o diagnóstico de doenças do intestino grosso, além de permitir outras intervenções simultâneas, como, por exemplo, biópsia para estudo histopatológico, ressecção de pólipo, mucosectomia, cauterização de vasos. Estudos de coorte já demonstraram redução da mortalidade em pacientes rastreados por colonoscopia.

Apesar de seus evidentes benefícios (sensibilidade de até 95% e especificidade de 89% no diagnóstico pré-clínico de adenomas iguais ou maiores de 10 mm), a colonoscopia é um exame invasivo, que depende de estrutura complexa para sua realização (clínica especializada ou hospital), possível internação hospitalar, preparo intestinal agressivo e anestesia ou sedação. Danos diretos à saúde podem incluir desidratação, hemorragia e até mesmo perfuração intestinal. Indiretamente, pode causar infecção ou descompensar doenças preexistentes. A CTFPHC, em recomendação de 2016, contraindicou, explicitamente, a colonoscopia como método de rastreamento no Canadá.

A Tabela 3 apresenta os métodos disponíveis para rastreamento do CCR, a periodicidade sugerida, sua efetividade e limitações, vantagens e desvantagens para os pacientes, assim como uma ideia relativa de custo de cada um deles.

TABELA 3 Características comparativas dos exames de rastreamento do câncer colorretal (CCR)

Exames	Intervalo recomendado	Evidência de efetividade	Limitações	Vantagens e desvantagens	Custos
Testes fecais					
Pesquisa de hemoglobina humana nas fezes (PHHF) por teste imunoquímico fecal (FIT) de alta sensibilidade	• Anual	• Evidência indireta de redução da mortalidade • Desempenho igual ou superior à PSOF • Variabilidade no desempenho de acordo com fabricante, lote e versão	• Dificuldade de adesão à realização anual • Menos efetivo para detecção de adenomas avançados	• Pode ser feito em casa • Possibilidade de amostra única • Sem restrições de dieta ou medicações	• Baixo custo
Pesquisa de sangue oculto nas fezes (PSOF) por teste do guaiaco de alta sensibilidade	• Anual	• Boa evidência de ECCR com redução da mortalidade	• Dificuldade de adesão à realização anual • Menos efetivo para detecção de adenomas avançados	• Pode ser feito em casa • Múltiplas amostras • Restrição dietética e de medicações • Maior taxa de falso-positivos, levando a mais colonoscopias	• Baixo custo
Pesquisa de DNAf tumoral + teste imunoquímico nas fezes (FIT)	• A cada 3 anos	• Evidência indireta de redução da mortalidade	• Teste novo que precisa ser monitorizado	• Pode ser feito em casa • Mais falso-positivos	• Maior custo em comparação aos outros testes fecais

(continua)

TABELA 3 Características comparativas dos exames de rastreamento do câncer colorretal (CCR) (*continuação*)

Exames	Intervalo recomendado	Evidência de efetividade	Limitações	Vantagens e desvantagens	Custos
Avaliação visual/estrutural					
Colonoscopia	• A cada 10 anos	• Evidência (não ECCR) de redução de incidência e de mortalidade • Oferece detecção precoce e prevenção através da polipectomia	• Risco de perfuração intestinal e complicações cardiopulmonares relacionadas à anestesia • Depende da preparação adequada do cólon • Menor sensibilidade para o cólon proximal	• Necessidade de limpeza completa dos cólons • Necessidade de sedação	• Maior custo
Colonografia por tomografia computadorizada	• A cada 5 anos	• Sensibilidade e especificidade para câncer e adenomas avançados comparável à colonoscopia	• Achados incidentais extracolônicos podem requerer investigação adicional que não necessariamente será benéfica • Exposição a radiação, mesmo que de baixa dose	• Necessita de preparo colônico com limpeza completa • Colonoscopia será necessária se o teste for positivo, com necessidade de segundo preparo dos cólons	• Alto custo
Retossigmoidoscopia flexível	• A cada 5 anos	• Evidência direta de redução da mortalidade	• Não examina o cólon proximal	• Dor e desconforto • Preparo menos intenso, mas requer enema • Anormalidades vão exigir colonoscopia complementar	• Custo menor que colonoscopia

ECCR: ensaio clínico controlado randomizado.
Fonte: adaptada de Wolf et al, 2018.

Recomendações atuais sobre avaliação de risco e rastreamento

Em 2021, a USPSTF atualizou a sua recomendação para o *check-up* do CRC, ampliando a faixa etária dos candidatos, dos 45 anos até, possivelmente, acima de 75 anos de idade, dependendo das suas condições gerais de saúde. Como em recomendação anterior, foi mantida "em aberto" a escolha do método de abordagem por testes laboratoriais fecais ou de visualização, ou alguma combinação entre eles. As possibilidades de estratégias de rastreamento sugeridas pela USPSTF são:

- PSOF-AS ou FIT-PHHF a cada ano.
- DNAf-FIT a cada 1 a 3 anos.
- Colonografia a cada 5 anos.
- Sigmoidoscopia flexível a cada 5 anos.
- Sigmoidoscopia flexível a cada 10 anos + FIT-PHHF a cada ano.
- Colonoscopia de rastreamento a cada 10 anos.

Entretanto, a escolha de alguma dessas opções é influenciada por diversos fatores. São eles:

A. disponibilidade e facilidade de acesso aos exames laboratoriais fecais e de visualização;
B. risco individual de cada homem ou mulher candidato(a) ao rastreamento apresentar o CRC ou adenoma avançado;
C. estado geral de saúde da pessoa e sua possível estimativa de sobrevida (ou risco de morte) em 10 anos, no momento do *check-up*;
D. preferências e valores pessoais do(a) paciente.

Obviamente, contextos de atenção à saúde nos quais a disponibilidade de exames mais sofisticados do ponto de vista técnico é menor devem direcionar a escolha para os testes mais simples e que estejam disponíveis. Isso deve, inclusive, reduzir o custo do rastreamento com a racionalização da solicitação de colonoscopias para os casos já rastreados por outro método.

Do mesmo modo, uma avaliação prévia da história familiar de CRC em parentes de primeiro grau (pais ou filhos), antecedentes pessoais de doença neoplásica ou inflamatória intestinal e hábitos de estilo de vida, que aumentem ou diminuam a probabilidade individual de desenvolver CRC (Tabela 1), pode ajudar a direcionar a escolha entre exames menos ou mais invasivos, sem que haja prejuízo da capacidade de diagnóstico pré-clínico.

Para essa etapa, existem também calculadoras que podem servir como mais um apoio à decisão médica como, por exemplo, a *Colorectal Cancer Risk Assessment Tool* do *National Institute of Health – National Cancer Institute* (NIH-NCI) estadunidense. O cálculo de risco não substitui os exames de rastreamento recomendados para o seu público-alvo, mas pode ajudar a direcionar a escolha do método de abordagem e a frequência de repetições.

O mesmo pode-se dizer da avaliação do estado de saúde da pessoa consultada. Todo esse cuidado se deve ao fato do rastreamento do CRC implicar em exames diagnósticos e tratamentos que podem impor alguns riscos à saúde. Além de uma discussão aberta com o paciente, uma outra ferramenta de sondagem da sua condição clínica, usada com a necessária cautela, pode auxiliar a chegar a uma decisão compartilhada sobre o rastreamento.

O *E-prognosis* é uma plataforma que contém um questionário validado em serviço de geriatria brasileiro que, baseado em estudos epidemiológicos, permite o cálculo do Índice de Suemoto. Este fornece uma ideia do risco de morte em 10 anos de pacientes com as mesmas características clínicas do(a) paciente examinado(a), tendo em conta apenas a morbidade já existente, isto é, sem que uma nova intervenção ativa sobre a sua saúde seja tomada. Como o câncer de cólon e reto atinge, principalmente, homens e mulheres da faixa geriátrica (acima de 65 anos), a sua aplicação a partir dessa idade é recomendável.

Segundo o Índice de Suemoto (*E-Prognosis*), pessoas como o Sr. Hiroshi teriam em torno de 65% de chance de morrer em 10 anos, por conta do estado de saúde atual. A título de comparação, uma pessoa da mesma faixa etária e sexo do Sr. Hiroshi, no melhor da sua condição física e de saúde, pelo Índice de Suemoto, teria um risco previsto de morrer em 10 anos por volta de 16% a 24%. Caso venha a ser diagnosticado um CRC, qual seria a sua capacidade de suportar a cirurgia, o pós-operatório, a quimioterapia ou radioterapia subsequentes?

Considerações para a decisão

Apesar das várias opções de estratégias de rastreamento de CCR disponíveis, a escolha não é uma tarefa fácil. Testes laboratoriais têm boa aderência, são mais simples, baratos, e sem efeitos adversos diretos à saúde, mas perdem em sensibilidade diagnóstica, principalmente no caso de adenoma avançado, o que implica em repetições frequentes do teste. A colonografia por TC parece ainda depender de confirmação da sua validade como meio de *check-up*. A retossigmoidoscopia é um exame capaz de detectar a maioria dos CCR, sem grandes efeitos colaterais, mas está cada vez mais indisponível na rede de saúde. A colonoscopia, por todas as suas características, parece ser um método mais adequado a rastrear pacientes em situação de maior risco ao CCR e para confirmação de diagnóstico já rastreado e possível intervenção terapêutica.

Em suma, o balanço entre possíveis benefícios (aumento da sobrevida pelo diagnóstico pré-clínico) e danos à saúde (agravo de morbidade prévia, infecção, hemorragia, perfuração intestinal) desencadeados pelos métodos de rastreamento depende da idade do paciente, dos fatores de risco aos quais está exposto e do método usado para rastrear o CCR. Ferramentas paralelas de estimativa de risco da doença e de sobrevida em 10 anos auxiliam a definir a frequência do rastreio e a viabilidade da pessoa suportar exames ou tratamentos agressivos.

SOBRE O TRATAMENTO E A PREVENÇÃO

Importância do diagnóstico precoce

Genericamente, seguindo a classificação TNM (Tumor - Nódulos - Metástases) e de acordo com a gravidade de cada caso, a *American Cancer Society* (ACS) relaciona os seguintes possíveis tratamentos para o CCR: cirurgia, quimioterapia adjuvante, radioterapia adjuvante e neoadjuvante, terapia-alvo, imunobiológicos e, além desses, para tumores recorrentes e metástases a distância, também quimioterapia, ablação, quimioterapia intra-arterial.

A ressecção cirúrgica da neoplasia é o tratamento de escolha, capaz de levar à cura em até 50% dos casos de CCR localizados. O prognóstico dos pacientes com CCR está relacionado ao grau de penetração do tumor na parede intestinal, à presença de gânglios acometidos e de metástases a distância. Níveis basais elevados de antígeno carcinoembriônico (CEA) e obstrução ou perfuração intestinal são sinais de mau prognóstico.

O indicador de desfecho mais importante após a ressecção do CCR é o seu estágio de apresentação histopatológica. A Figura 1 ilustra os dados de sobrevida em 5 anos derivados de pacientes acompanhados após diagnóstico e tratamento de CCR classificados pelo critério TNM.

Com base no gráfico, percebe-se que para CCR graus I, IIA e IIIA, isto é, tumores com algum grau de invasão local e até possível comprometimento de gânglios regionais, a sobrevida varia de 65% a 75% dos pacientes após 5 anos de acompanhamento. Isso demonstra que indivíduos com cânceres colorretais diagnosticados e tratados precocemente têm alta chance de sobrevida de longo prazo.

Com o rastreamento e a oportunidade de identificar lesões pré-malignas em pólipos intestinais, ampliam-se ainda mais as chances de sobrevida. Os pólipos intestinais podem ser pedunculados, sésseis ou planos. Histopatolo-

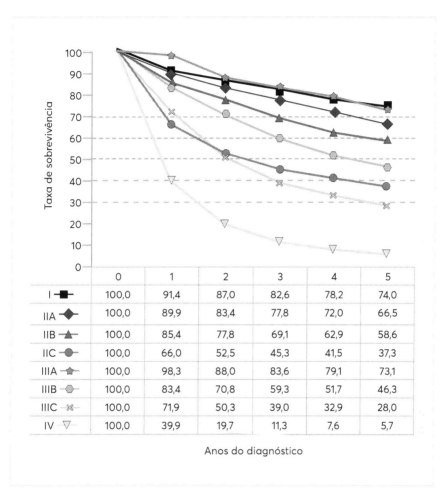

FIGURA 1 Sobrevida de pacientes tratados de diferentes estágios de CCR (UpTo-Date, 2021).

gicamente, afora os malignos, há os inflamatórios, hiperplásicos ou adenomas tubulares, vilosos ou tubulovilosos. Segundo os tipos celulares, as formas pré--cancerosas podem apresentar-se sem atipias (displasias) ou com atipias leves, moderadas ou acentuadas. O risco de malignização é proporcional ao grau de atipia encontrado.

Todo e qualquer pólipo identificado deve ser ressecado, quando possível, ou ser alvo de biópsia. Ambos os procedimentos, em geral, são realizados por colonoscopia de rastreamento ou indicada a partir do resultado de outro exame prévio. O tipo histopatológico encontrado vai definir a conduta a ser tomada e orientar a periodicidade de exames de acompanhamento e novos ciclos de rastreamento.

Uma parte dos pacientes rastreados positivamente para CCR não invasivo ou adenoma avançado será submetida a procedimento por via endoscópica com boa capacidade resolutiva. Entretanto, além da repetição periódica da colonoscopia, de acordo com o tipo histológico e grau de atipia, eles devem ser aconselhados, também, a adotar hábitos que ajudem na prevenção de novos pólipos.

Medidas de prevenção

Tentar manter o peso na faixa normal; consumir verduras, frutas, legumes, grãos integrais e laticínios; evitar gordura animal e excesso de bebida alcoólica; praticar atividade física regular e evitar o tabaco, são medidas gerais de autopromoção da saúde. O uso diário de ácido acetilsalicílico (AAS) ainda é recomendado pela USPSTF para prevenir o CCR em pacientes de alto risco cardiovascular simultâneo.

CONCLUSÃO

No geral, os tratamentos disponíveis e o controle periódico dos doentes, cujo diagnóstico de CCR é feito em fases precoces de câncer ou de adenomas pré-cancerosos, têm grande chance de promover ganho real em termos de anos de vida. O método de rastreamento, escolhido consensualmente entre médico(a) e paciente, se for compatível com o risco de adoecimento, o estado de saúde atual e a expectativa de sobrevida da pessoa, tende a tornar o balanço entre os benefícios e os danos possíveis do rastreio do CCR favorável à sua realização.

Conhecer as possibilidades de tratamento e prevenção pode ser importante para o Sr. Hiroshi, pois na sua situação clínica atual, com alto risco de mortalidade em 10 anos (65%, cerca de 4 vezes maior que o mínimo para a sua faixa etária e sexo), não é certeza que ele teria condições de se submeter a qualquer tipo de tratamento, inclusive por colonoscopia, sem sofrer novos efeitos adversos à sua já comprometida saúde. É de se pensar, também, e parece improvável, no caso dele em especial, que um tratamento mais agressivo, com todas as suas complicações e efeitos colaterais, seria capaz de promover um ganho substancial de anos de vida com qualidade. As estratégias preventivas, por outro lado, podem ser consideradas, inclusive o uso do AAS.

AGRADECIMENTO

Os autores agradecem a colaboração do Dr. Jorge Sabbaga pela cuidadosa leitura do texto e sugestão de melhorias.

BIBLIOGRAFIA CONSULTADA

1. CTFPHC – Canadian Task Force on Preventive Health Care. Colorectal cancer (2016). Disponível em: https://canadiantaskforce.ca/guidelines/published-guidelines/colorectal-cancer/. Acesso: Maio de 2021.
2. USPSTF – United States Preventive Services Task Force. Colorectal cancer: screening (2021). Disponível em: https://www.uspreventiveservicestaskforce.org/uspstf/recommendation/colorectal--cancer-screening. Acesso: Maio de 2021.
3. Association of European Cancer Leagues – ECL. European code against cancer: about cancer screening. Disponível em: https://www.europeancancerleagues.org. Acesso: Maio de 2021.
4. Unites States of America. National Institute of Health (NIH). National Cancer Institute (NCI). Colorectal Cancer Risk Assessment Tool. Disponível em: https://ccrisktool.cancer.gov/calculator.html. Acesso: Maio de 2021.
5. Rodriguez-Bigas MA, Grothey A. Overview of the management of primary colon cancer. In: Up To Date.
6. National Cancer Institute. PDQ Colon Cancer Treatment – Health Professional Version. Disponível em: https://www.cancer.gov/types/colorectal/hp/colon-treatment-pdq. Acesso: Março de 2021.
7. National Cancer Institute. PDQ Rectal Cancer Treatment – Health Professional Version. Disponível em: https://www.cancer.gov/types/colorectal/hp/rectal-treatment-pdq#_43. Acesso: Março de 2021.
8. Dixon MF. Gastrointestinal epithelial neoplasia: Vienna revisited. Gut. 2002 Jul;51(1):130-1.
9. Levine MS, Yee J. History, evolution, and current status of radiologic imaging tests for colorectal cancer screening. Radiology. 2014 Nov;273(2 Suppl):S160-80.
10. Wolf AMD, Fontham ETH, Church TR, Flowers CR, Guerra CE, LaMonte SJ, et al. Colorectal cancer screening for average-risk adults: 2018 guideline update from the American Cancer Society. CA Cancer J Clin. 2018 Jul;68(4):250-81.
11. Biccler J, Bollaerts K, Vora P, Sole E, Rodriguez LAG, Lanas A, et al. Public health impact of low-w-dose aspirin on colorectal cancer, cardiovascular disease and safety in the UK – Results from micro-simulation model. Int J Cardiol Heart Vasc. 2021 Aug 3;36:100851.
12. Helsingen LM, Kalager M. Colorectal cancer screening — approach, evidence, and future directions. NEJM Evid. 2022;1(1).

2.3
Câncer de colo de útero

PONTOS-CHAVE

- O câncer de colo uterino ainda é bastante incidente e prevalente, principalmente em países em desenvolvimento, sendo a quarta causa de mortes femininas por câncer.
- O vírus do papiloma humano (HPV) é o principal agente envolvido na gênese desse câncer, e a evolução para malignidade é lenta e progressiva ao longo de vários anos.
- A implementação em larga escala do teste de Papanicolaou mudou a história natural do câncer de colo de útero, com drástica redução da morbimortalidade feminina.
- Técnicas de biologia molecular para detecção do HPV podem auxiliar no rastreamento ou na confirmação diagnóstica de casos rastreados pelo teste de Papanicolaou.
- Além de ser prevenido por meio da vacina contra o HPV, que é segura e eficaz, mas de cobertura ainda insuficiente, a taxa de cura do câncer de colo uterino é de até 95%.

NOSSA RECOMENDAÇÃO DE RASTREAMENTO

- Rastrear o câncer de colo de útero em todas as mulheres da população geral, de 25 a 64 anos de idade, assintomáticas, com histórico de contato sexual em qualquer momento da vida e que tenham colo uterino.
- Utilizar o teste de Papanicolaou, repetido a cada 3 anos, como método de rastreamento preferencial.
- Para mulheres acima de 30 anos, avaliar a combinação do teste de Papanicolaou com a detecção de subtipos oncogênicos do HPV por biologia molecular, a cada 5 anos.
- Para mulheres com 65 anos ou mais, interromper o rastreamento após 2 testes negativos repetidos nos últimos 5 anos.

RECOMENDAÇÕES DE OUTRAS ENTIDADES

- A *American Cancer Society*, a *American Society for Colposcopy and Cervical Pathology* e a *American Society for Clinical Pathology* indicam: rastreamento a partir dos 21 anos de idade; mulheres com histórico de câncer cervical, imunodeficiência e exposição ao dietilestilbestrol podem ser submetidas a repetições dos testes em períodos menores de 3 anos; em caso de NIC 2 ou superior deve-se continuar o rastreio por mais 20 anos após o último teste alterado (mesmo após os 65 anos).
- A *American Society for Colposcopy and Cervical Pathology* e a *American College of Obstetricians and Gynecologists*, em orientações de 2015 e 2016, respectivamente, sugerem a possibilidade de rastrear apenas com pesquisa de HPV, a partir dos 25 anos de idade.

Erina, 63 anos, dona de casa, viúva, mãe de 5 filhos, evangélica, moradora do interior do Pará, procura o posto de saúde para ver como estão o diabete, a pressão alta e o hipotireoidismo, que ela trata há 20 anos. A médica nova da UBS pergunta se ela sente alguma coisa, o que ela nega, e verifica o prontuário para preencher o pedido dos exames de rotina. Curiosa, ela quer saber por que o último Papanicolaou da paciente foi há 13 anos. Erina responde que achava que mulher viúva não precisava mais fazer.

SOBRE A MAGNITUDE DO PROBLEMA

Epidemiologia

O câncer de colo uterino mais comum é do tipo epidermoide, ou seja, das células escamosas do epitélio cervical, que representa cerca de 90% dos casos diagnosticados. Os restantes 10% são adenocarcinomas originados nas glândulas epiteliais. Ambos os tipos associam-se a infecções por variantes oncogênicas do papilomavírus humano (HPV), principalmente o HPV-16 e o HPV-18.

A doença é ainda bastante incidente e prevalente no mundo, onde são diagnosticados aproximadamente 570 mil casos novos e registrados 311 mil óbitos por ano, sendo o quarto tipo de câncer mais comum e mais mortal entre as mulheres. Tanto incidência e prevalência quanto mortalidade são maiores em países em desenvolvimento, que concentram cerca de 80% das mortes por este câncer em todo o planeta.

Nos EUA, em 2015, morreram cerca de 2,3 de cada 100.000 mulheres por causa dessa neoplasia, número que vem em queda progressiva nas últimas décadas. No Brasil, em 2019, ela provocou 6.596 óbitos, o equivalente a uma taxa de mortalidade específica de 5,3 óbitos por 100.000 mulheres. As regiões Norte, Nordeste e Centro-oeste apresentam as maiores taxas de incidência e mortalidade do país (Figura 1).

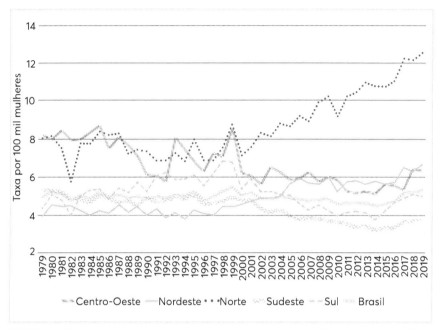

FIGURA 1 Taxas de mortalidade por câncer do colo do útero. Brasil e regiões, 1980 a 2019. Fonte: Instituto Nacional do Câncer, 2021.

Fatores de risco

Estima-se que 80 de cada 100 mulheres sexualmente ativas entram em contato com o HPV em algum momento da vida. A evolução da infecção para estágios mais avançados de doença depende, todavia, de fatores associados como, por exemplo, idade de início da atividade sexual, número de parceiros, frequência de relações sexuais, múltiplas gestações, vulnerabilidade econômica e social e tabagismo (Tabela 1).

O câncer do colo do útero é raro em mulheres com até 30 anos e o pico da incidência se dá na faixa etária de 45 a 50 anos. Algumas situações específicas podem elevar a chance de desenvolvimento do câncer, a saber: infecção por HIV, baixa imunidade, exposição intrauterina ao dietilestilbestrol de mulheres nascidas antes de 1971, e tratamento prévio de lesão pré-cancerosa com displasia de alto grau. Nesses casos, cabe aos especialistas avaliar a necessidade e a periodicidade de rastrear o câncer.

TABELA 1 Fatores que elevam o risco de câncer de colo de útero

1. Início precoce de atividade sexual

2. Múltiplos parceiros sexuais

3. Grande número de relações sexuais

4. Múltiplas gestações

5. Vulnerabilidade econômica e social

6. Tabagismo

7. Infecção por HIV

8. Baixa imunidade geral

9. Exposição intrauterina ao dietilestilbestrol

10. Tratamento prévio de lesão pré-cancerosa de alto grau

História natural da doença

Analisando-se o curso da infecção cervical pelo HPV observa-se que, na maioria das vezes, ela é autolimitada, desaparecendo entre seis meses e dois anos após a exposição ao vírus. Se o HPV for de algum subtipo oncogênico, pode persistir e causar displasias ou neoplasias intraepiteliais cervicais (NIC) graus 1, 2 ou 3, adenocarcinomas *in situ*, ou cânceres – circunscritos, invasivos ou metastáticos. Essa evolução, em geral, se desenrola "silenciosamente" por vários anos.

A progressão lenta da neoplasia, até se tornar clinicamente identificável, é uma característica favorecedora da eficácia do rastreamento. Esse tipo de manifestação crônica, com longo período pré-clínico, oferece várias oportunidades de diagnóstico de lesões pré-cancerosas ou câncer não invasivo, cujos tratamentos podem, por sua vez, ser adaptados aos achados colpo-cito-histo-patológicos e apresentar desfechos resolutivos.

Erina é uma senhora preocupada com a sua saúde pessoal. Seus hábitos de vida, até onde se sabe, parecem ser bem controlados. Entretanto, ela foi casada, teve vários partos e, mesmo que tenha mantido relações sexuais apenas com seu falecido marido, é impossível afirmar que ela não tenha sido infectada pelo HPV. Além disso, ela vem da região do país com a maior taxa de incidência e mortalidade de câncer de colo de útero, o que, possivelmente, está relacionado a condições socioeconômicas e de vida menos favoráveis. O fato de estar assintomática também não exclui a possibilidade de ter um tumor, pois a evolução, como se sabe, pode levar muito tempo até que surjam sinais ou sintomas.

Segundo a OMS, com uma cobertura de rastreamento da população-alvo de, no mínimo, 80% e a garantia de diagnóstico e tratamento adequados dos casos alterados, é possível reduzir, em média, de 60 a 90% a incidência do câncer cervical invasivo. Em consequência, a mortalidade também está inversamente relacionada à ampliação da cobertura do *check-up* entre as mulheres.

SOBRE OS MÉTODOS DE RASTREAMENTO

Citologia oncótica

O teste de Papanicolaou foi desenvolvido em 1940 por Georgios Papanikolaou. Difundiu-se rapidamente, chegando a outros continentes em pouco tempo, inclusive à América do Sul e ao Brasil. Programas mais organizados de aplicação dos testes de citologia oncótica cervical, entretanto, tomaram corpo apenas a partir das décadas de 1950 e 1960.

O teste consiste no estudo citopatológico de material colhido, com uma espátula ou escova de haste longa, da região endocervical e seu entorno externo. O método convencional prevê a coleta e o esfregaço do material diretamente em lâmina para, após fixação, proceder ao estudo microscópico. Uma alternativa é a escova de coleta ou a ponta da espátula ser mergulhada em um frasco com meio líquido contendo conservante (Figura 2). Ambos os métodos contam com sensibilidade (entre 75% e 80%) e especificidade (acima de 95%) semelhantes e podem ser usados indistintamente.

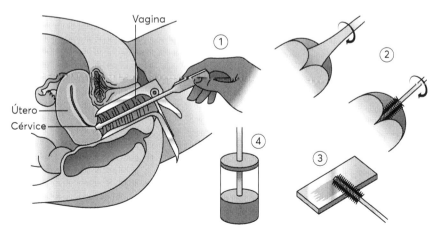

FIGURA 2 Ilustração da manobra de coleta e tipos de testes de Papanicolaou, por esfregaço direto (3) e meio líquido (4).

Atualmente, o resultado do teste de Papanicolaou é apresentado de acordo com as características das células encontradas, como:

- Normal: observa-se ausência de atipia nas células analisadas (negativo para pré-malignidade ou malignidade).
- ASCUS (*Atypical Squamous Cells of Undetermined Significance*): é a alteração mais comumente encontrada. Células escamosas atípicas estão presentes, porém não se pode afirmar que há sinais de pré-malignidade ou malignidade nas mesmas. Pode estar associado a infecções, inflamações ou à atrofia vaginal da menopausa.
- LSIL (*Low-grade Squamous Intraepithelial Lesion*): indica uma displasia branda, uma lesão pré-maligna com baixo risco de ser câncer. A LSIL pode desaparecer após 1 ou 2 anos ou equivaler a NIC 1 no histopatológico. Mais raramente, pode representar NIC 2 ou NIC 3. O risco de ser câncer é de cerca de 0,1%.
- ASCH (*Atypical Squamous Cells – H*): trata-se de uma descrição pela qual o patologista indica que células escamosas atípicas foram encontradas e que não se pode descartar a possibilidade de apresentarem alto grau de atipia.
- HSIL (*High-grade Squamous Intraepithelial Lesion*): essa alteração corresponde a aberrações em tamanho e forma das células escamosas. Esse achado sugere a presença de lesões pré-cancerosas dos tipos NIC 2 ou NIC 3, ou mesmo câncer instalado (risco de 7%), ao exame histopatológico.
- AGUS (*Atypical Glandular Cells of Undetermined Significance*): presença de células glandulares atípicas do epitélio cervical, nas quais não é possível definir existência de alterações malignas.

Na Tabela 2 estão correlacionados os achados citológicos e histológicos, conforme as principais classificações já adotadas para a apresentação dos resultados.

TABELA 2 Nomenclatura citopatológica e histopatológica e suas equivalências

Classificação citológica de Papanicolaou (1941)	Classificação histológica de Richards (1967)	Classificação Citológica Brasileira (2006)
Classe I	–	–
Classe II	–	Alterações benignas
–	–	Atipias de significado indeterminado ASCUS e AGUS

(continua)

2.3 Câncer de colo de útero   63

TABELA 2 Nomenclatura citopatológica e histopatológica e suas equivalências
(continuação)

Classificação citológica de Papanicolaou (1941)	Classificação histológica de Richards (1967)	Classificação Citológica Brasileira (2006)
Classe III	NIC 1	LSIL
	NIC 2 e NIC 3	ASC-H e HSIL
Classe IV	NIC 3	HSIL
		Adenocarcinoma *in situ* (AIS)
Classe V	Carcinoma invasor	Carcinoma invasor

Fonte: adaptada de INCA, 2016.

Ao longo dos últimos 60-70 anos, o teste de Papanicolaou tem sido o principal meio usado para rastrear o câncer de colo uterino. Após o seu advento, observou-se uma queda dramática na incidência, prevalência e mortalidade de mulheres por esse câncer. Isso ocorreu notadamente em países desenvolvidos, nos quais programas de rastreamento foram implantados com base em boa qualidade metodológica e alta cobertura, e complementados pelo tratamento e seguimento das rastreadas positivamente.

O teste de Papanicolaou é relativamente simples, barato, de fácil execução, tem boa acurácia e reprodutibilidade, além de disponível e de amplo acesso tanto na rede pública quanto privada de saúde. O desconforto e o constrangimento, no momento da coleta de material para exame, são barreiras para algumas mulheres. Porém, a adesão ao procedimento cresceu na medida em que os testes passaram a fazer parte da cultura do cuidado com a saúde feminina, impulsionado pelos bons resultados obtidos na prática da prevenção do câncer.

Métodos moleculares

No início da década de 1980, DNA do HPV foi identificado em células cancerosas de colo uterino e estabelecida a associação causal daquele vírus com esses tumores. Mais recentemente, testes moleculares para detecção da presença de subtipos de vírus de alto risco oncogênico (hrHPV) foram desenvolvidos, usando métodos como: amplificação de ácido nucleico (NAAT), *polymerase chain reaction* (PCR), captura híbrida e hibridização *in situ*. Os testes podem ser feitos nas mesmas amostras de material cervical conservadas em meio líquido do teste de Papanicolaou não convencional.

Comparada à citologia oncótica, a detecção dos subtipos virais apresenta um leve incremento em sensibilidade e especificidade no diagnóstico das alterações pré-malignas (principalmente, NIC 2 e NIC 3) e malignas do câncer de colo uterino, mas sem repercussão significativa em anos de vida ganhos. Por essa razão, ele passou a ser preconizado isoladamente ou, preferencialmente, em conjunto com o teste de Papanicolaou, como alternativa de rastreamento.

Recomendações atuais

Atualmente, algumas entidades internacionais (inclusive a USPSTF) concordam em iniciar o rastreio de câncer do colo uterino aos 21 anos de idade, baseando-se na baixa prevalência e crescimento lento do tumor em adolescentes e jovens adultas. Entre 21 e 29 anos, recomendam a realização de Papanicolaou a cada 3 anos.[1] Entre 30 e 64 anos, pode-se escolher alguma dentre três opções:

A. Papanicolaou a cada 3 anos,
B. detecção de hrHPV a cada 5 anos ou
C. Papanicolaou + hrHPV a cada 5 anos.[2]

A partir dos 65 anos, a recomendação é manter o rastreamento apenas para as mulheres que necessitarem cumprir o critério de suspensão: 2 testes sequenciais negativos nos últimos 10 anos.

O MS brasileiro, por intermédio do Instituto Nacional do Câncer (INCA), adota a idade de 25 anos para deslanchar o rastreamento em mulheres que já tiveram relações sexuais. O argumento é que antes dessa idade a incidência do câncer é muito rara e as alterações citológicas, quando encontradas, são indeterminadas ou de baixo grau (LSIL) e têm grande chance de regressão completa. Ou seja, o rastreamento antes dos 25 anos tende a acarretar mais colposcopias, tratamentos desnecessários e maior risco de morbidade futura (p. ex., incompetência cervical e parto prematuro), sem benefícios palpáveis. O INCA recomenda não rastrear mulheres com menos de 25 anos.

Entre 25 e 64 anos, o INCA indica apenas a citologia oncótica como método, repetida a cada 3 anos, após 2 primeiras anuais negativas. A ideia de repetir o teste um ano após o início do rastreamento seria para evitar um falso-negativo inicial. Essa ação, entretanto, não é adotada por outras entidades, e não parece razoável para mulheres muito jovens (pois a prevalência de câncer é muito baixa) ou em mulheres não expostas a fatores que elevem o risco da neoplasia (Tabela 1). Os exames, ainda segundo o INCA, podem ser suspensos em mulheres de 65

---

1 A sensibilidade do teste repetido a cada 3 anos é praticamente a mesma da periodicidade anual adotada no passado.

2 Testes para detecção de hrHPV são contraindicados abaixo de 30 anos, pois as infecções por esse vírus, na faixa etária mais jovem, são comuns e na sua grande maioria autolimitadas.

anos ou mais, nas quais os testes prévios nunca mostraram doença pré-invasiva e os 2 últimos rastreamentos, dos últimos 5 anos, foram negativos.

A USPSTF considera que há evidência convincente para justificar o uso de qualquer um dos métodos de rastreamento (citologia oncótica de Papanicolaou, teste para detectar hrHPV sozinho ou combinado com a citologia oncótica) para diagnosticar lesões pré-cancerosas de alto grau ou câncer cervical. Para orientar os profissionais de atenção primária à saúde quanto à condução dos casos conforme os resultados obtidos com o Papanicolaou, o MS/INCA indica as recomendações expostas na Tabela 3.

TABELA 3 Prosseguimento do rastreamento a partir da citologia oncótica alterada

Diagnóstico citopatológico		Faixa etária	Conduta inicial
Células escamosas atípicas de significado indeterminado (ASCUS)	Possivelmente não neoplásicas (ASC-US)	Entre 25 e 29 anos	Repetir a citologia em 12 meses
		≥ 30 anos	Repetir a citologia em 6 meses
	Não se podendo afastar lesão de alto grau (ASC-H)		Encaminhar para colposcopia
Células glandulares atípicas de significado indeterminado (AGUS)	Possivelmente não neoplásicas ou não se podendo afastar lesão de alto grau		Encaminhar para colposcopia
Células atípicas de origem indefinida	Possivelmente não neoplásicas ou não se podendo afastar lesão de alto grau		Encaminhar para colposcopia
Células compatíveis com lesão de baixo grau (LSIL)			Repetir a citologia em 6 meses
Células compatíveis com lesão de alto grau (HSIL)			Encaminhar para colposcopia

Fonte: adaptada de INCA, 2016.

Na medida em que as novas técnicas de diagnóstico de hrHPV por biologia molecular forem implementadas e disponibilizadas à população geral em todo o território brasileiro, elas irão, certamente, incorporar-se ao rastreamento médico do câncer cervical uterino. Nos locais onde já for possível, elas podem contribuir como complemento (em conjunto com a colposcopia) nos casos de testes de Papanicolaou prévios com resultados do tipo ASCH, AGUS, células atípicas indefinidas e HSIL.

Em suma, o Brasil dispõe de uma estrutura de atenção à saúde adaptada a realizar o teste de citologia oncótica (Papanicolaou) com bom nível de qualidade e cobertura da população-alvo. A experiência de rastreamento com o Papanicolaou já mostrou uma redução significativa de incidência, prevalência e morbimortalidade específica por câncer de colo uterino. Testes mais novos, mais sensíveis e específicos, porém de tecnologia mais complexa e cara, podem auxiliar como complemento do diagnóstico nas localidades onde já estejam disponíveis.

Rastrear com citologia oncótica cervical e hrHPV traz possíveis riscos de danos à saúde das mulheres, como: aumento do número de testes ou exames invasivos (p.ex., colposcopia e biópsia); tratamentos desnecessários induzidos por resultados falso-positivos; sangramento, dor ou infecção; possíveis repercussões psicossociais, decorrentes do método de coleta, do diagnóstico do câncer verdadeiro ou de falso-positivos. No geral, entretanto, os benefícios parecem superar os riscos de danos.

SOBRE O TRATAMENTO E A PREVENÇÃO

O objetivo principal do rastreamento é diagnosticar e proporcionar a chance de eliminar as lesões precursoras, isto é, HSIL na citologia, NIC 2 e 3 na histologia e o adenocarcinoma *in situ*. Com isso, pretende-se reduzir a incidência e a morbimortalidade associadas ao câncer do colo uterino.

A experiência de tratamento do câncer de colo uterino remonta a várias décadas, nas quais foi sendo expandida a sua disponibilidade, no Brasil, e aprimorada a sua eficácia com redução de danos pós-cirúrgicos. De forma simplificada, lesões cervicais de alto grau podem ser tratadas por terapias ablativas ou excisionais; os cânceres em estágios iniciais, por cirurgias; e os mais avançados, por quimio e radioterapia.

Segundo o INCA, após confirmação colposcópica ou histopatológica, para pequenas lesões intraepiteliais escamosas de alto grau, ectocervicais ou em até 1 cm do endocérvix, a exérese por eletrocirurgia ambulatorial é o procedimento mais adequado. Para lesões pré-cancerosas maiores, preconiza-se a conização, também eletrocirúrgica.

Para os cânceres estabelecidos, o tratamento vai depender do estadiamento, tamanho do tumor, idade e necessidade de preservar a fertilidade. A conização, traquelectomia, histerectomia, quimioterapia e radioterapia são as opções de tratamento a serem consideradas, caso a caso. A taxa de cura em estágios iniciais pode chegar a 95%, mas cai para 50% a 70%, em cinco anos, se o diagnóstico for tardio.

Danos podem decorrer do procedimento de tratamento em si e de complicações pós-operatórias (p.ex., infertilidade e prematuridade). A USPSTF considera que há evidências convincentes de que muitas lesões pré-cancerosas regridem e outras são indolentes, com crescimento lento, incapazes de se tornarem clinicamente relevantes durante o tempo de vida de algumas mulheres. A identificação e o tratamento desses tumores não agressivos configuram sobrediagnóstico. A impossibilidade de prever a evolução de todos os achados citológicos justifica, como regra geral, a tentativa de intervenções tão menos invasivas quanto possível.

Prevenção

Mesmo com os bons resultados dos tratamentos disponíveis, é a prevenção primária do risco de contágio do HPV o ponto fundamental do enfrentamento desse problema em nível de saúde pública. Uma vez que a transmissão da infecção se dá por microtraumas genitais durante contatos sexuais, o preservativo é um meio de proteção apenas parcial, pois os contatos com a pele da vulva, períneo, perianal ou bolsa escrotal também são de risco. Dentre as medidas gerais de promoção da saúde, a cessação do tabagismo é a que, possivelmente, tenha o impacto mais significativo na prevenção também desse câncer.

Diante da dificuldade de controle dos fatores comportamentais e socioeconômicos para a prevenção do câncer do colo uterino, a vacina contra o HPV surge como o principal meio de prevenção. Desde 2014, o MS mantém a vacina tetravalente contra subtipos 6, 11, 16 e 18 do HPV para meninas entre 9 e 14 anos, e, desde 2017, para meninos entre 11 e 14 anos de idade. O objetivo é atingir os grupos-alvo antes do início da vida sexual, com 2 doses de vacina intervaladas de 6 meses. Portadoras de imunodeficiência, HIV, transplantadas e com passado de câncer podem ser vacinadas até os 45 anos de idade.

A combinação da vacina com a repetição periódica da citologia oncótica de Papanicolaou tem o potencial de acelerar a queda da morbimortalidade precoce provocada pelo câncer de colo uterino, nos próximos anos. Mesmo as meninas que já tenham sido vacinadas deverão, no devido tempo, iniciar os testes citológicos, visando a detectar alterações causadas por subtipos do vírus não cobertos pela vacinação.

Levando-se em conta as características clínicas e epidemiológicas da doença, a qualidade e o acesso aos testes disponíveis para rastreamento e diagnóstico de suas manifestações pré-clínicas e a variedade de opções de tratamento disponíveis, pode-se concluir com moderada a alta segurança que os benefícios (diminuição da morbimortalidade) do *check-up* do câncer de colo de útero superam os seus riscos potenciais à saúde das mulheres.

O conhecimento, por parte da população, sobre as peculiaridades do rastreamento e prevenção do câncer do colo uterino é fundamental para que a adesão desejável a programa sistemático de rastreamento seja alcançada. Embora se trate do câncer para o qual a evidência real dos benefícios do rastreio talvez seja a mais antiga e contundente, há necessidade de educação continuada para que se garanta a diminuição progressiva da sua incidência e mortalidade. Aspectos relacionados à vacinação também devem ser incluídos na discussão e aconselhamento das pacientes.

A provável abstinência sexual da paciente, Erina, nos últimos 13 anos é, por si só, um mecanismo de prevenção de uma infecção nova pelo HPV. Entretanto, caso algum tipo de alteração pré-cancerosa ou cancerosa seja detectada no rastreamento, ela ainda pode se beneficiar, em termos de anos de vida ganhos. Sob bons cuidados médicos, intervenções minimamente invasivas podem ser de grande potencial curativo. Mantê-la informada sobre as formas de transmissão, os meios de prevenção e os objetivos do rastreamento também pode contribuir para o controle geral da difusão da doença.

AGRADECIMENTO

Os autores agradecem a colaboração do Dr. Jorge Sabbaga pela cuidadosa leitura do texto e sugestão de melhorias.

BIBLIOGRAFIA CONSULTADA

1. Canadian Task Force on Preventive Health Care – CTFPHC. Cervical cancer (2013). Disponível em: https://canadiantaskforce.ca/guidelines/published-guidelines/cervical-cancer/. Acesso: Maio de 2021.
2. United States Preventive Services Task Force – USPSTF. Cervical cancer: screening, 2018. Disponível em: https://www.uspreventiveservicestaskforce.org/uspstf/recommendation/cervical-cancer--screening. Acesso: Maio de 2021.
3. Pankaj S, Kumari A, Kumari S, Choudhary V, Kumari J, Kumari A, et al. Evaluation of sensitivity and specificity of pap smear, LBC and HPV in screening of cervical cancer. Indian Journal of Gynecologic Oncology. 2018;16(49).
4. Brasil. Ministério da Saúde. Instituto Nacional do Câncer (INCA). Controle do câncer de colo do útero. Disponível em: https://www.inca.gov.br/tipos-de-cancer/cancer-do-colo-do-utero. Acesso: Maio de 2021.

5. Brasil. Ministério da Saúde. Instituto Nacional do Câncer José Alencar Gomes da Silva (INCA). Diretrizes brasileiras para o rastreamento do câncer do colo do útero. 2. ed. rev. atual. Rio de Janeiro: INCA; 2016.

6. Brasil. Ministério da Saúde. Secretaria de Vigilância em Saúde. Secretaria de Atenção à Saúde. Política Nacional de Promoção da Saúde: PNPS: Anexo I da Portaria de Consolidação n. 2, de 28 de setembro de 2017. Brasília: Ministério da Saúde; 2018.

7. Armaroli P, Villain P, Suonio E, Almonte M, Anttila A, Atkin WS, et al. European Code against Cancer, 4th Edition: Cancer screening. Cancer Epidemiology. 2015;39S:S139-S152.

8. Arbyn M, Gultekin M, Morice P, Nieminen P, Cruickshank M, Poortmans P, et al. The European response to the WHO call to eliminate cervical cancer as a public health problem. Int J Cancer. 2021 Jan 15;148(2):277-84.

9. Spayne J, Hesketh T. Estimate of global human papillomavirus vaccination coverage: analysis of country-level indicators. BMJ Open. 2021 Sep 2;11(9):e052016.

10. Henke A, Kluge U, Borde T, Mchome B, Serventi F, Henke O. Tanzanian women´s knowledge about Cervical Cancer and HPV and their prevalence of positive VIA cervical screening results. Data from a Prevention and Awareness Campaign in Northern Tanzania, 2017-2019. Glob Health Action. 2021 Jan 1;14(1):1852780.

11. Khatiwada M, Kartasasmita C, Mediani HS, Delprat C, Van Hal G, Dochez C. Knowledge, attitude and acceptability of the human papilloma virus vaccine and vaccination among university students in Indonesia. Front Public Health. 2021 Jun 14;9:616456.

12. Sethi S, Poirier B, Canfell K, Smith M, Garvey G, Hedges J, et al. Working towards a comprehensive understanding of HPV and cervical cancer among Indigenous women: a qualitative systematic review. BMJ Open. 2021 Jun 30;11(6):e050113.

13. Bouvard V, Wentzensen N, Mackie A, Berkhof J, Brotherton J, Giorgi-Rossi P, et al. The IARC perspective on cervical cancer screening. N Engl J Med. 2021;385:1908-18.

2.4
Câncer de mama

PONTOS-CHAVE

- O câncer de mama é o primeiro em incidência e prevalência, e a segunda maior causa de mortes femininas por câncer, em todo o mundo.
- Neoplasias ainda restritas à mama têm melhor prognóstico, sendo a mortalidade diretamente relacionada com a ocorrência de metástases.
- A mamografia periódica é *per si* um método de rastreamento recomendado, ao contrário do autoexame da mama e do exame clínico por médico(a), isolados ou juntos.
- Apesar de aumentar a capacidade de detecção pré-clínica de cânceres, o rastreamento gera, também, erros de diagnóstico, sobrediagnóstico e sobretratamento.
- Avanços técnicos e redução da morbidade do tratamento colaboraram para a redução da mortalidade por câncer de mama, apesar da alta incidência persistente.

2.4 Câncer de mama   71

NOSSA RECOMENDAÇÃO DE RASTREAMENTO

- Rastrear o câncer de mama em todas as mulheres de 50 a 75 anos, sem antecedente pessoal desse tumor ou BRCA1/2, assintomáticas, da população geral.
- Estimar, previamente, o risco de câncer de mama da paciente em 5 anos (RCMM5), calculado pelo *Breast Cancer Risk Tool* do NIH-NCI (https://bcrisktool.cancer.gov) ou com base na Tabela 1, para apoio da decisão clínica compartilhada.
- Para mulheres entre 50 e 64 anos de idade, como método de rastreamento, propor a mamografia a cada 2 ou 3 anos (conforme o risco estimado de câncer de mama da paciente) e compartilhar a decisão clínica.
- Para mulheres entre 65 e 75 anos de idade, estimar o RM10 pelo Índice de Suemoto (*E-prognosis*), e propor rastrear com mamografia apenas aquelas que apresentarem RM10 < 37%, a cada 2 ou 3 anos (conforme o risco estimado de câncer de mama da paciente) e compartilhar a decisão clínica.
- Para mulheres entre 40 e 49 anos, informar possíveis riscos e benefícios do rastreamento nessa idade, avaliar estimativa prévia de câncer de mama da paciente e compartilhar a decisão clínica de rastrear ou não o tumor, por meio de mamografia a cada 2 ou 3 anos.

RECOMENDAÇÕES DE OUTRAS ENTIDADES

- Mulheres entre 40 e 49 anos de idade: o *American College of Radiology* recomenda mamografia anual para todas as mulheres e a *American Cancer Society* a recomenda apenas entre 45 e 49 anos; o *American College of Obstetrics and Gynecologists* recomenda o exame clínico da mama anual; a *International Agency for Research on Cancer* (IARC) afirma que há limitada evidência de que o rastreamento com mamografia reduza a mortalidade nessa faixa etária.

- Mulheres entre 50 e 74 anos de idade: o *American College of Radiology* recomenda mamografia anual; o *American College of Obstetrics and Gynecologists* recomenda mamografia anual ou bienal e exame clínico da mama anual; a *American Cancer Society* recomenda mamografia anual entre 50 e 54 anos e, possivelmente, bienal a partir de 55 anos; a *International Agency for Research on Cancer* (IARC) afirma que há insuficiente evidência de que o exame clínico da mama e rastreamento com mamografia reduzam a mortalidade nessa faixa etária.

- Mulheres de 75 anos de idade ou mais: a *American Cancer Society* e *American College of Radiology* recomendam prolongar o rastreamento com mamografia se a saúde da paciente estiver boa e a expectativa de sobrevida for igual ou maior a 10 anos e o *American College of Obstetrics and Gynecologists* acrescenta ainda a decisão compartilhada como parte disso.

- O *Swiss Medical Board*, em 2013, recomendou que nenhum novo programa de rastreamento sistemático de câncer de mama, com mamografia, deveria ser iniciado e que um limite de tempo para finalizar os programas já em andamento, na época, deveria ser estabelecido.

- Observação: a *American College of Physicians* e a *American Academy of Family Physicians* seguem, em linhas gerais, as recomendações da USPSTF e da CTFPHC.

Zilda é uma mulher branca de 45 anos e IMC = 24, fisicamente ativa, que consome frutas, legumes, verduras e grãos diariamente, nunca fumou e quase não toma álcool. A sua menarca ocorreu aos 13 anos e engravidou pela primeira vez aos 21. Nunca usou remédio anticoncepcional e amamentou suas duas filhas por mais de 6 meses. Vem a seu primeiro *check-up* sem queixas de saúde nem histórico pessoal de doenças importantes; o único dado positivo é o antecedente de câncer de mama da mãe e uma irmã.

SOBRE A MAGNITUDE DO PROBLEMA

O câncer de mama no mundo

O câncer da mama é o tipo de neoplasia mais incidente entre as mulheres em todo o mundo (exceto pelos tumores de pele não melanoma), seja em países desenvolvidos ou em desenvolvimento. A OMS aponta que, em 2020, 2,3 milhões de mulheres tiveram o diagnóstico da doença e cerca de 685.000 delas vieram a falecer. Ao final de 2020, por volta de 7,8 milhões de mulheres viviam com câncer de mama, o que o torna, também, o mais prevalente tumor maligno do planeta. Além da mortalidade, é causa de grande morbidade evidenciada pela piora da qualidade de vida, seja por incapacidade física ou psíquica, inclusive decorrentes do tratamento.

O câncer de mama nas Américas e no Brasil

Apesar de ser o primeiro em incidência, trata-se da segunda maior causa de óbitos entre mulheres nos EUA (atrás apenas do câncer de pulmão). Cerca de 232.000 mulheres estadunidenses tiveram o diagnóstico de câncer de mama e por volta de 40.000 morreram da doença, em 2015. A faixa etária de 55 a 64 anos é a que apresenta maior número de casos e 68 anos é a mediana dos óbitos. Na América do Sul, a taxa de incidência anual é de 56,4/100.000 mulheres e a de mortalidade, de 14,0/100.000 mulheres.

No Brasil, o câncer de mama é o de maior incidência (exceto pelos de pele não melanoma) e mortalidade entre mulheres. Para o triênio 2020-2022, o INCA estimou em 66.280 o número de casos novos por ano, o que equivale a uma taxa de incidência de 61,6 casos novos por cada 100.000 mulheres. Em 2019, 18.300 mulheres morreram vítimas dessa neoplasia, ou seja, aproximadamente 17 óbitos por 100.000 mulheres. Sem considerar os tumores de pele, é o mais frequente em todas as regiões brasileiras, sendo a Sudeste e a Sul as mais acometidas.

Grau de invasividade e mortalidade associada

O câncer de mama intraductal, bastante prevalente, se forma nas células epiteliais dos dutos (85%) e lóbulos (15%) do tecido glandular das mamas. Enquanto está restrito pela membrana basal, é chamado de tumor "*in situ*", que não costuma causar sintomas e nunca gera metástases. Com o avançar da doença, a neoplasia pode invadir outros tecidos mamários, linfonodos regionais e órgãos a distância. A mortalidade está diretamente relacionada à existência de metástases.

O prognóstico é relativamente bom se for diagnosticado e tratado precocemente, enquanto a doença ainda estiver localizada. Em estágios avançados, com metástases a distância, tem prognóstico muito ruim. Em países desenvolvidos, a sobrevida média após cinco anos do diagnóstico tem aumentado, chegando a cerca de 85%. No Brasil, é de aproximadamente 80%, resultado provável da combinação entre o diagnóstico precoce, ampliação da infraestrutura de atenção à saúde e o aprimoramento das estratégias de tratamento.

Fatores que influenciam o risco de câncer de mama

A incidência de câncer de mama sofre a influência de alguns fatores que elevam o risco ou o reduzem (protetores). Fatores hereditários e genéticos parecem ser os que mais aumentam o risco de câncer de mama e ainda não são modificáveis, à luz da tecnologia atual disponível. Por outro lado, uma série de hábitos de estilo de vida não saudável podem ser modificados. Estima-se, por exemplo, que por meio da alimentação saudável e atividade física regular, com controle de peso, seja possível reduzir em até 30% o risco de uma mulher desenvolver essa neoplasia. Evitar o consumo excessivo de bebidas alcoólicas e o tabagismo, estimular a amamentação, evitar a exposição prolongada a hormônios exógenos e à radiação ionizante, completam o quadro de recomendações preventivas (Tabela 1).

TABELA 1 Fatores que modificam o risco de câncer de mama

Fatores que elevam o risco	Fatores protetores
1. Antecedente pessoal de câncer de mama	1. Amamentação prolongada
2. Antecedente familiar de câncer de mama	2. Atividade física regular
3. Antecedente pessoal de BRCA 1/2	
4. Antecedente familiar de BRCA 1/2	
5. Menarca precoce ou menopausa tardia	
6. Primeira gestação em idade mais avançada	
7. Idade	
8. Obesidade	
9. Consumo excessivo de bebida alcoólica	
10. Tabagismo	
11. Terapia de reposição hormonal prolongada	
12. Uso contínuo de anticoncepcional*	
13. Exposição excessiva a radiação ionizante	

* O risco de câncer pelo uso de pílula anticoncepcional é, no máximo, muito pequeno, ao contrário do da terapia de reposição hormonal, que é significativo.

Evolução e manifestações clínicas

Comumente, no seu estágio inicial, a neoplasia se apresenta como um nódulo indolor ou apenas um espessamento na mama, percebido pela própria paciente ou durante um exame médico. Caso não haja intervenção precoce, pode provocar: mudança da forma ou tamanho da mama; rugosidades, vermelhidão ou corrosão da pele; alterações do mamilo (inclusive com secreções) e da região perimamilar.

Embora uma massa mamária seja sempre motivo de preocupação, 90% delas não são cancerosas como, por exemplo, fibroadenomas, cistos e infecções. Cânceres avançados podem erodir a pele, causando ulcerações (lesões ulceradas da mama, que não cicatrizam, devem ser objeto de biópsia). Os linfonodos axilares são, usualmente, os primeiros locais de espalhamento extramamário a serem notados, embora outros gânglios inacessíveis ao exame físico já possam estar acometidos. Com o avanço da doença, metástases podem ser encontradas em pulmões, fígado, cérebro e esqueleto, e novos sintomas se manifestam, como dispneia, dor óssea ou cefaleia.

Evolução lenta e longo período pré-sintomático não são regra geral no caso do câncer de mama, porém podem chegar a anos, antes que alguma manifestação clínica ocorra. Além disso, a elevada taxa de incidência, prevalência, morbidade e mortalidade, e o bom prognóstico, se diagnosticado precocemente, compõem as características que favorecem a expectativa de bons resultados do rastreamento do câncer de mama.

A experiência clínica mostra que Zilda, mesmo sendo jovem e tendo hábitos de vida bastante saudáveis, pode vir a ser vítima do câncer de mama em algum momento da sua vida. O fato de duas parentes suas, uma delas de primeiro grau, já terem apresentado esse tipo de neoplasia maligna aumenta significativamente o seu risco. Mas, ainda a seu favor, estão a gestação em idade precoce e o fato de ter amamentado suas filhas por bom tempo.

SOBRE OS MÉTODOS DE RASTREAMENTO

O autoexame da mama e o exame físico por profissional de saúde

Nos anos 1950-1960, sugerido pela primeira vez nos EUA, o autoexame da mama ganhou grande popularidade e espalhou-se pelo mundo como uma estratégia pela qual as mulheres poderiam detectar seus próprios nódulos mamários. Essa técnica não é necessariamente um método de rastreamento, pois depende de alguma modificação já perceptível no corpo da mulher, ou seja, um sinal inicial que permite o diagnóstico precoce, porém não em fase pré-clínica. De todo modo, mulheres ao redor do planeta passaram a ser incentivadas, orientadas e treinadas a fazer o seu autoexame das mamas, periodicamente.

Entretanto, por volta do ano 2000, ensaios clínicos comparando centenas de milhares de mulheres, treinadas e não treinadas a fazer o autoexame, demonstraram que esse procedimento não reduzia a mortalidade por câncer de mama, além de produzir muitos resultados falso-negativos e falso-positivos. Por esta razão, o autoexame da mama perdeu a sua relevância como parte das grandes campanhas de prevenção do câncer, inclusive as de cunho publicitário. Sem a pretensão de servir de método de diagnóstico pré-clínico, muitos países adotaram, como alternativa de alerta de risco, técnicas que orientam o autoconhecimento do corpo feminino, visando à percepção de leves mudanças que porventura ocorram nas mamas (*breast awareness*).

Uma segunda estratégia histórica de tentativa de detecção de neoplasias mamárias malignas é o exame clínico das mamas por profissional de saúde. A sua realização, principalmente concomitante a um exame de imagem, já fez parte de quase todas as recomendações nacionais e internacionais de rastreamento. Porém, assim como no autoexame, estudos falharam em mostrar redução da mortalidade. Apresenta, também, baixa sensibilidade e especificidade, principalmente entre profissionais de atenção primária, não suficientemente treinados nessa manobra propedêutica. Por fim, é um tipo de exame cuja execução pode causar constrangimento e inibir a adesão do público-alvo. Assim, a palpação mamária por médica(o) parece mais útil em situações de complementação diagnóstica, de restrição a exames de imagem ou no acompanhamento de tratamento, e não como estratégia de *check-ups* de rotina.

A mamografia de rotina como método de escolha no rastreamento

Atualmente, a mamografia é considerada, por praticamente todas as entidades que tecem recomendações sobre *check-up*, nacionais ou internacionais, como o exame de escolha para rastrear o câncer mamário. A mamografia consiste em uma série de imagens obtidas com baixas doses de raios-X da mama. Os resultados de muitas décadas de pesquisa mostram que ela pode identificar mudanças na estrutura normal das mamas anos antes que surjam sintomas ou sinais clínicos. A sua repetição periódica permite o diagnóstico pré-clínico de lesões em fase inicial, que, em geral, necessitam de tratamentos menos agressivos, e, provavelmente, têm maior potencial de cura.

Por outro lado, sabe-se que alguns cânceres instalados podem passar despercebidos na mamografia (falso-negativos). Resultados falso-positivos implicam na realização de uma série de outros exames, incluindo biópsias indevidas (sobretestagem). Também é possível o diagnóstico de tumores em fase muito inicial (verdadeiro-positivos), mas que, provavelmente, nunca teriam causado mal às pacientes caso não tivessem sido rastreados (sobrediagnóstico). Isso poderia levar a tratamentos agressivos também desnecessários (sobretratamento). Por fim, não se conhecem, ao certo, os efeitos nocivos de longo prazo da repetição muito frequente da mamografia, mesmo com baixas doses de raios-X, quando somada a outros exames radiográficos eventuais ou exposição a outras fontes de radiação ionizante. Todas essas considerações merecem ponderação na indicação de quais mulheres de quais idades devem ser rastreadas e a frequência de repetição das mamografias.

Outros exames sugeridos para rastrear o câncer de mama

As evidências ainda são inadequadas ou insuficientes para justificar o uso de ultrassonografia ou ressonância magnética das mamas como estratégias de *check-up*. Mamografias em três dimensões (3D) têm se mostrado promissoras na redução de exames repetidos, embora nenhum estudo completado, até hoje, tenha relatado ser superior à mamografia convencional em 2D. A falta de ampla disponibilidade de mamógrafos 3D e, supostamente, o seu custo, são barreiras para esse novo, talvez futuro, método de rastreamento. Já mamógrafos convencionais estão disponíveis e acessíveis na rede de saúde em todo o Brasil.

Recomendações atuais para rastreamento de câncer de mama

A CTFPHC, desde 2018, recomenda mamografias a cada 2 ou 3 anos, por decisão compartilhada, para mulheres entre 50 e 74 anos de idade. A USPSTF, em 2016, atualizou a sua recomendação, reforçando a importância de rastrear mulheres dessa faixa etária, com mamografia bienal. E ampliou a possibilidade de rastreamento entre 40 e 49 anos, com base em decisão individualizada, amplamente informada e, também, compartilhada. A entidade esclarece, entretanto, que os benefícios do rastreio nessa faixa etária parecem ser menores quanto mais precocemente realizados, com menos mortes evitadas, mais falso-positivos, mais sobrediagnósticos etc. Porém, os ganhos tendem a aumentar com o avançar da idade. As pacientes a partir de 40 anos de idade com mais fatores de risco para neoplasia mamária do que a média do seu grupo populacional também tendem a se beneficiar mais do rastreamento mais precoce.[1]

Avaliação de risco como apoio à decisão médica sobre o rastreamento

A avaliação prévia do risco deve representar, portanto, um passo intermediário na definição de quais mulheres merecem mais atenção preventiva e da frequência de repetição de exames. Isso pode ser feito de forma subjetiva--qualitativa pela(o) médica(o) assistente, tomando como roteiro a Tabela 1 ou, quantitativamente, com base em alguma calculadora de risco.

As calculadoras permitem, a partir de dados obtidos em estudos epidemiológicos, estimar a probabilidade de uma determinada paciente apresentar câncer de mama em 5 a 10 anos ou ao longo de toda a sua vida, e compará-la ao risco médio do seu grupo populacional de mesma idade. O NIH-NCI dos EUA propõe o *Breast Cancer Risk Assessment Tool* (https://bcrisktool.cancer.gov) como ferramenta capaz de estimar o risco de câncer de mama em alto ou baixo.

Retomando-se o caso da Zilda, o seu risco pessoal de câncer pela calculadora do NIH-NCI, em 5 anos, seria de 3,4% para uma média de 1,0% para as mulheres da mesma idade. O risco estimado para toda a vida é de 33,6% e a média do seu grupo demográfico, 11,9%. Ambas as estimativas estão muito acima da média, indicando que Zilda, embora assintomática, apresenta alta probabilidade de apresentar a neoplasia, o que inspira cuidado extra na decisão de rastrear ou não, uma vez que ela está fora da faixa etária prioritária (50-74 anos).

Avaliação prévia do estado de saúde para mulheres idosas

Lembra-se ainda que é importante que mulheres acima de 65 anos, antes de serem rastreadas com a mamografia, tenham uma estimativa do risco de mortalidade para os próximos 10 anos (RM10). Para isso pode-se usar o cálculo do Índice de Suemoto da plataforma *E-prognosis*. Esse procedimento ajuda a antecipar a capacidade da paciente de suportar tratamento agressivo do tipo

---

1 Vale lembrar que abaixo dos 50 anos de idade a mamografia perde muito em sensibilidade. Nesse caso, alguns autores recomendam a ultrassonografia, que é mais sensível inclusive em pessoas com maior densidade mamária.

cirúrgico, rádio e/ou quimioterápico e de ganhar novos anos de sobrevida com ele. Assim como a calculadora de risco do NIH-NCI (ou outra), o índice de Suemoto do *E-prognosis* deve ser encarado como ferramenta de apoio à decisão médica que, por sua vez, deve ser compartilhada com a paciente.

O balanço entre vantagens e desvantagens do rastreamento por mamografia

Em suma, há ampla evidência científica favorável à mamografia periódica, embora haja riscos de danos que precisam ser considerados tanto pelo profissional de saúde quanto pela própria paciente, no momento de decidir se rastreia ou não o câncer. Benefícios maiores são esperados para as mulheres entre 50 e 74 anos. Para mulheres acima de 65 anos, chama-se a atenção para o RM10. A estimativa de risco de desenvolver câncer pode ajudar a definir a frequência de repetição da mamografia.

A avaliação prévia de risco contextualiza a decisão de rastrear doença clinicamente relevante em comparação com o sobrediagnóstico. Existe uma grande proporção de tumores pequenos encontrados com o rastreamento. E existem autores que afirmam que a probabilidade maior é de se encontrar tumores pequenos que permaneceriam pequenos, sugerindo que a ocorrência de sobrediagnóstico talvez até supere os benefícios esperados do rastreio. Além disso, dados indicam que a queda da mortalidade por câncer de mama ao longo dos anos se deva mais à melhora das possibilidades de tratamento do que à ampliação das estratégias de rastreamento.

SOBRE O TRATAMENTO E A PREVENÇÃO

Alternativas de tratamento e sua efetividade

Como já foi comentado, a efetividade do tratamento do câncer de mama é alta, alcançando cerca de 85% a 90% de sobrevida. Ele consiste, em geral, de cirurgia e radioterapia para controle da doença localizada na mama e em linfonodos locais e regionais, e terapia anticâncer sistêmica (hormônios, quimioterapia ou terapia-alvo com imunobiológicos), que tem por objetivo inibir as metástases.

No passado, a mastectomia total (abordagem cirúrgica considerada altamente mutiladora) era quase sempre utilizada como tratamento. Hoje, ela é restrita a cânceres muito grandes, que acometem muitos quadrantes mamários. A maioria é tratada por mastectomia parcial, com remoção apenas da massa tumoral com margens de segurança. Biópsias de linfonodos sentinelas substituíram a remoção completa de linfonodos axilares, identificando os primeiros gânglios para os quais a neoplasia poderia se espalhar, cursando assim com muito menos morbidade.

Medicamentos podem ser administrados antes e após a cirurgia, de acordo com subtipos biológicos dos cânceres. Tumores que expressam receptores de estrógeno ou progesterona podem responder a terapia hormonal como o tamoxifeno ou inibidores da aromatase. Outros, que não expressam esses receptores, podem ser alvo de quimioterapia sem necessidade de internação, se não aparecerem complicações. Por último, os tumores relacionados ao oncogene HER-2/neu são tratados com anticorpos monoclonais em combinação com outros quimioterápicos.

Tumores muito pequenos, em fase inicial, podem eventualmente ser tratados apenas por radioterapia em pacientes muito idosas, sem condições cirúrgicas, com objetivo apenas paliativo. Outras vezes, em tumores mais avançados, a radioterapia pós-cirúrgica ajuda a minimizar a chance de recidiva na mama e, em algumas circunstâncias, reduz a probabilidade de morte pela doença.

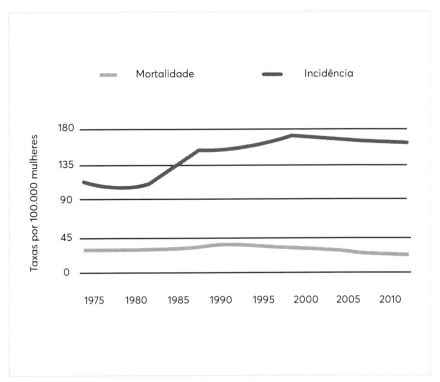

FIGURA 1 Taxas de incidência e mortalidade por câncer de mama, EUA (1975-2010).

Evolução recente da efetividade do tratamento do câncer de mama

É inegável o avanço nas opções de tratamento a partir dos anos 1990, quando se passou a notar queda da mortalidade, apesar dos níveis persistentemente elevados de incidência de novos casos nos EUA, que já vinham em ascensão desde a década de 1980 (Figura 1). É verdade, também, que países desenvolvidos atingiram os mais altos níveis de sobrevida do câncer de mama em 5 anos. Em geral, esse sucesso é reputado à combinação do rastreamento, com diagnóstico da neoplasia em fase inicial, com o tratamento eficaz. É difícil apontar se existe preponderância de um desses fatores sobre o outro. De modo geral, entretanto, sempre que um tratamento melhora em eficácia e efetividade, o rastreamento tende a perder espaço, em relevância.

Mudanças comportamentais ajudam a reduzir incidência e prevalência do câncer

Do ponto de vista da prevenção, isto é, redução da incidência e prevalência, devem ser reforçadas as mudanças comportamentais, como meios protetores do desenvolvimento do câncer de mama. Há grande ênfase, atualmente, sobre: a prática de atividade física regular; alimentação baseada em frutas, verduras, legumes, grãos, carnes magras, ingestão limitada de carboidratos simples e complexos; consumo controlado de bebida alcoólica; manutenção do peso dentro de limites considerados adequados para a saúde; e abstenção do tabagismo.

O peso relativo desses fatores e de outros, como a amamentação mais prolongada, a busca de meios anticoncepcionais e de tratamentos não hormonais, inclusive para outras condições médicas, não pode ser ignorado quando se percebe que a incidência do câncer de mama permaneceu em níveis elevados, depois de impulsionada pela mamografia. A limitação da exposição à radiação ionizante é um fator relevante a considerar na prevenção, mas que nem sempre recebe a atenção devida na prática médica.

Riscos do uso médico-diagnóstico de radiações ionizantes

Atualmente, a forma de exposição preponderante do público, em geral, a esse tipo de radiação são os procedimentos médicos, por meio dos estudos radiográficos e tratamentos por radioterapia. A mamografia é feita com baixas doses de raios-X. Porém, é importante lembrar que ela é repetida periodicamente e não é o único exame pelo qual as mulheres se expõem aos raios-X entre 40 e 74 anos. Possivelmente, outras tomografias de tórax são feitas nessa faixa etária para investigação de outras comorbidades. Como não se conhece ao certo o efeito desse acúmulo de radiação ionizante ao longo do tempo sobre a saúde da mulher, é prudente realizar o menor número de mamografias, mantendo a sensibilidade diagnóstica, sem impor novos riscos à paciente.

Síntese dos benefícios esperados e riscos potenciais do rastreamento

A USPSTF encontrou evidências suficientes para afirmar que o rastreamento por mamografia periódica reduz a mortalidade de mulheres entre 40 e 74 anos. O efeito na redução da mortalidade aumenta principalmente com a idade, sendo a faixa etária de 60 a 69 anos a mais beneficiada. Idade e parentesco de primeiro grau (mãe ou filha) com portadora de câncer são os fatores de risco mais importantes para o desenvolvimento do câncer.

Por outro lado, há evidências que indicam riscos de danos à saúde das mulheres rastreadas entre 40 e 74 anos. Os mais importantes são o sobrediagnóstico e o sobretratamento, ou seja, tumores que não representam ameaça à saúde da paciente, mas que acabam sendo tratados depois de diagnosticados. Resultados falso-positivos geram ansiedade, e os falso-negativos, falsa sensação de segurança. A morte por câncer de mama induzido por radiação ocorre, mas estima-se que esse tipo de evento seja raro.

De maneira geral, o balanço entre benefícios e riscos de danos à saúde decorrentes do rastreamento do câncer de mama é considerado positivo e moderado para mulheres entre 50 e 74 anos. Parece ser positivo, também, entre 40 e 49 anos, porém com menor magnitude do efeito. É possível que a decisão compartilhada sobre a execução e frequência do rastreamento, levando em consideração estimativas prévias do risco de câncer e da sobrevida esperada da paciente em 10 anos, melhore esse balanço em todas as faixas etárias.

AGRADECIMENTO

Os autores agradecem a colaboração do Dr. Jorge Sabbaga pela cuidadosa leitura do texto e sugestão de melhorias.

BIBLIOGRAFIA CONSULTADA

1. USPSTF – United States Preventive Services Task Force. Breast Cancer: Screening (2016). Disponível em: https://www.uspreventiveservicestaskforce.org/uspstf/recommendation/breast-cancer-screening. Acesso: Maio de 2021.

2. CTFPHC – Canadian Task Foce on Preventive Health Care. Breast Cancer Update (2018). Disponível em: https://canadiantaskforce.ca/guidelines/published-guidelines/breast-cancer-update/. Acesso: Maio de 2021.
3. Unites States of America. National Institute of Health (NIH). National Cancer Institute (NCI). Breast Cancer Risk Assessment Tool. Disponível em: https://bcrisktool.cancer.gov/calculator.html. Acesso: Maio de 2021.
4. American Cancer Society (ACS). Recommendations for the early detection of breast cancer. Disponível em: https://www.cancer.org/cancer/breast-cancer/screening-tests-and-early-detection/american-cancer-society-recommendations-for-the-early-detection-of-breast-cancer.html. Acesso: Maio de 2021.
5. CDC Centers for Disease Control and Prevention. Breast cancer screening guidelines for women. Disponível em: https://www.cdc.gov/cancer/breast/pdf/breast-cancer-screening-guidelines-508.pdf. Acesso: Julho de 2021
6. World Health Organization (WHO). Breast cancer. Disponível em: https://www.who.int/news--room/fact-sheets/detail/breast-cancer. Acesso em: Maio de 2021.
7. Welch HG, Schwartz LM, Woloshin S. We look harder for breast cancer. In: Overdiagnosed: making people sick in the pursuit of health. Beacon Press; 2011.p. 73-89.
8. Sung H, Ferlay J, Siegel RL, Laversanne M, Soerjomataram I, Jemal A, et al. Global cancer statistics 2020: GLOBOCAN estimates of incidence and mortality worldwide for 36 cancers in 185 countries. CA Cancer J Clin. 2021 May;71(3):209-49.
9. Brasil. Ministério da Saúde. 29 – Cadernos de Atenção Primária: Rastreamento. Brasília: Ministério da Saúde; 2010.
10. Association of European Cancer Leagues – ECL. European code against cancer: about cancer screening. Disponível em: https://www.europeancancerleagues.org/cancer-screening-in-europe/. Acesso: Maio de 2021.
11. Brasil. Ministério da Saúde. Secretaria de Atenção à Saúde. Secretaria de Ciência, Tecnologia e Insumos Estratégicos. Aprova as Diretrizes Diagnósticas e Terapêuticas do Carcinoma de Mama. Portaria Conjunta n. 5, de 18 de abril de 2019. Disponível em: http://conitec.gov.br/images/Protocolos/DDT/DDT-Carcinoma-de-mama_POR-TARIA-CONJUNTA-N--5.pdf. Acesso: Maio de 2021.
12. Brasil. Ministério da Saúde. Câncer de mama: sintomas, tratamentos, causas e prevenção. Disponível em: https://www.gov.br/saude/pt-br/assuntos/saude-de-a-a-z-1/ c/cancer-de-mama. Acesso: Maio de 2021.
13. Brasil. Ministério da Saúde. Instituto Nacional do Câncer. Tipos de câncer: câncer de mama. Disponível em: https://www.inca.gov.br/tipos-de-cancer/cancer-de-mama/profissional-de-saude. Acesso: Maio de 2021.
14. Neal CH, Helvie MA. Overdiagnosis and risks of breast cancer screening. Radiol Clin North Am. 2021 Jan;59(1):19-27.
15. Welch HG, Prorok PC, O'Malley AJ, Kramer BS. Breast-cancer tumor size, overdiagnosis, and mammography screening effectiveness. N Engl J Med. 2016 Oct 13;375(15):1438-47.
16. Seely JM, Alhassan T. Screening for breast cancer in 2018 – what should we be doing today? Curr Oncol. 2018 Jun;25(Suppl 1):S115-S124.

2.5
Câncer de próstata

PONTOS-CHAVE

- No Brasil, as chances de um homem apresentar câncer de próstata ao longo da vida e dele vir a falecer são, respectivamente, de cerca de 11,1% e 2,4%.
- O câncer de próstata apresenta alta incidência e prevalência, porém os estudos indicam que, na grande maioria das vezes, é indolente e não provoca danos perceptíveis à saúde.
- O toque retal não apresenta sensibilidade e especificidade adequadas ao rastreamento; a dosagem do PSA no sangue é o método de escolha, caso se decida rastrear o tumor.
- Ensaios clínicos recentes mostraram resultados contraditórios a respeito do impacto do rastreamento sobre a mortalidade pelo câncer, mas parece haver uma redução do risco.
- Incontinência urinária, urgência miccional, disfunção erétil, incontinência fecal são complicações frequentemente associadas aos tratamentos do câncer de próstata.
- A grande controvérsia envolvendo o tema torna a decisão compartilhada, amplamente discutida, entre médico(a) e paciente, um pré-requisito obrigatório do rastreamento.

NOSSA RECOMENDAÇÃO DE RASTREAMENTO

- Não rastrear o câncer de próstata em homens assintomáticos da população geral com idade abaixo de 55 anos ou acima de 70 anos.
- Para homens assintomáticos, entre 55 e 70 anos, que explicitam o interesse em rastrear esse câncer, apresentar-lhes todos os pontos positivos e negativos do rastreamento.
- Para aqueles com 65 anos ou mais, estimar o risco de mortalidade em 10 anos (RM10), usando o Índice de Suemoto (*E-prognosis*), que deve ser, preferencialmente, < 50%.
- Compartilhar a decisão final (rastrear ou não), levando em conta os dados científicos, fatores de risco, resultado do Índice de Suemoto, as preferências individuais do paciente e a sua percepção de como lidaria com o tratamento e suas eventuais consequências negativas.
- No caso de se decidir rastrear, solicitar o PSA total no sangue.

RECOMENDAÇÕES DE OUTRAS ENTIDADES

- A *American Academy of Family Physicians* e a CTFPHC recomendam contra a solicitação de PSA como método de rastreio.
- A *American College of Physicians* recomenda o rastreamento a homens entre 50 e 69 anos, de acordo com as preferências do paciente e expectativa de vida de mais de 10 a 15 anos.
- A *American Urological Association* indica 55 a 69 anos como faixa etária do rastreamento, que deve ser repetido a cada 2 anos ou mais para reduzir os seus riscos de danos. Indica, também, que se pode rastrear antes dos 55 anos, por decisão individualizada, os negros americanos e homens com antecedente familiar de câncer de próstata.
- A *American Cancer Society* recomenda que conversas a respeito do rastreamento devam começar antes dos 50 anos de idade para negros americanos e homens com histórico de pai ou irmão com câncer de próstata antes dos 65 anos.

Irineu, assim que comemorou seu 50° aniversário, começou a receber recomendação dos amigos e familiares para fazer a prevenção do câncer da próstata. Apesar de não sentir nada quando urina, ficou preocupado e resolveu ler as matérias publicadas a respeito do assunto nas revistas e jornais da sua confiança. Isso o deixou intrigado e confuso, pois não lhe pareceu haver consenso sobre o assunto. Decidiu, então, procurar ajuda de um profissional para sanar suas dúvidas a respeito.

SOBRE A MAGNITUDE DO PROBLEMA

Nenhuma outra doença levanta tantas dúvidas, discussões técnicas e controvérsias em relação ao seu rastreamento quanto o câncer de próstata. Não é exagero dizer que a apresentação dos requisitos considerados necessários para justificar esse *check-up*, incluindo vários fatores cujas evidências científicas são contraditórias, serve de modelo para exemplificar a complexidade de se rastrear doenças na população geral assintomática.

Aspectos epidemiológicos do câncer de próstata

O câncer de próstata é raro antes dos 40 anos de idade, mas com crescente incidência e prevalência entre homens a partir dos 50 anos, alcançando seus valores mais altos após os 65. A média de idade no momento do diagnóstico é por volta de 66 anos.

Nos EUA, o risco de um homem ser diagnosticado com câncer de próstata em algum momento da sua vida é de 11%, e 2,5% é o risco de morrer da doença. Além disso, achados de autópsia indicaram que 20% e 33% dos homens que morreram por outras causas, respectivamente, entre 50 e 59 anos e 70 e 79 anos de idade, tinham câncer de próstata. Mais de dois terços dos óbitos por esse câncer naquele país ocorrem após os 75 anos de idade.

A Figura 1 ilustra a evolução de incidência e mortalidade por câncer de próstata ao longo das últimas décadas nos EUA. A ondulação da taxa de incidência que se observa entre 1985 e 2015 é reputada ao advento e uso disseminado do PSA como método de rastreamento.

No Brasil, sabe-se que o câncer de próstata é o mais incidente entre homens, exceto pelas neoplasias malignas de pele não melanoma. O INCA estima que, para o triênio 2020-2022, sejam diagnosticados cerca de 65.850 novos casos por ano (algo em torno de 63 casos novos a cada 100.000 homens). Muito

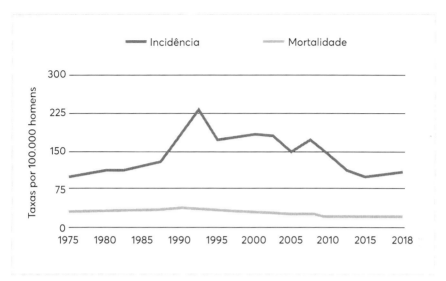

FIGURA 1 Taxas de incidência e mortalidade por câncer de próstata nos EUA, 1975-2018.

semelhante aos EUA, o risco de um brasileiro apresentar câncer de próstata ao longo da vida e dele vir a falecer é de 11,1% e 2,4%, respectivamente. E a taxa de mortalidade também decresceu de 13,7/100.000 homens (2006-2010) para 12,9/100.000 homens (2011-2015).

Formas de manifestação clínica e letalidade

O câncer de próstata pode ser uma doença grave, mas não será a causa da morte da maior parte dos homens que venham a ser diagnosticados com a neoplasia. A maioria dos tumores cresce de forma muito lenta, leva cerca de 15 anos para atingir 1 cm³, e não chega a dar sinais durante a vida e nem a ameaçar a saúde do homem. Essa característica de lenta evolução clínica da maioria dos tipos histológicos de câncer de próstata o torna um bom alvo para o rastreamento, pois oferece várias oportunidades de detecção ao longo do tempo.

Quando se manifesta clinicamente, os principais sintomas e sinais podem incluir: frequência urinária aumentada, fluxo urinário fraco ou interrompido, urgência para urinar, hematúria, dor durante a micção (incomum), desconforto ou dor quando sentado, disfunção erétil. Entretanto, nenhum desses pode ser considerado patognomônico desse câncer, pois podem aparecer em quadros de hiperplasia prostática benigna, infecção urinária, prostatite e outros.

O carcinoma intraductal da próstata é definido pela proliferação neoplásica do epitélio intraductal e/ou intra-acinar das glândulas prostáticas. O estadiamento histológico do adenocarcinoma da próstata é parte fundamental do escore de Gleason[1], um dos itens determinantes do prognóstico e tratamento dos pacientes.

> Ao Irineu, a primeira coisa que um(a) médico(a) deveria informar é que o câncer de próstata é uma doença de muito alta incidência e prevalência e que elas aumentam com a idade. E que, além dos mais idosos, o câncer da próstata é um problema maior para indivíduos afrodescendentes ou que apresentem histórico familiar do câncer. Mas é importante alertá-lo, também, que, na grande maioria das vezes, o câncer de próstata é indolente e a mortalidade associa-se aos quadros muito agressivos, com ampla invasão ou metástases a distância.

Tanto as formas locais mais agressivas quanto as que evoluem com metástases tendem a aparecer mais tardiamente com a idade. Cerca de 90% dos cânceres prostáticos são diagnosticados ainda restritos à próstata ou a órgãos circunjacentes, e a sobrevida em 10 anos dessas neoplasias gira em torno de 98%. Por outro lado, a sobrevida em 5 anos dos tumores com metástases a distância cai para 30%.

Fatores que influenciam o risco para câncer de próstata

A idade avançada, a afrodescendência e os antecedentes familiares do câncer de próstata entre parentes de primeiro grau são os principais fatores que aumentam o risco da neoplasia, para a maioria dos autores e pesquisadores. A obesidade, como fator de risco, e o licopeno do tomate, como fator protetor, são citados, mas não de maneira sistemática nos textos mais recentes norte-americanos ou europeus. Muito raramente, estão associados a mutações dos genes BRCA1 e principalmente BRCA2, e com a síndrome de Lynch.

Portadores de tumores localizados, de baixo grau, têm altíssima sobrevida. A grande maioria dos casos evolui de forma insidiosa e indolente, isto é, tende a não se manifestar por sintomas ou sinais durante toda a vida. Essa característica predispõe um contingente significativo de homens ao sobrediagnóstico,

---

1   O escore de Gleason consiste na graduação da neoplasia da próstata de acordo com os achados histopatológicos de fragmentos retirados do órgão por punções-biópsias. Na prática, os tumores são classificados como de baixo risco (Gleason 6 ou menor), risco intermediário (Gleason 7) e risco alto ou muito alto (Gleason 8 a 10).

com tratamentos potencialmente agressivos e até eventualmente prejudiciais para a sua saúde, caso sejam rastreados.

SOBRE OS MÉTODOS DE RASTREAMENTO

O exame digital da próstata por toque retal

Tradicionalmente, o toque retal digital era a manobra clínica usada de rotina para rastrear o câncer de próstata. Com o tempo, esse exame perdeu esse *status* devido à falta de evidências de benefício, baixa sensibilidade e especificidade, tendo sido excluído dos ensaios clínicos de rastreamento mais recentes.

O antígeno prostático específico (PSA)

Largamente disponível a partir dos anos 1990, a dosagem do antígeno prostático específico (PSA) tornou-se rapidamente o teste de referência no rastreamento do câncer de próstata. Segundo o INCA (2002), considerando um ponto de corte em 4,0 ng/mL, a sensibilidade estimada do PSA total varia de 35% a 71% e a especificidade de 63% a 91%. E o seu valor preditivo positivo aponta para valores em torno de 28%, indicando grande chance de biópsias feitas desnecessariamente, se 4,0 ng/mL for o valor de PSA usado como referência máxima de normalidade. Lembra-se que os valores de normalidade do PSA total, recomendados em laudos laboratoriais, diferem de acordo com a idade dos pacientes.

Estudos de grande porte sobre o rastreamento do câncer de próstata

A CTFPHC, em suas recomendações de 2014, posiciona-se majoritariamente contra o rastreamento do câncer de próstata em qualquer idade. A entidade estima que se 1.000 homens, entre 55 e 59 anos de idade, fossem rastreados por 13 anos, 178 indivíduos, em média, teriam um PSA falso-positivo e, portanto, tenderiam a fazer uma biópsia desnecessária, com todos os riscos inerentes a esse procedimento, incluindo sangramento, infecção e até mesmo hospitalização. Outros 102 teriam um câncer diagnosticado, dos quais 33 não resultariam em sintomas ou morte (sobrediagnóstico).

Apesar disso, é de se supor que uma vez que o câncer seja diagnosticado, muitos desses pacientes optem por tratamento agressivo. Ou seja, no limite, seria possível que um terço dos pacientes rastreados com câncer de próstata fossem submetidos a intervenções agressivas e sofressem suas possíveis consequências, embora sequer apresentariam sintomas caso não tivessem sido rastreados.

O PSA foi adotado nos 3 estudos de grande escala que avaliaram o rastreamento do câncer de próstata na Europa e EUA: o PLCO dos EUA (*Prostate, Lung, Colorectal, and Ovarian Cancer Screening Trial*), o multinacional europeu ERSPC (*European Randomized Study of Screening for Prostate Cancer*) e o CAP inglês (*Cluster Randomized Trial of PSA Testing for Prostate Cancer*).

De forma concisa: a) no PLCO, após 15 anos de seguimento, não foi encontrada diferença de mortalidade entre o grupo rastreado e o não rastreado; b) o ERSPC, todavia, reportou 1 vida preservada ao longo de 13 anos para cada 781 homens europeus rastreados (um número necessário para rastrear – NNR – considerado razoável), além de 30% de redução em tumores metastáticos; c) no CAP, desenvolvido no Reino Unido, observou-se, depois de 10 anos, que a mortalidade no grupo de convidados a rastrear com PSA não foi significativamente diferente do grupo controle.

Em que pese a disponibilidade, fácil acesso e praticidade da dosagem do PSA total no sangue dos pacientes, é preocupante o número de falso-positivos, que chegaram até a 2/3 das amostras analisadas no ERSPC. Esses resultados incorretos abrem caminho para mais avaliações por meio de biópsias não necessárias e, consequentemente, suas possíveis complicações (p. ex., dor, febre, hematospermia e hospitalização).

A USPSTF, revendo e analisando os estudos citados, considera que as evidências científicas não suportam o rastreamento em idades abaixo de 55 ou acima de 69 anos de idade, e ainda são duvidosas na faixa intermediária (55-69 anos), em função de benefícios aparentemente discretos e riscos maiores devidos a falso-positivos, biópsias, sobrediagnóstico e tratamentos agressivos. A íntegra da recomendação é transcrita mais adiante neste texto.

Os desafios de como rastrear o câncer de próstata na prática clínica

O PSA angariou muita popularidade, pois trouxe consigo a esperança de poder ajudar a evitar mortes masculinas precoces. É importante reconhecer que homens de todas as idades trazem a demanda de querer fazer o PSA, o que ressalta a importância da orientação médica e da decisão compartilhada entre profissional da saúde e paciente sobre esse rastreamento.

O grande desafio para melhorar o rastreamento do câncer de próstata é o desenvolvimento de algum recurso tecnológico que permita diferenciar os casos com maior potencial de malignidade e mortalidade, e promover intervenções que acarretem ganho real em anos vividos, sem prejuízo da qualidade de vida. O viés de tempo ganho, no qual a antecipação do diagnóstico pode incorrer, é um efeito comum do *check-up* da próstata e dá uma falsa ideia sobre a sobrevida dos pacientes.

Novos métodos de rastreamento (como a relação PSA livre/PSA total, o teste de velocidade do PSA ou seu tempo de duplicação), apesar de promissores, ainda não foram suficientemente estudados para que sejam indicados uns em detrimento de outros ou do próprio PSA total do sangue. Ceticismo científico ainda existe também em relação ao uso de calculadoras de risco pré-biópsia, com ou sem o resultado do PSA, exames de imagem ou genéticos.

Nas últimas 4 décadas, a tecnologia médica do tratamento do câncer de próstata evoluiu. Assim, a ligeira diminuição da mortalidade pode se dever menos ao diagnóstico em fase pré-clínica e mais à melhora técnica do tratamento, em si, mesmo nas fases mais avançadas do tumor. Isso é reforçado pelo fato da mortalidade continuar caindo a partir de 2012, quando a solicitação do PSA já não era mais tão comum nos EUA.

> Na consulta médica, ao Irineu foram apresentados e discutidos todos os detalhes do rastreamento. Ele, então, muito atento, disse que tudo indica que diagnosticar o câncer da próstata mais cedo não parece útil para todos os homens, mas que poderia ser útil para alguns. E olhando para a Figura 1, ele notou que a mortalidade diminuiu entre 1975 e 2018. Pergunta: não seria isso por conta do rastreamento?

SOBRE O TRATAMENTO E A PREVENÇÃO

O rastreamento só se justifica pela existência e disponibilidade de tratamento para a doença rastreada. Por essa razão, ponderar sobre as possíveis abordagens de tratamento, caso um câncer venha a ser identificado, deve fazer parte da decisão informada e compartilhada sobre rastrear ou não as neoplasias de próstata.

Evolução neoplásica, alternativas de tratamento e complicações

As atuais opções de tratamento variam de acordo com o grau de invasão tumoral. Para doença localizada pode-se propor cirurgia para remoção da glândula (prostatectomia radical), radioterapia (feixe externo, feixe de prótons, braquiterapia) ou vigilância ativa. Para doença localmente avançada propõem-se radioterapia ou cirurgia em combinação com tratamento hormonal. Para doença com metástase, a terapia hormonal é a escolha comum. Novas técnicas em desenvolvimento podem, entretanto, mudar esse cenário, em um futuro próximo.

A expectativa é que a maior parte dos tumores rastreados sejam localizados, secundados pelos localmente avançados. Considera-se que a evidência disponível até o momento, apoiada nos ensaios clínicos ERSPC, PLCO e CAP, sugere que a prostatectomia radical ou a radioterapia, provavelmente, reduzem a progressão clínica, a doença metastática e, possivelmente também, a mortalidade dos tumores prostáticos rastreados em estágio inicial. Apesar disso, o tempo ganho real de vida é bem menor que o aparente se contado a partir do momento do diagnóstico pré-clínico.

Estudos apontam que cerca de 20% dos homens submetidos a prostatectomia desenvolvem incontinência urinária e cerca de até 65%, disfunção erétil pós-cirúrgica de longa duração. Já a radioterapia associa-se a disfunção erétil em 20% dos homens irradiados, e entre 15% e 20% dos pacientes podem se queixar de sintomas como urgência ou incontinência fecal por retite actínica. Cerca de 0,3% dos homens morrem em decorrência da cirurgia e 5% apresentam complicações cirúrgicas que necessitam reintervenção.

Vigilância ativa comparada a tratamentos invasivos

A vigilância ativa[2] é uma modalidade de tratamento que se justifica no fato da maioria dos tumores prostáticos ter um crescimento lento e comportamento indolente. Por meio dela, procura-se limitar os efeitos colaterais do tratamento a pacientes com cânceres de baixo risco, caso estes não avancem a ponto de necessitar de abordagem cirúrgica ou radioterápica. Parece uma opção adaptada à história natural do câncer da próstata.

Os protocolos de vigilância incluem a espera vigilante (*watchful waiting*), dosagens repetidas de PSA total, toque retal, biópsias (que podem incorrer em danos objetivos à saúde) e, mais recentemente, exames de ressonância magnética. Aos pacientes cujos tumores mostram sinais de mudança são então oferecidas outras opções de tratamento. Em um ensaio clínico que arrolou 1.500 homens com câncer localizado, e que foram submetidos tanto a tratamento invasivo quanto à vigilância ativa, a sobrevida em 10 anos foi de 99%.

---

2 Vigilância ativa consiste no simples acompanhamento do comportamento tumoral, por meio de exames laboratoriais, histo-patológicos e de imagem, sem que qualquer intervenção terapêutica direta seja feita ao longo do tempo, caso o mesmo não exiba sinais de mudança (crescimento ou invasão).

Rastrear ou não o câncer de próstata: decisão compartilhada

Diante dos dados positivos e negativos em relação ao tratamento, a opinião e as preferências do paciente devem ser levadas em conta no momento de decidir se vale a pena ou não o rastreamento, ou seja, dosar ou não o PSA total no sangue. Homens que não se consideram aptos a tolerar os riscos dos tratamentos mais agressivos ou a ansiedade inerente à vigilância sem intervenção, em princípio, não deveriam ser aconselhados a rastrear, exceto, talvez, se apresentam fatores de risco, como afrodescendência ou antecedentes familiares de primeiro grau.

Independente, porém, da decisão quanto ao rastreamento, uma série conhecida de hábitos saudáveis pode ser estimulada para a prevenção de doenças, inclusive cânceres, como: fazer atividades físicas regularmente, alimentar-se saudavelmente, não fumar, não beber álcool demais, não usar drogas nem abusar de remédios, e tentar manter o peso no nível mais normal possível. Isso tudo pode colaborar para a prevenção do câncer de próstata, também.

No final das contas, Irineu fez uma lista com duas colunas: uma, com os itens a favor do *check-up*, e outra, em paralelo, com os que são contra, dentre tudo o que ele anotou na consulta e leu a respeito. Com isso, ele pode ter uma visão mais ampla do problema e não ficar à mercê de palpites sem fundamento ou opiniões enviesadas. Depois, voltará ao médico e decidirá, com ele, se dosa ou não o seu PSA.

Evidências contraditórias, recomendação duvidosa: cautela ao rastrear

Para que se tenha uma ideia mais precisa da magnitude da complexidade de indicar o rastreamento do câncer de próstata, uma tradução livre da recomendação atual da USPSTF é transcrita a seguir:

Para homens entre 55 e 69 anos, a decisão de se submeter ao rastreamento periódico do câncer de próstata com base no PSA deveria ser individual. Antes de decidir, os homens deveriam ter a oportunidade de discutir os potenciais benefícios e riscos de danos do rastreamento com seus clínicos e incorporar os seus valores e preferências na decisão. O rastreamento oferece um pequeno benefício potencial reduzindo a chance de morte por câncer de próstata em alguns homens. Entretan-

to, muitos homens experimentarão risco de danos potenciais do rastreamento, incluindo resultados falso-positivos que requeiram testes adicionais e possível biópsia prostática; sobrediagnóstico e sobretratamento; e complicações do tratamento, como incontinência e disfunção erétil. Para determinar se esse procedimento é apropriado em casos individuais, pacientes e clínicos deveriam considerar o balanço de benefícios e riscos de danos, com base na história familiar, raça/etnia, condições de comorbidades médicas, valores próprios do paciente a respeito do rastreamento, em si, de desfechos específicos do tratamento e outras necessidades de saúde. Clínicos não deveriam rastrear homens que não expressam a preferência pelo rastreamento.

AGRADECIMENTO

Os autores agradecem a colaboração do Dr. Jorge Sabbaga pela cuidadosa leitura do texto e sugestão de melhorias.

BIBLIOGRAFIA CONSULTADA

1. CTFPHC – Canadian Task Force on Preventive Health Care. Prostate cancer (2014). Disponível em: https://canadiantaskforce.ca/guidelines/published-guidelines/prostate-cancer/. Acesso: Maio de 2021.
2. USPSTF – United States Preventive Services Task Force. Prostate cancer: screening (2018). Disponível em: https://www.uspreventiveservicestaskforce.org/uspstf/recommendation/prostate-cancer-screening. Acesso: Maio de 2021.
3. Global Cancer Statistics 2020: GLOBOCAN estimates of incidence and mortality worldwide for 36 cancers in 185 countries. doi: 10.3322/caac.21660. Disponível em: cacancerjournal.com. Acesso: Maio de 2021.
4. Association of European Cancer Leagues - ECL. European code against cancer: about cancer screening. Disponível em: https://www.europeancancerleagues.org. Acesso: Maio de 2021.
5. American Cancer Society – ACS. American Cancer Society Recommendations for Prostate Cancer Early Detection. Disponível em: https://www.cancer.org/cancer/prostate-cancer/detection-diagnosis-staging/acs-recommendations.html. Acesso: Maio de 2021.
6. UpToDate. Screening for prostate cancer. Disponível em: https://www.uptodate.com/contents/screening-for-prostate-cancer?search=screening%20for%20prostate%20cancer&source=search_result&selectedTitle=1~150&usage_type=default&display_rank=1. Acesso: Maio de 2021.
7. Welch HG, Schwartz LM, Woloshin S. We look harder for prostate cancer. In: Overdiagnosed: making people sick in the pursuit of health. Beacon Press; 2011.p. 45-60.
8. Brasil. Ministério da Saúde. Secretaria de Assistência à Saúde. Instituto Nacional de Câncer. Programa nacional de controle do câncer da próstata: documento de consenso. Rio de Janeiro: INCA; 2002.
9. Brasil. Ministério da Saúde. Instituto Nacional de Câncer. Tipos de câncer. Câncer de próstata. Disponível em: https://www.inca.gov.br/tipos-de-cancer/cancer-de-prostata. Acesso: Maio de 2021.
10. Luizaga CTM, Ribeiro KB, Fonseca LAM, Eluf Neto J. Tendências na mortalidade por câncer de próstata no estado de São Paulo, 2000 a 2015. Rev. Saúde Pública. 2020;54. Disponível em: https://doi.org/10.11606/s1518-8787.2020054001948.

11. Armaroli P, Villain P, Suonio E, Almonte M, Anttila A, Atkin WS, et al. European Code against Cancer, 4th Edition: Cancer screening. Cancer Epidemiology. 2015;39S:S139-S152.
12. Araujo FAGR, Oliveira Jr. U. Current guidelines for prostate cancer screening: A systematic review and minimal core proposal Rev Assoc Med Bras.2018;64(3).
13. Steffen RE, Trajman A, Santos M, Caetano R. Rastreamento populacional para o câncer de próstata: mais riscos que benefícios. Physis. 2018;28(2).
14. Ilic D, Djulbegovic M, Jung JH, Hwang EC, Zhou Q, Cleves A, et al. Prostate cancer screening with prostate-specific antigen (PSA) test: a systematic review and meta-analysis. BMJ. 2018 Sep 5;362:k3519.
15. Catalona WJ. Prostate cancer screening. Med Clin North Am. 2018 Mar;102(2):199-214.
16. Loeb S, Bjurlin MA, Nicholson J, Tammela TL, Penson DF, Carter HB, et al. Overdiagnosis and overtreatment of prostate cancer. Eur Urol. 2014 Jun;65(6):1046-55.

2.6
Câncer de pulmão

> **PONTOS-CHAVE**
>
> - O câncer de pulmão é a primeira causa de mortes por câncer no mundo. O consumo de cigarros industrializados é o principal agente etiológico associado a essa neoplasia.
> - A prevalência de tabagismo vem diminuindo entre mulheres e homens há 2 e 4 décadas, respectivamente, o que deve impactar a mortalidade por câncer de pulmão no futuro.
> - Calculadoras de risco, baseadas nos principais fatores associados ao câncer de pulmão, podem auxiliar o(a) médico e o(a) paciente na decisão sobre o rastreamento.
> - De 2% a 3% dos pacientes submetidos a tomografia computadorizada de baixa dose (TCBD) apresentam câncer de pulmão, o que possibilita aumento da sobrevida.
> - A abstinência prévia ou cessação do tabagismo e o tratamento de tumores em fase inicial tendem a reduzir a incidência e a mortalidade por câncer de pulmão.

NOSSA RECOMENDAÇÃO DE RASTREAMENTO

- Rastrear o câncer de pulmão em homens e mulheres, assintomáticos, fumantes ou ex-fumantes, de 50 a 80 anos de idade.
- Para todos acima de 65 anos, calcular, previamente, o risco de mortalidade em 10 anos (RM10) pelo Índice de Suemoto (*E-Prognosis*).
- Para todos de 50 a 65 anos de idade e para os maiores de 65 anos com RM10 < 50%, se homem, ou < 37%, se mulher, calcular o risco de câncer de pulmão em 5 anos (RCP5), em https://secure2.1s4h.co.uk/MY-LUNGRISK/welcome.aspx, como apoio à decisão médica.
- Após informação do paciente e decisão compartilhada, utilizar a tomografia computadorizada de baixa dose (TCBD) como método de rastreamento, anual ou em períodos maiores conforme o RCP5 calculado.
- Ao(À) médico(a) assistente, avaliar as condutas subsequentes conforme a presença de nódulos pulmonares, seu tamanho e forma, identificados pela TCBD.

RECOMENDAÇÕES DE OUTRAS ENTIDADES

- A USPSTF recomenda a triagem anual para câncer de pulmão com tomografia computadorizada de baixa dose (LDCT) em adultos com idade entre 50 e 80 anos que têm uma história de tabagismo de 20 maços-ano e atualmente fumam ou pararam de fumar nos últimos 15 anos. A triagem deve ser interrompida quando uma pessoa não fumou por 15 anos ou desenvolveu um problema de saúde que limita substancialmente a expectativa de vida ou a capacidade ou vontade de fazer uma cirurgia pulmonar curativa.
- A CTFPHC recomenda o rastreamento do câncer de pulmão entre adultos de 55 a 74 anos com história de tabagismo de pelo menos 30 maços-ano, que fumam ou pararam de fumar há menos de 15 anos, com tomografia computadorizada de baixa dose (TCBD) a cada ano até três vezes consecutivas. A triagem só deve ser realizada em am-

bientes de saúde com acesso a conhecimentos especializados em diagnóstico precoce e tratamento do câncer de pulmão.

- A *American Association for Thoracic Surgery* recomenda rastreamento anual com TCBD para norte-americanos de 55 a 79 anos com 30 maços-ano de consumo tabágico, ou a partir de 50 anos, com consumo de 20 maços-ano e RCP5 ≥ 5%.
- A *American Cancer Society* recomenda rastreamento anual com TCBD para pessoas de 55 a 74 anos em boa saúde, com 30 maços-ano de consumo de tabaco, fumantes atuais ou que tenham parado nos últimos 15 anos.
- O *American College of Chest Physicians* muda apenas para 77 anos a idade limite em relação à recomendação anterior. A *National Comprehensive Cancer Network* ainda acrescenta a esta última o rastreamento a partir de 50 anos, 20 maços-ano de tabagismo e pelo menos mais 1 fator de risco de câncer de pulmão.
- A *American Academy of Family Physicians* conclui que há evidência insuficiente a favor ou contra o rastreamento de câncer pulmonar com TCBD em pessoas de alto risco baseado em idade e histórico de tabagismo.

Marco é um executivo de empresa de 56 anos, que foi encaminhado pelo RH à clínica que faz o seu *check-up* anual. Ele nega qualquer tipo de sintoma. Dentre seus hábitos, chama a atenção o fato de beber pelo menos 2 doses de destilados todos os dias e de fumar de 1 maço e meio a 2 maços de cigarros também diariamente, há 35 anos. Refere ter tido suspeita de tuberculose, que foi tratada, na infância. Nos últimos 3 anos, tomografias anuais de tórax mostraram 1 nódulo apical no pulmão direito, estável, de 3 mm.

SOBRE A MAGNITUDE DO PROBLEMA

Epidemiologia

O câncer de pulmão é a maior causa de mortes por câncer em todo o mundo. A maioria (85%) é constituída de tumores de células não pequenas (incluem o carcinoma de células escamosas, o adenocarcinoma e o carcinoma de células grandes), e os restantes são de pequenas células ou de outros tipos histológicos. O diagnóstico do câncer de pulmão pode ser feito por sintomas clínicos (principalmente tosse, dispneia, hemoptise) ou por achado incidental ou de rastreamento radiográfico.

Dados mundiais, de 2020, indicam o registro de 2.206.771 casos novos da doença, o equivalente a 11,4% de todas as neoplasias malignas diagnosticadas nesse ano, e 1.796.144 mortes a ele associadas ou 18% de todos os óbitos por câncer. A mortalidade entre homens chega a ser de 1,7 a 2 vezes maior do que a de mulheres. A incidência e a mortalidade chegam a ser 3 a 4 vezes maiores em países desenvolvidos do que em países em desenvolvimento.

No Brasil, em 2020, estima-se terem ocorrido por volta de 30.200 casos novos, sendo 17.760 em homens e 12.440 em mulheres. Em 2019, os óbitos foram 29.354, sendo 16.733 homens e 12.621 mulheres. A sobrevida estimada em cinco anos para câncer de pulmão é de 18% (15% para homens e 21% para mulheres). Dado importante é que apenas 16% dos cânceres são diagnosticados em estágio inicial (câncer localizado), para o qual a taxa de sobrevida de cinco anos é de 56%.

Em vários países, as taxas de incidência vêm diminuindo progressivamente desde 1980, para os homens, e desde 2000, para mulheres, basicamente em função da queda da prevalência de tabagismo, que começou a acontecer em pessoas de ambos os sexos, porém a partir de momentos diferentes.

As mortes por câncer de pulmão são consideradas evitáveis, uma vez que o tabagismo, principalmente na forma de cigarros industrializados, é o seu mais importante fator de risco, responsável por cerca de 80-85% dos casos e de óbitos. Também no Brasil, acompanhando a tendência de queda da prevalência do tabagismo, a taxa de mortalidade anual caiu aproximadamente 3,8% em homens e 2,3% em mulheres, de 2011 para 2015, reforçando a predominância da relação de causa e efeito entre consumo de tabaco e câncer de pulmão.

Fatores de risco

O hábito de fumar cigarros expõe o fumante a milhares de diferentes substâncias químicas, das quais algumas dezenas são agentes cancerígenos, confirmados ou suspeitos. Secundariamente, não fumantes, que compartilham da mesma moradia de fumantes, podem inalar resíduos, maiores ou menores, dessas substâncias, o que pode elevar o seu risco pessoal de câncer de pulmão. O risco pode aumentar, também, diante da exposição concomitante dos derivados da combustão incompleta do tabaco a outros fatores listados na Tabela 1.

TABELA 1 Fatores de risco associados ao câncer de pulmão

1. Tabagismo ativo por consumo de cigarros industrializados

2. Consumo de tabaco na forma de charutos, cigarrilhas, cigarro de palha ou outro

3. Exposição passiva contínua à fumaça de cigarros, fogão a lenha e poluição atmosférica

4. Antecedente pessoal de DPOC (bronquite crônica e enfisema) e infecções respiratórias de repetição

6. Antecedente familiar de câncer de pulmão ou síndromes cancerígenas

7. Exposição ocupacional a asbestos, hidrocarboneto aromático policíclico, cromo, cádmio ou arsênico

8. Exposição a radiação ionizante

DPOC: doença pulmonar obstrutiva crônica.

É muito comum encontrar pessoas vivendo e trabalhando normalmente sem qualquer tipo de sintoma ou sinal de doença, mas cujos hábitos pessoais ou por características próprias do trabalho estão sujeitas a doenças futuras. Os exames periódicos de saúde ocupacional, obrigatórios no Brasil para indicar a aptidão do trabalhador à sua função, são também uma oportunidade para se detectar riscos ou até diagnosticar doenças não ocupacionais em fase subclínica.

> Marco, por meio de um *check-up* a que tem direito pela empresa onde trabalha, fez tomografia computadorizada (TC) de tórax, que deve ter sido indicada por causa da idade, do hábito de fumar e do possível passado de tuberculose. Na primeira TC, ele teve um nódulo descoberto no pulmão direito, em fase aparentemente inicial. Essa descoberta permitiu o seguimento periódico da evolução desse nódulo. Se for necessário, outros exames ou uma biópsia com estudo histopatológico podem ser feitos. É importante lembrar, porém, que a repetição anual de tomografias de tórax convencionais pode expor o paciente a risco de danos por radiação.

SOBRE OS MÉTODOS DE RASTREAMENTO

Radiografia simples do tórax

A radiografia simples do tórax (com ou sem citologia de escarro associada) já foi estudada e abandonada como método de rastreamento do câncer de pulmão, porque, no momento em que o tumor se revela nesse exame, em geral, ele já se encontra em fase avançada. A sensibilidade e a especificidade desse método para o rastreamento de cânceres de evolução ainda inicial, localizada, são baixas. A radiografia simples passou a ser usada, inclusive, como método de controle em ensaios clínicos que avaliaram o valor do rastreamento por TC.

Tomografia computadorizada de baixa dose

Atualmente, o método preconizado para rastrear o câncer de pulmão é a tomografia computadorizada de baixa dose de radiação (TCBD). O exame é realizado com paciente em decúbito dorsal e apneia respiratória, sem uso de contraste. A aquisição das imagens ocorre por tomógrafos rápidos com múltiplos detectores, em poucos segundos. A acurácia da TCBD varia muito em função do local onde o estudo radiológico é feito. A sensibilidade do exame pode oscilar de 59% a 100%, a especificidade de 26,4% a 99,7%, o valor preditivo positivo de 3,3 a 43,5% e o valor preditivo negativo de 97,7% a 100%.

Estratégias de rastreamento e recomendações internacionais

O câncer de pulmão entrou para o rol de doenças rastreáveis proposto pela USPSTF, em 2013, e foi atualizado pela mesma entidade em março de 2021. Na mais nova recomendação, ampliou-se a indicação de TCBD anual para uma faixa etária alvo de 50 a 80 anos de idade e reduziu-se a carga tabágica mínima necessária para 20 maços-ano, para fumantes atuais ou ex-fumantes que tenham parado há menos de 15 anos. A CTFPHC na sua recomendação, ainda de 2016, diferentemente da outra entidade, sustenta os 74 anos como idade máxima e 30 maços-ano como carga tabágica mínima para indicar até 3 rodadas de rastreamento por TCBD.

O rastreamento do câncer é uma estratégia dirigida, portanto, a um segmento específico de pessoas no qual o balanço entre benefícios e riscos de danos parece ser mais favorável, inclusive com redução da mortalidade. As vantagens do diagnóstico pré-clínico seriam o melhor prognóstico de evolução da doença e a possibilidade de tratamento mais efetivo com menos complicações. Os possíveis danos à saúde incluiriam: os resultados falso-positivos, que geram ansiedade e novos exames desnecessários; os resultados falso-negativos, com falsa sensação de segurança para o paciente; o sobrediagnóstico e o sobretratamento.

As forças-tarefas citadas e uma série de outras entidades internacionais encontraram evidências suficientes para recomendar a TCBD para rastrear o câncer em pessoas assintomáticas. Um estudo brasileiro concluiu que a TCBD é útil para tanto, inclusive, em locais de alta prevalência de doença granulomatosa pulmonar, como a tuberculose. Entretanto, há boa concordância em torno da necessidade da disponibilidade de outros exames de imagem de alta resolução (em substituição a ações mais invasivas como punções-biópsias) na investigação subsequente de nódulos rastreados.

Além disso, as entidades chamam a atenção ainda para a necessidade de alta *expertise* na interpretação das imagens geradas pela TCBD. Como parte da tentativa de homogeneizar a forma de emissão de laudos radiográficos, a classificação Lung-RADS de nódulos pulmonares vem sendo usada como referência na interpretação da TCBD. Segundo esse critério, os nódulos pulmonares são classificados em categorias 0 a 4 com base em seu tamanho e forma.

Por outro lado, nas mesmas recomendações internacionais, observa-se também o cuidado de manter a indicação do exame, de preferência, aos indivíduos em situação de maior risco do câncer e tomar a decisão de rastrear ou não de forma compartilhada entre profissionais da saúde e pacientes. Além disso, é importante reforçar que o rastreio deve ser direcionado apenas para indivíduos cuja condição de saúde e expectativa de sobrevida permitam a exposição a procedimentos ou tratamentos agressivos, sem que haja piora da sua qualidade de vida.

Um desafio que se impõe à interpretação dos estudos de rastreamento para câncer de pulmão é a transposição do aumento do diagnóstico para a redução da mortalidade. A informação que permite fazer essa associação origina-se de inquéritos populacionais de longo seguimento, experiências cujos resultados são ainda preliminares. A partir dessa informação mais completa sobre a modificação da história natural com a realização de rastreamento, é possível elaborar escores de risco que auxiliem a decisão clínica. Uma ressalva à aplicabilidade dos estudos com maior quantidade de pacientes é a de que houve baixa representatividade de não brancos nos estudos.

Ferramentas de avaliação e cálculo de risco

Dentre as ferramentas de avaliação de risco disponíveis, destaca-se o MyLungRisk (https://secure2.1s4h.co.uk/MYLUNGRISK/welcome.aspx), uma ferramenta de cálculo on-line resultante de um estudo caso-controle desenvolvido como parte do *Liverpool Lung Project* (LLP), lançado em 1996, sob os auspícios da *Roy Castle Lung Cancer Foundation*, do Reino Unido.

Essa calculadora permite estimar o risco de câncer de pulmão em 5 anos (RCP5) com base em fatores como idade, sexo, histórico prévio de doenças pulmonares, câncer, exposição a asbestos e de tabagismo. O MyLungRisk (ou *LLP Lung Cancer Risk Model*) foi validado usando dados de dois outros grandes estudos internacionais e serviu para selecionar os indivíduos a serem rastreados dentro do programa de rastreamento pulmonar do Reino Unido. Nenhuma recomendação é feita no sentido de reduzir a frequência de TCBD em pacientes de risco baixo ou moderado para câncer de pulmão. Porém, tomando como base a repetição anual para indivíduos em risco alto (por exemplo, RCP5 ≥ 2,5%), a critério médico e por decisão compartilhada com o(a) paciente, a periodicidade da TCBD pode ser alterada naqueles nos quais o RCP5 seja persistentemente < 2,5%.

> Sabendo que as informações conhecidas do Marco, o executivo de 56 anos citado no início deste texto, indicam um passado de tuberculose tratada e 35 anos de tabagismo, o seu RCP5 calculado pelo MyLungRisk seria 1,24%. Uma probabilidade maior do que a de um homem de 56 anos que nunca fumou e não tem qualquer outro fator de risco de câncer de pulmão, que seria 0,16%, mas, ainda assim, relativamente baixa para justificar o rastreamento anual preconizado por algumas entidades.

SOBRE O TRATAMENTO E A PREVENÇÃO

Cessação do tabagismo

A melhor estratégia para lidar com o câncer de pulmão é, definitivamente, a prevenção primária, ou seja, nunca ter fumado ou parar de fumar. O tabagismo é o fator de risco modificável de maior relevância na etiopatogenia de cânceres pulmonares. O incentivo para evitar ou cessar o tabagismo começa com políticas públicas que desestimulem o hábito, incluindo medidas econômicas (p.ex., pela imposição de taxas e impostos sobre as atividades de produção agrícola, fabricação e comercialização de produtos do tabaco), restrições de consumo em locais públicos, regulação da propaganda, informação adequada e disponibilização de recursos para quem necessitar de apoio médico e psicológico.

Para atender fumantes que expressam o desejo de parar ou são aconselhados nesse sentido em função de suas condições clínicas, profissionais de atenção primária à saúde dispõem de um conjunto de ferramentas que vão de entrevistas motivacionais, aconselhamento básico, terapias cognitivo-comportamentais, individuais ou coletivas, até a prescrição de medicamentos com efeito antitabágico comprovado.

Para ajudar no processo de cessação, existe o PANPA, uma estratégia que permite ao profissional de saúde não somente fornecer orientações ajustadas conforme a carga tabágica do paciente (número de maços-ano de cigarros fumados), mas também e principalmente o estágio de prontidão para parar de fumar, definido no modelo transteórico (MTT) de mudanças comportamentais. Com base no MTT, usando o PANPA e outras abordagens terapêuticas, pode-se oferecer aconselhamento personalizado aos fumantes (Tabela 2).

TABELA 2   Correlação dos estágios do modelo transteórico (MTT) e do PANPA

Modelo transteórico (MTT) Estágio de prontidão para mudar o comportamento	PANPA Pergunte - Aconselhe - Negocie - Prepare - Acompanhe
Contemplação – Pensa em parar, mas não de imediato Palavra-chave: Ambivalente	**Aconselhe** e oriente técnicas que facilitam a parada
Preparação – Já toma iniciativa no sentido de parar Palavra-chave: Decidido	**Negocie** a melhor estratégia de cessação com o paciente **Prepare** para as dificuldades do processo
Ação – Parou de fumar Palavra-chave: Concretização	**Prepare** para possíveis causas de recaída **Acompanhe** para agir em caso de recaída
Manutenção – Mantém a abstenção por meses Palavra-chave: Permanência	**Acompanhe** para garantir a abstinência

Além do aconselhamento, fundamental para dar o suporte a fumantes dependentes comportamentais (pessoas que associam o fumo a outros hábitos ou situações comuns, como: tomar café, após almoçar, beber com amigos) ou psíquicos (quando o cigarro é usado como calmante ou relaxante de situações estressantes ou preocupações), há o tratamento medicamentoso. Terapia de reposição de nicotina (pastilhas, gomas de mascar ou adesivos transdérmicos), antidepressivos (nortriptilina e bupropiona) e inibidores agonistas de receptores centrais de dopamina (vareniclina), com confirmado efeito na cessação do tabagismo, estão disponíveis para pessoas nas quais a dependência farmacológica da nicotina é muito acentuada.

A prevenção primária, por meio de aconselhamento individual, medicação, intervenção em grupo ou com especialista em terapias comportamentais, deve ser estimulada sempre. Ela vale, também, para pacientes fumantes antigos em situação de alto risco de câncer, mesmo que o rastreamento com TCBD não tenha revelado nódulos ou que tenha mostrado apenas nódulos muito pequenos, que não justificariam rastreios periódicos. Exceto por possíveis efeitos colaterais discretos do tratamento medicamentoso, a prevenção primária do tabagismo não apresenta risco de danos significativos à saúde.

O QUE FAZER APÓS O RASTREAMENTO?

Seguimento radiográfico

Antes que procedimentos mais invasivos sejam executados, a evolução de nódulos semissólidos ou sólidos menores que 8 mm pode ser revista anualmente, semestralmente ou, eventualmente, trimestralmente, de acordo com o seu tamanho e forma identificadas na TCBD. Após 3 exames sem alterações, o acompanhamento pode ser interrompido. Pacientes cujo estudo radiográfico tenha revelado nódulo(s) maior(es) que 8 mm, ou outros menores que cresceram com o tempo, devem ser encaminhados para especialistas a fim de dar prosseguimento à investigação clínica.

Estratégias de biópsia

O paciente Marco é, certamente, uma pessoa para quem uma abordagem preventiva para cessação do tabagismo estaria indicada. Como ele apresenta um nódulo muito pequeno, que não aumentou de tamanho nos últimos 3 anos, é muito provável que não haja necessidade de nova repetição do estudo radiológico. Esse nódulo seria classificado como Lung-RADS 0 ou 1.

Alguns nódulos pulmonares acabam por necessitar de punções-biópsias transtorácicas, toracotomias ou por broncoscopia para complementação do diagnóstico e, posteriormente, de outros exames para estadiamento tumoral pelo método TNM. Os cânceres pulmonares localizados de células não pequenas são, geralmente, alvo de ressecção cirúrgica. Outros podem ser tratados com cirurgia, quimioterapia, radioterapia, terapias-alvo, imunoterapia ou combinações dessas opções de tratamento.

Em relação a risco de danos à saúde, estudos apontam que complicações de punções-biópsias e procedimentos cirúrgicos executados após resultados de rastreamento falso-positivos de câncer são descritos em 0,03% até 1,7% dos pacientes. Diferentes evidências apontam o risco de câncer induzido por radiação como causa de cerca de 11 óbitos para 100.000 pessoas após 4 rodadas de rastreamento com TCBD. A título de contextualização, a dose de radiação de uma TCBD pode chegar a 2,4 mSv, o que equivale à dose média de exposição anual natural de um cidadão dos EUA. O risco estimado de câncer ao longo da vida associado à radiação originada da TCBD pode variar de 26 a 81 por 100.000 pacientes rastreados.

Pelo menos 2 grandes ensaios randomizados internacionais, um norte-americano e outro europeu, mostraram uma redução significativa de mortalidade por câncer de pulmão entre 15% e 20% em indivíduos rastreados com TCBD. Indivíduos em situação de risco maior, baseada em idade e história de tabagismo acentuado, tendem a ser os mais beneficiados pelo diagnóstico pré-clínico. Os principais danos são as complicações de punções ou procedimentos cirúrgicos com finalidade diagnóstica, tratamentos desnecessários influenciados por resultados falso-positivos e sobrediagnóstico. Porém, de modo geral, os benefícios obtidos superam os riscos eventuais.

AGRADECIMENTO

Os autores agradecem a colaboração do Dr. Jorge Sabbaga pela cuidadosa leitura do texto e sugestão de melhorias.

BIBLIOGRAFIA CONSULTADA

1. Canadian Task Force on Preventive Health Care – CTFPHC. Lung cancer (2016). Disponível em: https://canadiantaskforce.ca/guidelines/published-guidelines/lung-cancer/. Acesso: Junho de 2021.
2. United States Preventive Services Task Force – USPSTF. Lung cancer: screening (2021). Disponível em: https://www.uspreventiveservicestaskforce.org/uspstf/recommendation/lung-cancer-screening. Acesso: Junho de 2021.
3. Brasil. Ministério da Saúde. Instituto Nacional de Câncer. Tipos de câncer. Câncer de pulmão. Disponível em: https://www.inca.gov.br/tipos-de-cancer/cancer-de-pulmao/profissional-de-saude. Acesso: Junho de 2021.
4. Brasil. Ministério da Saúde. Instituto Nacional do Câncer. Tabagismo. Disponível em: https://www.inca.gov.br/tabagismo. Acesso: Junho de 2021.
5. Querido CN, Santos CD, Tunala RG, Germani ACCG, Oliveira AAP, Ferreira Jr. M. Aconselhamento em promoção da saúde. In: Nunes MPT, et al. (eds.). Medicina interna ambulatorial: Principais desafios com casos clínicos comentados. 1a edição. Rio de Janeiro: Editora Atheneu; 2019. p. 59-66.
6. Santos RS, Franceschini JP, Chate RC, Ghefter MC, Kay F, Trajano ALC, et al. Do current lung cancer screening guidelines apply for populations with high prevalence of granulomatous disease? Results from the First Brazilian Lung Cancer Screening Trial (BRELT1). Ann Thorac Surg 2015. The Society of Thoracic Surgeons. Disponível em: http://dx.doi.org/10.1016/j.athoracsur.2015.07.013. Acesso: Junho de 2021.
7. Araujo LH, Baldotto C, Castro Jr G, Katz A, Ferreira CG, Mathias C, et al. Câncer de pulmão no Brasil. J Bras Pneumol. 2018;44(01). Disponível em: https://doi.org/10.1590/S1806-37562017000000135. Acesso: Junho de 2021.
8. Cassidy A, et al. The LLP risk model: an individual risk prediction model for lung cancer. British Journal of Cancer. 2008;98(2):270-6.
9. Raji OY, et al. Predictive accuracy of the Liverpool Lung Project Risk Model for stratifying patients for computed tomography screening for lung cancer: A case-control and cohort validation study. Annals of Internal Medicine 2012, 157(4):242-50.

10. Field JK, et al. The UK Lung Cancer Screening Trial: a pilot randomised controlled trial of low-dose computed tomography screening for the early detection of lung cancer. Health Technol Assess. 2016;20(40):1-146.
11. Field JK, et al. UK Lung Cancer RCT Pilot Screening Trial: baseline findings from the screening arm provide evidence for the potential implementation of lung cancer screening. Thorax. 2016;71(2):161-70.

2.7
Consumo excessivo de bebida alcoólica

PONTOS-CHAVE

- O consumo de bebida alcoólica pode causar sensação de bem-estar e relaxamento, mas o seu uso exagerado acarreta prejuízos coletivos e individuais graves à saúde.
- Segundo a OMS, 5% de todas as doenças são causadas pelo álcool e mais de 3 milhões de pessoas morrem todos os anos em decorrência do seu uso nocivo ou abusivo.
- O rastreamento do consumo excessivo de álcool é uma estratégia para reduzir a incidência de doenças, acidentes, violência e outros problemas psicossociais.
- Os instrumentos de rastreamento permitem classificar o consumo alcoólico de acordo com o seu nível de gravidade e risco para a saúde das pessoas.
- Intervenções preventivas de aconselhamento, tratamento psicoterápico e medicamentoso devem estar disponíveis na atenção primária ou em serviços especializados.

NOSSA RECOMENDAÇÃO DE RASTREAMENTO

- Rastrear o consumo excessivo de bebida alcoólica em homens e mulheres entre 18 e 75 anos que não apresentam queixas relacionadas ao álcool.
- Aplicar o AUDIT-C (3 perguntas) ou M-SASQ (1 pergunta) após o esclarecimento preliminar sobre o objetivo do rastreamento.
- Se soma dos escores do AUDIT-C ≥ 5 ou M-SASQ ≥ 2, aplicar o AUDIT completo.
- Adotar intervenções progressivas, de acordo com a soma dos escores do AUDIT completo (Quadro 2).
- Antecipar a certeza da disponibilidade de intervenção preventiva e tratamento adequado para todos que deles necessitarem, antes de efetuar o rastreamento.

RECOMENDAÇÕES DE OUTRAS ENTIDADES

- O *US Department of Veterans Affairs* recomenda rastreio anual com AUDIT-C e SASQ.
- O *American College of Obstetricians and Gynecologists* e a *World Health Organization* recomendam rastrear o consumo de álcool em mulheres antes e no primeiro trimestre de gestação, e oferecer aconselhamento breve para aquelas que consomem álcool.

> Lina é uma mulher de 43 anos, publicitária, casada, que tem 2 filhas adolescentes e mora em São Paulo. Durante o exame periódico da empresa, disse à médica que não sentia nada e que, exceto pelo grande estresse do trabalho, sua vida e sua saúde eram ótimas. A médica, então, perguntou se ela fazia algo para tentar se desestressar. Ela respondeu que não tem muito tempo livre só para ela, mas que todas as noites, depois que as filhas e o marido se deitam, ela toma 3 ou 4 doses de uísque para relaxar e dormir melhor.

SOBRE A MAGNITUDE DO PROBLEMA

O ato de beber bebidas alcoólicas faz parte da história da humanidade. Tradições culturais ou religiosas de diversas sociedades as incluem como parte de celebrações, cultos ou rituais. Essa extrema popularidade se deve, em grande parte, às propriedades de relaxar e proporcionar uma sensação de bem-estar, que despertam alegria e espontaneidade, e aumentam a capacidade de sociabilização das pessoas, pelo menos enquanto o seu consumo não seja excessivo. Por outro lado, se for exagerado, tanto em picos agudos intermitentes quanto de forma contínua, a ingestão do álcool pode acarretar sérios prejuízos coletivos e individuais. Quase todas as pessoas vão consumir álcool pelo menos uma vez na vida e o primeiro contato com a substância muitas vezes se dá na infância ou adolescência.

Epidemiologia

No Brasil, mais de 70% dos alunos matriculados no nono ano do ensino fundamental já experimentaram álcool alguma vez na vida, sendo que 27% deles têm padrão de consumo regular e 9% problemas decorrentes do uso do álcool já nessa etapa da vida.

O Ministério da Saúde (MS), em 2019, apontou que 17,9% da população adulta brasileira consumia bebida alcoólica abusivamente,[1] 11% das mulheres e 25% dos homens. O consumo pela população feminina vem aumentando mais do que o masculino na última década. As faixas etárias de maior prevalência de consumo abusivo de álcool são de 25 a 34 anos e de 18 a 24 anos, respectivamente, para homens e mulheres. A prevalência tende a diminuir com o aumento da idade, em ambos os sexos.

---

1 Nesta informação do MS, foi considerado abusivo o consumo de 4 ou mais doses, para mulheres, e 5 ou mais doses, para homens, em uma mesma ocasião, dentro dos últimos 30 dias, conforme pesquisa telefônica (VIGITEL 2018).

A Organização Mundial da Saúde (OMS) alerta que o álcool é um dos principais fatores de risco de danos à saúde ao redor do mundo. Ele impacta, diretamente, muitos dos objetivos sanitários do desenvolvimento sustentável dos países, como: a saúde materna e infantil, o controle das infecções transmissíveis (p. ex., HIV, hepatites virais, tuberculose), várias doenças crônicas não transmissíveis (DCNT), distúrbios mentais, acidentes, violência e intoxicações. A prevenção do seu uso nocivo é um alvo, também, para o fortalecimento de políticas de desenvolvimento e equidade social.

Fatores de risco

O seu consumo é frequentemente concomitante ao de outras substâncias psicoativas e causadoras de dependência, sendo a comorbidade entre tabaco e álcool longamente conhecida e largamente estudada. Políticas de saúde pública são, portanto, extremamente importantes e necessárias no sentido de conter o consumo exagerado, nocivo ou abusivo de álcool e a sua concomitância ao uso de outras drogas (principalmente opiáceos, maconha e benzodiazepínicos). Os fatores que contribuem para o consumo de álcool são listados na Tabela 1.

TABELA 1 Fatores de risco que influenciam o consumo de bebida alcoólica

1. Tradições socioculturais
2. Nível de desenvolvimento econômico do país e poder aquisitivo das pessoas
3. Disponibilidade da bebida alcoólica e facilidade de acesso
4. Presença ou ausência de políticas públicas de prevenção do consumo e suas consequências
5. Idade e sexo
6. Histórico familiar de alcoolismo
7. Condições de trabalho e estresse
8. Problemas psicoafetivos (luto, solidão, conflitos familiares etc.)
9. Consumo de outras substâncias psicoativas ou causadoras de dependência

Consequências

Segundo a OMS, em todo o mundo, 5% de todas as doenças são causadas pelo álcool. Mais de 3 milhões de homens e mulheres morrem todos os anos em decorrência do seu uso nocivo ou abusivo. A entidade considera que não existe volume seguro de álcool a ser consumido (embora alguns efeitos protetores sejam descritos na literatura científica) e justifica isso com base na grande diversidade de doenças, lesões e problemas de natureza psicossocial associados à bebida.

Em termos de mortalidade, o MS associa 1,45% de todos os óbitos ocorridos de 2000 a 2017 ao consumo nocivo de álcool. Homens apresentam risco de mortalidade cerca de 9 vezes maior do que as mulheres, levando-se em conta apenas as mortes por causas naturais, ou seja, excluindo-se acidentes, violências e outras causas parcialmente atribuídas.

As complicações do uso excessivo em curto prazo incluem: perda de controle e coordenação psicomotora, náuseas e vômitos, sonolência, queda progressiva do nível de consciência e coma (Tabela 2). Essas situações podem, por sua vez, cursar com distúrbios hidroeletrolíticos e do equilíbrio ácido-básico, aspiração de conteúdo gástrico para os pulmões, convulsões, internações hospitalares etc. Alcoolismo agudo é fator de risco, também, para: infecções sexualmente transmissíveis (em função do não uso de proteção adequada durante relações sexuais); abuso concomitante de outras drogas; atos de violência e acidentes, dentre os quais se destacam os de trânsito, que colocam em risco a integridade física da própria pessoa e de terceiros.

TABELA 2 Correlação da concentração de álcool no sangue e os possíveis danos agudos à saúde

Álcool no sangue (mg/mL)	Dano agudo à saúde
0,2-0,3	O funcionamento mental começa a ser prejudicado.
0,3-0,5	A atenção e o campo visual são reduzidos. O controle cerebral relaxa e há uma sensação de tranquilidade e bem-estar.
0,5-0,8	Os reflexos ficam retardados. Superestimação das habilidades de desempenho. Tendência agressiva. Dificuldade de adaptação da visão à luminosidade.
0,8-1,0	Dificuldade em dirigir/controlar veículos. Pedestres sob efeito do álcool têm dificuldade de caminhar pela via pública. Prejuízo de coordenação neuromuscular.

(continua)

TABELA 2 Correlação da concentração de álcool no sangue e os possíveis danos agudos à saúde (*continuação*)

Álcool no sangue (mg/mL)	Dano agudo à saúde
1,0-1,9	Falta de coordenação. Inabilidade de interpretar corretamente o que esteja acontecendo. Julgamento crítico ruim. Dificuldade em andar ou manter-se em pé.
2,0-2,9	Náuseas. Vômitos.
3,0-3,9	Intoxicação séria. Redução da temperatura corporal. Amnésia parcial (*blackout*).
> 4,0	Intoxicação alcoólica. Coma. Risco de morte ≥ 50%.

Fonte: adaptada de CISA 2020 (ver Bibliografia consultada).

Em nível individual, o efeito do consumo crônico da bebida alcoólica na saúde é ilustrado pela tradicional curva J. Embora ainda controverso, alguns estudos sugerem que a abstinência total ou o consumo muito esporádico de álcool pode acarretar algum risco de doenças, principalmente de natureza cardiovascular. Pequenas quantidades, abaixo de certos limites tidos como seguros,[2] parecem exercer um efeito protetor, reduzindo a probabilidade de eventos cardiovasculares e, possivelmente, de mortalidade em 10 anos.[3] Porém, com o aumento progressivo de doses diárias ou das doses agregadas semanais, o eventual efeito protetor desaparece e os riscos concretos de danos à saúde crescem acentuadamente.

Já o seu uso contínuo, ao longo de anos, acima das quantidades consideradas seguras, é associado a comprometimento grave do: fígado (hepatite alcoólica, cirrose, hipertensão portal, insuficiência hepática, câncer); pâncreas (pancreatite crônica, DM, cistos e câncer); sistema nervoso (síndrome de Wernicke-Korsakoff, neuropatia periférica); coração (miocardiopatia alcoólica); além de desnutrição, perda ponderal, suscetibilidade a infecções, anemia e outros acometimentos orgânicos.

---

2 Limites mais seguros são aqueles de até 1 dose-padrão diária, para mulheres, e 2 doses-padrão diárias, para homens, ou seus equivalentes semanais: 7 para mulheres e 14 para homens. A dose-padrão de álcool e o equivalente nas bebidas comercializadas estão exemplificados no Quadro 1.

3 O possível efeito protetor do álcool em baixas doses contínuas não implica na sua recomendação como estratégia de prevenção para pessoas previamente abstinentes, por algumas razões: 1. evitar o desencadeamento de consumo excessivo, no futuro; 2. o efeito protetor não se estende, necessariamente, a todas as doenças e problemas causados ou agravados pelo álcool; 3. mesmo doses baixas podem precipitar acidentes de trânsito.

O caso da Lina, uma pessoa de provável poder aquisitivo elevado, em faixa etária média e que vive com seu marido e 2 filhas, chama a atenção pela aparente normalidade. Entretanto, o detalhe final, de que ela bebe algumas doses de destilado antes de dormir como forma de relaxamento, não deixa de causar uma certa preocupação. Ela bebe apenas nas situações citadas? Esse hábito já lhe trouxe algum problema familiar ou no trabalho? Enfim, essas e outras são dúvidas legítimas que podem ajudar a desvendar situações de perigo ainda não percebidas pela paciente.

Muito importantes são os efeitos psicossociais da dependência alcoólica: rompimento de relações na família e no trabalho, que podem evoluir para desagregação familiar, desemprego, perda de renda e patrimônio e, no limite, ao abandono e pobreza extrema. Um conjunto de desfechos negativos que por si só justificam a preocupação em adotar ações preventivas, uma delas, o diagnóstico pré-clínico.

O álcool tende a aprofundar iniquidades sociais entre países e entre grupos populacionais de um mesmo país. No longo prazo, países, povos ou comunidades mais pobres correm mais riscos de danos do que seus equivalentes mais ricos diante de um mesmo padrão de consumo de bebidas alcoólicas. Paradoxalmente, entretanto, a evolução econômica muito rápida da pobreza para a riqueza pode potencializar o consumo alcoólico e seus danos inerentes, uma vez que a disponibilidade e a facilidade de acesso ao álcool também aumentam.

SOBRE OS MÉTODOS DE RASTREAMENTO

A dimensão do problema do consumo excessivo ou nocivo da bebida alcoólica no mundo é enorme. A OMS apresenta diversas estratégias de enfrentamento, com diretrizes gerais, recomendações, orientações e informações. No seu conjunto, elas abordam as diversas vertentes do consumo alcoólico, com possíveis soluções que vão das amplas políticas públicas até a atenção à saúde individual.

Questionários estruturados

No contexto do rastreamento, o ASSIST (*Alcohol, Smoking and Substance Involvement Screening Test*) é uma ferramenta preconizada pela OMS como meio para abordar, conjuntamente, o uso inadequado de várias substâncias psicoativas (ver Capítulo "Consumo nocivo de drogas ilícitas e medicamentos"). Ao mesmo tempo, outras ferramentas específicas para o álcool foram desenvolvidas no meio científico com a finalidade de identificar, especificamente, o *problem drinking* nas suas fases mais iniciais.

O CAGE talvez seja a ferramenta que mais popularidade alcançou no meio médico brasileiro, em função da sua simplicidade e facilidade de aplicação, na prática. CAGE é o acrônimo dos termos em inglês: *Cut down – Annoyed – Guilty – Eye-opener*. Ele é constituído de quatro perguntas:

1. Você alguma vez já sentiu que deveria diminuir ou parar de beber? (*Cut-down*)
2. As pessoas têm incomodado você, criticando-o por beber? (*Annoyed*)
3. Você já se sentiu mal ou culpado por seu hábito de beber? (*Guilty*)
4. Você já sentiu que tinha que beber logo cedo de manhã para controlar os nervos e superar a ressaca? (*Eye-opener*)

Essas perguntas (ou pequenas variações delas) podem ser incluídas em uma anamnese dinâmica e fornecer uma ideia preliminar do grau de dependência da pessoa em relação ao álcool. O CAGE, que não aborda diretamente a frequência e a quantidade de bebida consumida, é um instrumento de boa sensibilidade e especificidade para detectar consumo avançado, porém ele é incapaz de fornecer uma visão mais ampla de todo o espectro do uso não saudável ou nocivo da bebida.

A USPSTF, em revisão de 2018 do que a entidade denomina rastreamento do uso não saudável da bebida alcoólica, identificou vários outros instrumentos breves para rastrear o consumo alcóolico e acabou fixando a sua recomendação em dois deles: o SASQ e o AUDIT-C.

O *Single Alcohol Screeening Questionnaire* (SASQ) consiste em aplicar uma única pergunta, que tem o objetivo de identificar a quantidade de ocasiões em que houve consumo abusivo (≥ 6 doses-padrão, para mulheres, e ≥ 8 doses-padrão, para homens), nos últimos 12 meses. A sensibilidade descrita do SASQ é de 73% a 88% e a especificidade de 74% a 100%; o seu uso modificado (M-SASQ) foi aprimorado para rastreamento rápido em situações de emergência. A seguir estão indicados a pergunta a ser feita e os critérios de interpretação do M-SASQ.

PERGUNTA	0	1	2	3	4	ESCORE
Com que frequência você tomou 6 ou mais doses, se mulher, ou 8 ou mais, se homem, em uma única ocasião, no último ano?	Nunca	Menor que mensal	Mensal	Semanal	Diária ou quase diária	

Interpretação: Escore 0-1: risco baixo. Escore 2-4: risco moderado a alto – RASTREAMENTO POSITIVO (aplicar o AUDIT completo).

Já o AUDIT-C (*Alcohol Use Disorders Identification Test*) é constituído de 3 perguntas sobre frequência e quantidade de consumo crônico de bebida, além de situações de consumo agudo abusivo. A sensibilidade estimada do AUDIT-C é semelhante à do SASQ, 73% a 100% (com melhor acurácia entre homens), mas a variação da especificidade é maior, 28% a 91%. Se o rastreamento for considerado positivo, um aprofundamento deve ser feito com o AUDIT completo, que engloba em si, com pequenas nuances, as perguntas do CAGE.

O AUDIT completo apresenta 10 perguntas capazes de fornecer uma fotografia do consumo alcoólico e algumas das suas repercussões. Na verdade, o AUDIT-C nada mais é do que uma parte do AUDIT completo. Caso as respostas dadas às 3 perguntas iniciais justifiquem, as outras 7 perguntas subsequentes que completam o AUDIT fornecem informações suplementares sobre o ato de beber e seus impactos, por exemplo, nas atividades diárias, desempenho cognitivo, risco de acidente e outros. A sensibilidade do AUDIT completo varia de 38% a 73%, porém sua especificidade é bastante adequada, 89% a 97%,[4] o que reforça a sua utilidade como teste complementar ao AUDIT-C ou SASQ. Usando valores de cortes menores há melhora da sensibilidade sem perda de especificidade.

A seguir estão indicadas as perguntas do AUDIT-C e AUDIT completo na forma como foram traduzidas para o português e são divulgadas pelo SENAD – Secretaria Nacional de Políticas sobre Drogas, do Ministério da Justiça e Segurança Pública (MJSP). O Quadro 1 inclui também o que vem sendo considerada dose-padrão de álcool, no Brasil, e seus equivalentes em bebidas comercializadas.

---

4 A sensibilidade e a especificidade indicadas foram estimadas com base em um valor limite de corte de 8.

QUADRO 1   Questionários AUDIT C e AUDIT completo

AUDIT COMPLETO

AUDIT-C		
1. Com que frequência você toma bebidas alcoólicas? (0) Nunca (1) Mensalmente ou menos (2) De 2 a 4 vezes por mês (3) De 2 a 4 vezes por semana (4) 4 ou mais vezes por semana	2. Nas ocasiões em que bebe, quantas doses[1] você consome tipicamente ao beber? (0) 1 ou 2 (1) 3 ou 4 (2) 5 ou 6 (3) 7, 8 ou 9 (4) 10 ou mais	3. Com que frequência você toma 6 ou mais doses de uma vez? (0) Nunca (1) Menos do que 1 vez ao mês (2) Mensalmente (3) Semanalmente (4) Todos ou quase todos os dias
4. Quantas vezes, ao longo dos últimos 12 meses, você achou que não conseguiria parar de beber, uma vez tendo começado? (0) Nunca (1) Menos do que 1 vez ao mês (2) Mensalmente (3) Semanalmente (4) Todos ou quase todos os dias	5. Quantas vezes, ao longo dos últimos 12 meses, você não conseguiu fazer o que esperava por conta do uso do álcool? (0) Nunca (1) Menos do que 1 vez ao mês (2) Mensalmente (3) Semanalmente (4) Todos ou quase todos os dias	6. Quantas vezes, ao longo dos últimos 12 meses, você precisou beber pela manhã para se sentir bem ao longo do dia, após ter bebido no dia anterior? (0) Nunca (1) Menos do que 1 vez ao mês (2) Mensalmente (3) Semanalmente (4) Todos ou quase todos os dias

(continua)

7. Quantas vezes, ao longo dos últimos 12 meses, você se sentiu culpado(a) ou com remorso de ter bebido?

(0) Nunca

(1) Menos do que 1 vez ao mês

(2) Mensalmente

(3) Semanalmente

(4) Todos ou quase todos os dias

8. Quantas vezes, ao longo dos últimos 12 meses, você foi incapaz de lembrar o que aconteceu devido à bebida?

(0) Nunca

(1) Menos do que 1 vez ao mês

(2) Mensalmente

(3) Semanalmente

(4) Todos ou quase todos os dias

9. Alguma vez na vida você já causou ferimentos ou prejuízos a você mesmo(a) ou a outra pessoa após ter bebido?

(0) Não

(2) Sim, mas não nos últimos 12 meses

(4) Sim, nos últimos 12 meses

10. Alguma vez na vida algum parente, amigo, médico ou outro profissional da saúde já se preocupou com o fato de você beber ou já sugeriu que você parasse com o uso do álcool?

(0) Não

(2) Sim, mas não nos últimos 12 meses

(4) Sim, nos últimos 12 meses

[1] Uma dose-padrão (14 g de álcool puro) equivale a:

- 40 mL de pinga, uísque, vodka, gim ou
- 85 mL de licor, vermute ou Porto ou
- 140 mL de vinho de mesa (1 cálice) ou
- 320 mL de cerveja (1 lata)

Se a soma dos escores do AUDIT-C for ≥ 5, a primeira fase do rastreamento é considerada positiva e o AUDIT completo deve ser aplicado. Conforme a soma dos escores do instrumento completo, será possível classificar com mais clareza o nível de gravidade da situação. A SENAD propõe a seguinte classificação:

ZONA I (soma de escores 0 a 7): pessoas que se localizam na zona I geralmente fazem uso de baixo risco de álcool ou são abstêmias. De uma forma geral, são pessoas que bebem menos de duas doses-padrão por dia ou que não ultrapassam a quantidade de cinco doses-padrão em uma única ocasião. A intervenção adequada nesse nível é a educação em saúde, para que haja a manutenção do padrão de uso atual.

ZONA II (soma de escores 8 a 15): pessoas que pontuam nessa zona são consideradas usuários de risco; são pessoas que fazem uso acima de duas doses-padrão todos os dias ou mais de cinco doses-padrão em uma única ocasião, porém não apresentam nenhum problema decorrente disso. A intervenção adequada nesse nível é a Orientação Básica sobre o uso de baixo risco e sobre os possíveis riscos orgânicos, psicológicos ou sociais que o usuário pode apresentar se mantiver esse padrão de uso.

ZONA III (soma de escores 16 a 19): nessa zona de risco estão os usuários com padrão de uso nocivo; ou seja, pessoas que consomem álcool em quantidade e frequência acima dos padrões de baixo risco e já apresentam problemas decorrentes do uso de álcool. Por outro lado, essas pessoas não apresentam a quantidade de sintomas necessária para o diagnóstico de dependência. A intervenção adequada nesse nível é a utilização da técnica de Intervenção Breve e Monitoramento.

ZONA IV (soma de escores 20 a 40): pessoas que se encontram nesse nível apresentam grande chance de ter um diagnóstico de dependência. Nesse caso, é preciso fazer uma avaliação mais cuidadosa e, se confirmado o diagnóstico, deve-se motivar o usuário a procurar atendimento especializado para acompanhamento e encaminhá-lo ao serviço adequado.

Riscos de danos à saúde da pessoa rastreada decorrentes do consumo alcoólico, preponderantemente os de natureza psicossocial, como constrangimento, rotulagem, discriminação, são possíveis e devem ser antecipados. Informar a pessoa dos possíveis desdobramentos do rastreamento, garantindo que ela terá acesso a intervenção ou tratamento e compartilhar a decisão de rastrear ou não, são passos preliminares necessários. Uma vez tomados esses cuidados, o balanço entre benefícios e riscos de danos por consequência do rastreamento tenderá para o lado positivo.

SOBRE O TRATAMENTO E A PREVENÇÃO

O tipo e a intensidade da intervenção a ser adotada vão depender das respostas dadas ao AUDIT completo. A sua complexidade aumenta com o aumento da soma dos escores e está diretamente relacionada com a capacidade do(a) profissional de saúde, que executou o rastreamento, e da instituição de saúde, na qual está inserido(a), de oferecerem o serviço adequado a cada caso. O Quadro 2 especifica a intervenção proposta para cada nível de soma de escores, como discriminada acima pelo SENAD.

Caso Lina seja solicitada a responder às perguntas do AUDIT-C, a soma dos escores das respostas será, no mínimo, = 5. Ela pode ser uma pessoa em situação de risco de dano pelo consumo alcoólico e merece uma complementação do rastreamento pelo AUDIT completo.

QUADRO 2 Soma dos escores do AUDIT completo e a intervenção recomendada

Soma dos escores do AUDIT	Intervenção proposta
Zona I: 0-7	Prevenção primária
Zona II: 8-15	Aconselhamento básico
Zona III: 16-19	Aconselhamento avançado (especializado)
Zona IV: 20-40	Aconselhamento e tratamento especializado

Fonte: adaptado de World Health Organization (1982).

A prevenção primária, indicada para os indivíduos cujo rastreamento seja considerado negativo (Zona I), consiste no fornecimento de informações e orientações básicas para que a pessoa continue mantendo a abstinência ou o consumo alcoólico em níveis seguros. A abstinência total, se for essa a preferência pessoal do(a) paciente, pode ser aconselhada, porém, em função das evidências científicas disponíveis, para quem já consome álcool, costuma-se recomendar que não ultrapasse 1 dose-padrão diária ou 7 acumuladas por semana se for mulher, ou 2 doses-padrão por dia ou 14 por semana se for homem. Esses são os valores de referência mais citados em publicações nacionais.

Pessoas rastreadas na Zona II já ultrapassaram a faixa mais segura de consumo alcoólico. Essas pessoas, provavelmente, ainda não percebem no álcool um problema, e não referem qualquer repercussão dele na sua vida ou na saúde. Entretanto, encontram-se em situação de risco possível para distúrbios comportamentais e acidentes. São estratégias possíveis nessa fase: aconselhamento básico com entrevista motivacional para incentivar a volta ao consumo máximo recomendado, negociação de metas regressivas de consumo, tentativa de bloquear os "gatilhos" do consumo alcoólico (p. ex., adotar técnica de relaxamento para o estresse, evitar *happy hour* todas as noites, ingerir bebidas não alcoólicas às refeições).

Com soma dos escores entre 16 e 19 (Zona III), o consumo alcoólico é considerado nocivo e, além de repercussões funcionais presentes na vida diária, o paciente corre sério risco de desenvolver uma dependência severa da bebida, se mantiver o mesmo ritmo no futuro. As intervenções mais efetivas nessa fase são avançadas e podem depender de especialista. Os grupos de mútua-ajuda como Alcoólicos Anônimos (AA), terapia coletiva, psicoterapia dirigida à cessação do consumo nocivo, dentre outros, passam a ser indicados nessa fase.

Por último, vem a dependência severa, na qual o álcool pode deixar marcas irreversíveis na vida do(a) paciente (Zona IV). Dependendo do grau de evolução do alcoolismo podem ser necessárias medidas psicoterápicas associadas a tratamentos medicamentosos, ambulatoriais ou até mesmo em clínicas especializadas. O tratamento clínico geral talvez seja também preciso, pois múltiplos órgãos e aparelhos orgânicos já podem estar acometidos. Uma realidade comum é o de internações repetidas para desintoxicação ou tratamentos médicos, nesse período.

Algumas ressalvas precisam ser feitas em relação às intervenções: 1) prevenção primária e aconselhamento básico estão ao alcance de profissionais de saúde de atenção primária; 2) aconselhamento avançado e tratamento são da alçada de especialistas, e devem estar disponíveis a todos que deles necessitarem; 3) profissionais de atenção primária que não se sentirem aptos a prestar aconselhamento básico devem ter serviços especializados de referência para encaminhamento.

O balanço entre benefícios e riscos de danos depende da qualidade da intervenção disponível e do estágio de evolução da dependência. O aconselhamento de adolescentes tende a ter resultados menos auspiciosos. O mesmo ocorre com idosos dependentes de longa data. Entretanto, de modo geral, para a maioria da população jovem e adulta assintomática, o rastreamento parece ser útil.

Suponhamos que Lina tenha dado respostas positivas (≥ 1) apenas para as perguntas de números 5, 7 e 10. Assim, a soma dos escores do seu AUDIT completo seria, no mínimo, 9. Ou seja, mesmo achando que a bebida só serve para lhe fazer relaxar, ela já apresenta indícios de uso excessivo de álcool. Pelo menos um aconselhamento básico já estaria indicado.

AGRADECIMENTO

Os autores agradecem a colaboração do Prof. Dr. Renério Fráguas Júnior pela cuidadosa leitura do texto e sugestão de melhorias.

BIBLIOGRAFIA CONSULTADA

1. USPSTF – United States Preventive Services Task Force. Unhealthy alcohol use in adolescents and adults: screening and behavioral counseling interventions (2018). Disponível em: https://www.uspreventiveservicestaskforce.org/uspstf/recommendation/unhealthy-alcohol-use-in-adolescents-and-a-dults-screening-and-behavioral-counseling-interventions#bootstrap-panel--8. Acesso: Junho de 2021.

2. WHO – World Health Organization. Global status report on alcohol and health 2018. Disponível em: https://www.who.int/publications/i/item/9789241565639. Acesso: Junho de 2021.

3. WHO – World Health Organization. Global status report on alcohol and health 2018. Disponível em: https://www.who.int/publications/i/item/audit-the-alcohol-use-disorders-identification-test--guidelines-for-use-in-primary-health-care. Acesso: Junho de 2021.

4. Brasil. Ministério da Saúde. Secretaria de Atenção à Saúde. Departamento de Ações Programáticas Estratégicas. Guia estratégico para o cuidado de pessoas com necessidades relacionadas ao consumo de álcool e outras drogas. Brasília: Ministério da Saúde; 2015.

5. Brasil. Secretaria Nacional Antidrogas. Levantamento nacional sobre os padrões de consumo de álcool na população brasileira. Elaboração, redação e organização: Ronaldo Laranjeira et al.; Revisão técnica científica: Paulina do Carmo Arruda Vieira Duarte. Brasília: Secretaria Nacional Antidrogas; 2007.

6. CISA – Centro de Informações sobre Saúde e Álcool. Álcool e a saúde dos brasileiros: Panorama 2020. Organizador: Arthur Guerra de Andrade. 1. ed. São Paulo: CISA; 2020.

7. SENAD – Secretaria Nacional de Políticas sobre Álcool e Drogas. AUDIT & AUDIT-C: Eixo instrumentos. Disponível em: https://edisciplinas.usp.br/pluginfile.php/4170599/mod_resource/content/1/audit.pdf. Acesso: Junho de 2021.

8. Malta DC, Mascarenhas MD, Porto DL, Duarte EA, Sardinha LM, Barreto SM, Neto OL. Prevalência do consumo de álcool e drogas entre adolescentes: análise dos dados da Pesquisa Nacional de Saúde Escolar. Rev Bras Epidemiol. 2011;14(1) Supl.:136-46.

2.8
Consumo nocivo de drogas ilícitas e medicamentos

PONTOS-CHAVE

- Estima-se em mais de 35 milhões o número de pessoas, no mundo, com algum distúrbio de saúde relacionado ao consumo de drogas psicoativas, lícitas e ilícitas. A síndrome de abstinência é tão mais grave quanto maior é o consumo e mais potente é a droga.
- Além das várias consequências à saúde individual dos consumidores, a criminalidade e a violência que envolvem a produção, o tráfico e a comercialização de drogas podem ampliar o sofrimento e induzir mortes prematuras e evitáveis nas comunidades.
- Na rede de atenção primária à saúde, em consultórios e ambulatórios, a identificação dos consumidores habituais ou dependentes de substâncias psicoativas pode ser feita por meio de questionários acurados e validados.
- Rastrear o uso de substâncias psicoativas é um processo complexo, que envolve aspectos médico-legais, valores morais e preferências pessoais. Estigmatização, rotulagem e outros riscos ressaltam a necessidade de decisão compartilhada sobre o rastreamento.
- Todos os dispositivos estruturais de apoio médico, psicossocial e legal devem estar disponíveis e acessíveis ao paciente rastreado. Assim, ele poderá receber todo tipo de intervenção ou tratamento, visando, no mínimo, a redução de danos e não a punição.

NOSSA RECOMENDAÇÃO DE RASTREAMENTO

- Rastrear o consumo de drogas lícitas e ilícitas e de medicamentos *off-label* ou sem prescrição médica em todos os adultos da população geral, entre 18 e 75 anos de idade.
- Compartilhar a decisão sobre o rastreamento entre profissional da saúde e paciente.
- Aplicar o ASSIST, por meio do formulário manual validado para o Brasil ou alguma variante digital (p. ex., *NIDA-modified ASSIST*).
- Ter disponível e acessível, previamente, toda a estrutura de apoio médico, psicossocial e legal ao paciente que deles necessitar.

RECOMENDAÇÕES DE OUTRAS ENTIDADES

- A *American Academy of Family Physicians* e o *US Departments of Defense and Veterans Affairs* indicam que a evidência é insuficiente para recomendar rastreamento de uso de drogas ilícitas.
- A *American Academy of Pediatrics* recomenda rastrear adolescentes que: se apresentam em unidades de urgência ou emergência; referem tabagismo; têm depressão, ansiedade ou outro problema de saúde mental associado com abuso de substância; ou que venham tendo mudanças no desempenho escolar, social ou comportamental.
- O *American College of Obstetricians and Gynecologists* aconselha o rastreamento anual de mulheres para uso não médico de drogas de prescrição.

Marcos, um consultor de investimentos de 30 anos, procurou o médico por queixas de lapsos frequentes de concentração no trabalho, cefaleia e muita irritabilidade. Refere ficar "plugado" o tempo todo, até de madrugada, para acompanhar os mercados financeiros mundiais. Adaptou-se a uma rotina de 4 a 5 horas de sono por noite e, durante o dia, fica acordado com ajuda de remédios "que os amigos também tomam e lhe fornecem" (sic). Refere fumar cigarros, consumir bebida alcoólica e muito café.

SOBRE A MAGNITUDE DO PROBLEMA

O consumo de substâncias causadoras de dependência química está intimamente vinculado à história da humanidade. Bebidas contendo álcool etílico, derivados do tabaco, medicamentos psicoativos e drogas ilícitas, mais ou menos potentes, são usadas há séculos nas diferentes sociedades humanas em contextos geoclimáticos e socioculturais os mais diversos. Salvo exceções, o seu uso não medicinal é voltado para a busca de sensações prazerosas, relaxamento e melhora do humor.

O uso controlado ou supervisionado de tais substâncias é possível. Entretanto, as suas implicações negativas na saúde e eventual perda de funcionalidade em outras áreas, como trabalho, lazer, finanças e relações interpessoais, extrapolam o âmbito meramente individual e da saúde, com repercussões em outras esferas de ação humana (p. ex., política, judicial, policial), nacionais e internacionais.

Aspectos epidemiológicos do consumo de substâncias químicas

A dimensão mundial do problema foi abordada em um relatório publicado em 2017, no qual a *United Nations Office on Drugs and Crime* (UNODC) estimou em 35 milhões o número de pessoas sofrendo algum distúrbio de saúde relacionado ao uso de drogas e em 271 milhões as pessoas, entre 15 e 64 anos, que haviam consumido algum tipo de droga no último ano.

Um estudo por amostragem de pessoas entre 12 e 65 anos, feito em 2005 nas 108 cidades brasileiras com mais de 200 mil habitantes, estimou a prevalência de dependentes (não apenas consumidores eventuais) de álcool e tabaco, respectivamente, em 12,3% e 10,1%. No mesmo trabalho, 22,8% dos entrevistados referiram o uso de outras substâncias psicoativas em algum momento da vida.

Mais recentemente (2015), um outro levantamento de dados, usando metodologia semelhante à do anterior, relacionou as prevalências de consumo no último ano e nos últimos 30 dias, de substâncias químicas (lícitas e ilícitas) e medicamentos com efeito psicoativo (não prescritos) mais referidos pelos entrevistados (Tabela 1).

126 Rastreamento de doenças: inovando o *check-up*

TABELA 1 Prevalência do consumo de substâncias (lícitas ou ilícitas) e medicamentos psicoativos (não prescritos) na população brasileira, 2015

Substância ou medicamento	Último ano (%)	Últimos 30 dias (%)
Álcool	43,1	30,1
Tabaco (cigarros industrializados)	15,5	13,6
Maconha/haxixe/skank	2,5	1,5
Opiáceos	1,4	0,6
Benzodiazepínicos	1,4	0,4
Cocaína	0,9	0,3
Crack e similares	0,3	0,1
Solventes	0,2	0,1
Anabolizantes	0,2	0,1
Chá de Ayahuasca	0,1	0,1
Ecstasy/MDMA	0,2	0,0
Drogas injetáveis	0,2	0,0
Heroína	0,1	0,0
LSD	0,2	0,0
Quetamina	0,1	0,0
Anfetamínicos	0,3	0,0
Anticolinérgicos	0,2	0,0
Barbitúricos	0,1	0,0

Fonte: ICICT, Fiocruz. III Levantamento Nacional sobre o Uso de Drogas pela População Brasileira.

Bebida alcoólica e tabaco lideram no Brasil

Observa-se que a bebida alcoólica e o tabagismo lideram por larga margem a lista de substâncias psicoativas consumidas mais frequentemente no Brasil. A importância clínico-epidemiológica do álcool, tão expressiva e peculiar, faz com que o seu rastreamento deva ser tratado de forma mais completa em outro capítulo deste livro. Já o rastreamento do tabagismo (Você fuma? Quantos cigarros por dia? Há quanto tempo?) será abordado no âmbito dos seus efeitos mais relevantes à saúde (doenças cardiovasculares e o câncer de pulmão).

A relevância do consumo de maconha, cocaína e benzodiapínicos

Em relação, especificamente, ao consumo de drogas ilícitas e de medicamentos usados fora da sua finalidade terapêutica ou sem prescrição médica, chama a atenção, na Tabela 1, a prevalência de uso recente de maconha e similares, cocaína, benzodiazepínicos e opiáceos. No mesmo estudo, a prevalência estimada indiretamente, por modelos matemáticos, de usuários de maconha, de substâncias ilícitas (exceto maconha) e de crack e/ou similares seria, respectivamente, de 3,1%, 1,9% e 1,1% da população de 27 capitais brasileiras.

Essas e outras substâncias listadas são ingeridas, inaladas ou injetadas com a intenção de gerar efeitos cognitivos, psicoafetivos e outros processos mentais, como "ficar alto" ou "dar barato". Na prática, as substâncias são usadas isoladamente ou em combinações variadas. Os efeitos deletérios à saúde acompanham essa variação e a frequência do uso.

Efeitos diretos e indiretos na saúde

Dentre eles, o primeiro a destacar é a dependência química, ou seja, o impulso que leva uma pessoa a usar substâncias de forma contínua ou periódica, por longo período, para obter prazer ou aliviar tensões, a despeito de possíveis prejuízos funcionais da convivência em sociedade.

A tolerância e a síndrome de abstinência são suas características inerentes. Em conjunto, podem levar o dependente químico ao uso descontrolado da droga e, na sua falta, a sofrer de sintomas progressivos, como sensação de vazio, ansiedade, perda de concentração, cefaleia, irritabilidade, agitação, náuseas e vômitos, perda ponderal, desidratação, tremores, alucinações, convulsões e coma. A tendência geral é que os quadros clínicos sejam tão mais agressivos quanto mais frequente é o consumo e mais potente é a droga (p. ex., cocaína e heroína).

Além das manifestações ligadas à dependência propriamente dita, as drogas e os medicamentos podem induzir uma ampla gama de efeitos esperados e colaterais, que variam de acordo com a substância ingerida, inalada ou injetada. A toxicidade pode acometer funções vitais de praticamente todos os sistemas orgânicos, o que justifica a sua avaliação clínico-laboratorial caso a caso. O consumo compulsivo exagerado pode levar ao óbito (*overdose*). Além disso, são comuns infecções transmitidas pelo compartilhamento de material e má higiene, principalmente no caso de injeção de drogas.

Tão ou mais importantes que os efeitos citados são os sociais, principalmente quando se trata de drogas ilícitas, como a maconha, o crack, a cocaína, a metanfetamina etc. A legislação brasileira penaliza a produção, o porte, o uso e o tráfico de drogas. Desde 2019, entretanto, as penas previstas para o usuário ou dependente surpreendido com quantidades de drogas para uso exclusivamente pessoal são de advertência, prestação de serviços à comunidade ou comparecimento a programa educativo. Já a produção ou o tráfico são passíveis de punição por prisão e multa.

Tráfico de drogas e criminalidade

Foge ao escopo deste texto aprofundar a discussão das graves repercussões sociais, jurídicas e econômicas que envolvem o tráfico nacional ou internacional de drogas. Ressalta-se apenas que, além das consequências à saúde individual dos consumidores, a criminalidade e a violência que envolvem a produção e o tráfico aprofundam o impacto sobre a saúde das coletividades, podendo ampliar o sofrimento e induzir mortes prematuras e evitáveis. O que, em última análise, o *check-up* tem por objetivo evitar.

> Marcos é uma pessoa produtiva, inserida no mercado de trabalho em uma função altamente competitiva que requer alto nível de engajamento e esforço pessoal. Ele talvez se sinta bem adaptado à sua rotina, embora com hábitos que possam prejudicar sua saúde futura: pouco sono, tabagismo, consumo de álcool e de medicamentos fornecidos por amigos. É possível que suas queixas estejam associadas a esses hábitos. A promoção da sua saúde parece depender do rastreamento mais detalhado em relação ao uso de drogas lícitas e ilícitas.

SOBRE OS MÉTODOS DE RASTREAMENTO

Trabalhadores de empresas que lidam com situações de periculosidade, atletas que competem em alto nível esportivo, pilotos de avião de carreira e outros profissionais cujo desempenho precário possa colocar em risco a vida de terceiros podem fazer parte de programas de rastreamento por meio de testes de análises clínicas para identificar a presença de substâncias exógenas em fluidos orgânicos, como o sangue ou a urina. Mas a generalização desse modelo de rastreamento, que tem várias implicações médico-ético-legais, para a população geral, seria dificilmente aceita e aplicável na prática.

Questionários estruturados como método de rastreamento

Para pessoas atendidas na rede de atenção primária à saúde, em consultórios e ambulatórios, a identificação dos consumidores habituais ou dependentes de substâncias psicoativas pode ser feita, todavia, por meio da anamnese ou, de modo mais estruturado, por questionários validados.

Nesse sentido, a Organização Mundial da Saúde (OMS), em 2002, apresentou o ASSIST (*Alcohol, Smoking and Substance Involvement Screening Test*), resultado do trabalho conjunto de pesquisadores de vários países. Trata-se de uma ferramenta para rastrear diversos tipos diferentes de drogas lícitas e ilícitas, incluindo o álcool e o tabaco. Desde a sua criação, o ASSIST foi considerado bastante confiável e aplicável para esse fim. Em 2004, o ASSIST foi traduzido e validado para uso no Brasil, com sensibilidade variando de 84% a 91% e especificidade de 79% a 98%.

Mais recentemente, outros autores propuseram variações do ASSIST limitadas à abordagem de substâncias químicas outras que não o álcool e o tabaco, ou reduzindo o número de perguntas para torná-lo mais adequado à aplicação na atenção primária à saúde. De modo geral, o ASSIST, nas suas várias adaptações, permanece apresentando boas sensibilidade (82,5% a 94,1%) e especificidade (82,2% a 91,1%), que variam segundo o desfecho considerado (p. ex., uso não saudável da droga, consumo problemático ou dependência).

Marcos apresenta indícios de possível consumo abusivo ou dependência de medicamentos ou mesmo de outras drogas, lícitas ou ilícitas. A aplicação do questionário ASSIST (parcial e completo) pode ajudar a determinar o tipo de substância, a frequência de uso e os possíveis impactos na sua saúde, no seu trabalho e lazer, nos seus relacionamentos interpessoais, nas suas finanças e, eventualmente, identificar riscos legais que ele possa estar correndo, sem perceber.

Recomendações internacionais de rastreamento do uso e abuso de substâncias

A USPSTF recomenda o NIDA-*Modified* ASSIST do *National Institute of Drug Abuse* (NIDA), uma versão também ligeiramente modificada do ASSIST original, mas com a vantagem de estar disponível em plataforma de acesso gratuito na internet. Nesta, o rastreamento é feito em etapas sucessivas, inicialmente com 4 perguntas básicas (Tabela 2) que podem ser reduzidas às 2 últimas, específicas sobre medicamentos e drogas ilegais.

TABELA 2 Rastreamento preliminar do consumo de substâncias causadoras de dependência química – ASSIST modificado por *NIDA Drug Screening Tool*

No ano passado, com que frequência você usou as seguintes substâncias?
Álcool (Para homens, 5 ou mais doses por dia. Para mulheres, 4 ou mais doses por dia) ( ) Nunca ( ) Uma ou duas vezes ( ) Mensalmente ( ) Semanalmente ( ) Todos ou quase todos os dias
Produtos do tabaco (cigarros, cigarrilhas, charutos, cachimbos, narguilé, tabaco de mascar, aspirar ou rapé) ( ) Nunca ( ) Uma ou duas vezes ( ) Mensalmente ( ) Semanalmente ( ) Todos ou quase todos os dias
Medicamentos psicoativos sem prescrição médica ou *off-label* ( ) Nunca ( ) Uma ou duas vezes ( ) Mensalmente ( ) Semanalmente ( ) Todos ou quase todos os dias
Drogas ilegais ( ) Nunca ( ) Uma ou duas vezes ( ) Mensalmente ( ) Semanalmente ( ) Todos ou quase todos os dias

Na sequência, de acordo com as respostas dadas, são propostas outras questões para avaliar a frequência e a severidade do uso e eventuais consequências possivelmente relacionadas a cada droga consumida.

Inicialmente, o ASSIST completo tenta identificar o uso de tabaco, álcool e vários medicamentos e drogas psicoativas alguma vez na vida. Em caso positivo para qualquer substância da lista, 6 perguntas quantificam (por meio de escores) como foi nos últimos 3 meses a frequência de: consumo; sintomas de fissura; problemas de saúde, sociais, legais ou financeiros; e incapacidades. Por fim, nas últimas 3 questões pergunta-se sobre: a possível preocupação de amigos e parentes com o uso de substâncias pelo paciente; tentativas de controlar, reduzir ou parar de consumir; e se já fez uso de drogas injetáveis. O Anexo 1 apresenta o formulário completo para aplicação manual do ASSIST na forma como é validado para ser empregado no Brasil, incluindo as fórmulas de cálculos de pontuação e as recomendações para cada substância consumida, de acordo com a faixa de pontuação auferida.

Vantagens e desvantagens no uso do ASSIST

A aplicação do ASSIST pode incorrer em riscos de danos a pacientes, devidos, por exemplo, à estigmatização, rotulagem ou consequências médico-legais decorrentes do uso inadequado das informações fornecidas e o vazamento ou quebra do sigilo que as envolvem. Obviamente, o rastreamento do tema é complexo demais, incluindo valores morais e preferências pessoais, e não deve ser imposto pelo profissional da saúde ao paciente sem que este último seja informado, convenientemente, de todas as suas implicações.

Portanto, recomenda-se que a decisão final por rastrear ou não deva ser tomada, em conjunto, por ambas as partes, profissional de saúde e paciente. Além disso, como em outros tipos de rastreamento (p. ex., depressão e violência doméstica contra a mulher), é necessário que todos os dispositivos estruturais de apoio médico, psicossocial e legal estejam disponíveis e acessíveis de antemão aos necessitados.

SOBRE O TRATAMENTO E A PREVENÇÃO

O tratamento depende, diretamente, do tipo de droga, frequência de uso e do(s) problema(s) que ela pode causar à saúde. Em grande parte das vezes, o consumo da droga é crônico e alterna períodos de uso com interrupções voluntárias (p. ex., tentativa de cessação) ou forçadas (p. ex., falta de dinheiro para a compra do produto). Isso, por si só, é um obstáculo ao tratamento, que acaba sendo, da mesma forma, abandonado ou suspenso, intermitentemente. Redução de recaídas, abstinência total, reinserção laboral, recuperação de relacionamentos pessoais, dentre outros, são alvos do tratamento.

Opções de abordagem terapêutica

Farmacoterapia prescrita em conjunto com aconselhamento individual ou coletivo é o tratamento padrão para os distúrbios ligados ao uso de opiáceos (heroína ou medicamentos analgésicos). Outras drogas, como maconha, estimulantes e remédios psicoativos não opiáceos, são tratadas em intervenções psicossociais e motivacionais, por meio de terapia cognitivo-comportamental, estratégias de redução de danos, terapia comportamental em família ou comunitária, ou grupos de mútua ajuda como os Narcóticos Anônimos (NA). Essas intervenções podem durar várias semanas ou meses.

Tratamentos e procedimentos adequados devem ser providenciados para condições clínicas paralelas, como a identificação da coexistência entre o consumo de drogas e doenças infecciosas ou mentais, ou de pacientes que estejam abusando de opiáceos para tratar dores sem a necessária supervisão médica.

Estratégias gerais de prevenção do uso de drogas

Em termos preventivos, o Ministério da Saúde ressalta duas linhas de estratégia de abordagem: a proibicionista e a de redução de danos. A primeira equivale à redução da oferta dos produtos para consumo (pela legislação de combate à produção e tráfico) e o incentivo à rejeição dos consumidores aos mesmos, com propaganda indutiva negativa exemplificada na vinheta: "Diga não às drogas". Cursos, aulas e palestras são meios de divulgação de informações da estratégia proibicionista, cujas repercussões parecem prevalecer, prioritariamente, no público não consumidor das substâncias.

Já a redução de danos compreende um complexo de ações da esfera da promoção da saúde que pode atingir a todos, como: acolhimento de usuários eventuais, habituais e dependentes; orientações sobre consumo mínimo, saudável ou controlado de drogas com enfoque na qualidade de vida; percepção de sinais de alerta para o abuso e a dependência; dicas de autocuidados gerais com a saúde (alimentação, atividade física, sono etc.); aconselhamento dirigido para cessação ou evicção de recaídas; prevenção de doenças transmitidas pelo compartilhamento de equipamentos para injeção e inalação, entre outros.

A importância das políticas públicas e legislação pertinente

Em matéria de políticas públicas, em 2019, o governo brasileiro aprovou a Política Nacional sobre Drogas (PNAD) e atualizou a legislação (Lei n. 11.343, de 23 de agosto de 2006 alterada pela Lei n. 13.840, de 5 de junho de 2019) que consolidou a criação do Sistema Nacional de Políticas Públicas sobre Drogas (SISNAD). Em documento publicado pelo Ministério da Cidadania, em 2020, o SISNAD "prescreve medidas para prevenção do uso de drogas, atenção e reinserção social de usuários e dependentes químicos. Estabelece, ainda, normas para repressão à produção e ao tráfico ilícito de drogas, definindo os crimes praticados nessas atividades e suas sanções penais".

Ainda segundo o mesmo documento, a PNAD atual pressupõe: "Garantia do direito à assistência intersetorial, interdisciplinar e transversal, a partir da visão holística do ser humano, pela implementação e manutenção da rede de assistência integrada, pública e privada, com tratamento, acolhimento em comunidade terapêutica, acompanhamento, apoio, mútua ajuda e reinserção social, à pessoa com problemas decorrentes do uso ou da dependência do álcool e de outras drogas e a prevenção do uso dessas substâncias a toda a população, principalmente àquelas em maior vulnerabilidade."

Os dispositivos legais citados ressaltam, portanto, a questão das drogas como um problema de saúde pública, dentre outros, e enfatizam a importância da prevenção na população e da assistência integrada ao usuário e dependente. Indiretamente, pode-se deduzir a relevância do rastreamento para que medidas preventivas e terapêuticas sejam adotadas o mais precocemente possível.

Balanço entre riscos e benefícios do rastreamento

Na prática, os benefícios e riscos de danos do rastreamento do uso de drogas varia em função de fatores sanitários, sociais e legais. Há situações nas quais os custos para a avaliação, diagnóstico e, principalmente, o tratamento dos indivíduos rastreados positivamente sejam proibitivos para a sua implantação, tornando-o infactível. O balanço entre benefícios e potenciais danos a pacientes será tão mais positivo quanto maior a capacidade de se obter diagnóstico acurado e tratamento efetivo, visando ao bem-estar dos usuários rastreados e não à sua punição.

AGRADECIMENTO

Os autores agradecem a colaboração do Prof. Dr. Renério Fraguas Junior pela cuidadosa leitura do texto e sugestão de melhorias.

BIBLIOGRAFIA CONSULTADA

1. USPSTF – United States Preventive Services Task Force. Unhealthy Drug Use: Screening, 2020. Disponível em: https://www.uspreventiveservicestaskforce.org/uspstf/recommendation/drug-use--illicit-screening. Acesso em: Maio de 2021.
2. United Nations Office on Drugs and Crime (UNODC). Works Drug Report (2019). Disponível em https://www.wdr.unodc.org/wdr2019. Acesso: Maio de 2021.
3. Brasil. Ministério da Saúde. Fundação Oswaldo Cruz (FIOCRUZ). III Levantamento Nacional sobre Uso de Drogas pela População Brasileira. Rio de Janeiro: Ministério da Saúde; 2017.
4. Brasil. Ministério da Saúde. Fundação Oswaldo Cruz (FIOCRUZ). III Levantamento Nacional sobre Uso de Drogas pela População Brasileira - Documentação Complementar. Rio de Janeiro: Ministério da Saúde; 2018.
5. WHO ASSIST Working Group. The Alcohol, Smoking and Substance Involvement Screening Test (ASSIST): development, reliability and feasibility. Addiction. 2002;97:1183-94.
6. McNeely J, Strauss SM, Saitz R, Cleland CM, Palamar JJ, Rotrosen J, et al. A brief patient self-administered substance use screening tool for primary care: Two-site Validation Study of the Substance Use Brief Screen (SUBS) Am J Med. 2015 Jul;128(7):784.e9-19.
7. Quyen QT, Yani L, Rudolf HM, Brandy S. Diagnostic accuracy of a two-item screen for drug use developed from the alcohol, smoking and substance involvement screening test (ASSIST). Drug Alcohol Depend. 2016 Jul 1;164:22-7.
8. Henrique IFS, De Micheli D, Lacerda RB, Lacerda LA, Formigoni MOS. Validação da versão brasileira do teste de triagem do envolvimento com álcool, cigarro e outras substâncias (ASSIST). Rev Assoc Med Bras. 2004;50(2):199-20.
9. Brasil. Ministério da Justiça e Cidadania. Secretaria Nacional de Políticas sobre Drogas. SUPERA, 11ª Edição, Módulo 1. O uso de substâncias psicoativas no Brasil. Brasília: Ministério da Justiça e Cidadania; 2017
10. Brasil. Ministério da Cidadania. Secretaria Nacional de Cuidados e Prevenção às Drogas. 11 perguntas para você conhecer a legislação sobre drogas no Brasil. Florianópolis: SEAD/UFSC ; 2020.

ANEXO 1 – ASSIST – OMS
QUESTIONÁRIO PARA TRIAGEM DO USO DE ÁLCOOL, TABACO E OUTRAS SUBSTÂNCIAS

Nome: Sexo ( ) F ( ) M Idade:

Registro Entrevistador: Data: / /

NOMES POPULARES OU COMERCIAIS DAS DROGAS

a. produtos do tabaco (cigarro, charuto, cachimbo, fumo de corda)

b. bebidas alcoólicas (cerveja, vinho, champagne, licor, pinga, uísque, vodca, vermutes, caninha, rum, tequila, gim)

c. maconha (baseado, erva, liamba, diamba, birra, fuminho, fumo, mato, bagulho, pango, manga-rosa, massa, haxixe, skank etc.)

d. cocaína, crack (coca, pó, branquinha, nuvem, farinha, neve, pedra, cachimbo, brilho)

e. estimulantes, como anfetaminas (bolinhas, rebites, bifetamina, moderine, MDMA)

f. inalantes (solventes, cola de sapateiro, tinta, esmalte, corretivo, verniz, *thinner*, clorofórmio, tolueno, gasolina, éter, lança-perfume, cheirinho da loló)

g. hipnóticos, sedativos (ansiolíticos, tranquilizantes, barbitúricos, fenobarbital, pentobarbital, benzodiazepínicos, diazepam)

h. alucinógenos (LSD, chá-de-lírio, ácido, passaporte, mescalina, peiote, cacto)

i. opioides/opiáceos (morfina, codeína, ópio, heroína, elixir, metadona, meperidina, propoxifeno)

j. outras – especificar:

1. NA SUA VIDA QUAL(IS) DESSA(S) SUBSTÂNCIAS VOCÊ JÁ USOU? (SOMENTE USO NÃO PRESCRITO PELO MÉDICO)	NÃO	SIM
a. derivados do tabaco	Não	Sim
b. bebidas alcoólicas	Não	Sim
c. maconha	Não	Sim
d. cocaína, crack	Não	Sim
e. anfetaminas ou ecstasy	Não	Sim
f. inalantes	Não	Sim
g. hipnóticos/sedativos	Não	Sim
h. alucinógenos	Não	Sim
i. opioides/opiáceos	Não	Sim
j. outras, especificar	Não	Sim

- Se "NÃO" em todos os itens, investigue:
  "Nem mesmo quando estava na escola?"
- Se "NÃO" em todos os itens, pare a entrevista
- Se "SIM" para alguma droga, continue com as demais questões

2. DURANTE OS TRÊS ÚLTIMOS MESES, COM QUE FREQUÊNCIA VOCÊ UTILIZOU ESSA(S) SUBSTÂNCIA(S) QUE MENCIONOU? (PRIMEIRA DROGA, DEPOIS A SEGUNDA DROGA ETC.)	NUNCA	1 OU 2 VEZES	MENSALMENTE	SEMANALMENTE	DIARIAMENTE OU QUASE TODOS OS DIAS
a. derivados do tabaco	0	2	3	4	6
b. bebidas alcoólicas	0	2	3	4	6
c. maconha	0	2	3	4	6
d. cocaína, crack	0	2	3	4	6
e. anfetaminas ou ecstasy	0	2	3	4	6
f. inalantes	0	2	3	4	6
g. hipnóticos/sedativos	0	2	3	4	6
h. alucinógenos	0	2	3	4	6
i. opioides/opiáceos	0	2	3	4	6
j. outras, especificar	0	2	3	4	6

- Se "NUNCA" em todos os itens da questão 2, pule para a questão 6; com outras respostas, continue com as demais questões.

136 Rastreamento de doenças: inovando o *check-up*

3. DURANTE OS TRÊS ÚLTIMOS MESES, COM QUE FRE-QUÊNCIA VOCÊ TEVE UM FORTE DESEJO OU URGÊNCIA EM CONSUMIR?
(PRIMEIRA DROGA, SEGUNDA DROGA ETC.)

	NUNCA	1 OU 2 VEZES	MENSALMENTE	SEMANALMENTE	DIARIAMENTE OU QUASE TODOS OS DIAS
a. derivados do tabaco	0	3	4	5	6
b. bebidas alcoólicas	0	3	4	5	6
c. maconha	0	3	4	5	6
d. cocaína, crack	0	3	4	5	6
e. anfetaminas ou ecstasy	0	3	4	5	6
f. inalantes	0	3	4	5	6
g. hipnóticos/sedativos	0	3	4	5	6
h. alucinógenos	0	3	4	5	6
i. opioides/opiáceos	0	3	4	5	6
j. outras, especificar	0	3	4	5	6

4. DURANTE OS TRÊS ÚLTIMOS MESES, COM QUE FREQUÊNCIA O SEU CONSUMO DE (PRIMEIRA DRO-GA, DEPOIS A SEGUNDA DROGA ETC.) RESULTOU EM PROBLEMA DE SAÚDE, SOCIAL, LEGAL OU FINANCEI-RO?

	NUNCA	1 OU 2 VEZES	MENSALMENTE	SEMANALMENTE	DIARIAMENTE OU QUASE TODOS OS DIAS
a. derivados do tabaco	0	4	5	6	7
b. bebidas alcoólicas	0	4	5	6	7
c. maconha	0	4	5	6	7
d. cocaína, crack	0	4	5	6	7
e. anfetaminas ou ecstasy	0	4	5	6	7
f. inalantes	0	4	5	6	7
g. hipnóticos/sedativos	0	4	5	6	7
h. alucinógenos	0	4	5	6	7
i. opioides/opiáceos	0	4	5	6	7
j. outras, especificar	0	4	5	6	7

2.8 Consumo nocivo de drogas ilícitas e medicamentos 137

5. DURANTE OS TRÊS ÚLTIMOS MESES, COM QUE FREQUÊNCIA, POR CAUSA DO SEU USO DE (PRIMEIRA DROGA, DEPOIS A SEGUNDA DROGA ETC.), VOCÊ DEIXOU DE FAZER COISAS QUE ERAM NORMALMENTE ESPERADAS DE VOCÊ?

	NUNCA	1 OU 2 VEZES	MENSALMENTE	SEMANALMENTE	DIARIAMENTE OU QUASE TODOS OS DIAS
a. derivados do tabaco	0	5	6	7	8
b. bebidas alcoólicas	0	5	6	7	8
c. maconha	0	5	6	7	8
d. cocaína, crack	0	5	6	7	8
e. anfetaminas ou ecstasy	0	5	6	7	8
f. inalantes	0	5	6	7	8
g. hipnóticos/sedativos	0	5	6	7	8
h. alucinógenos	0	5	6	7	8
i. opioides/opiáceos	0	5	6	7	8
j. outras, especificar	0	5	6	7	8

- FAÇA as questões 6 e 7 para todas as substâncias mencionadas na questão 1

6. HÁ AMIGOS, PARENTES OU OUTRA PESSOA QUE TENHA DEMONSTRADO PREOCUPAÇÃO COM SEU USO DE (PRIMEIRA DROGA, DEPOIS A SEGUNDA DROGA ETC.)?

	NÃO, nunca	SIM, nos últimos 3 meses	SIM, mas não nos últimos 3 meses
a. derivados do tabaco	0	6	3
b. bebidas alcoólicas	0	6	3
c. maconha	0	6	3
d. cocaína, crack	0	6	3
e. anfetaminas ou ecstasy	0	6	3
f. inalantes	0	6	3
g. hipnóticos/sedativos	0	6	3
h. alucinógenos	0	6	3
i. opioides/opiáceos	0	6	3
j. outras, especificar	0	6	3

7. ALGUMA VEZ VOCÊ JÁ TENTOU CONTROLAR, DIMINUIR OU PARAR O USO DE (PRIMEIRA DROGA, DEPOIS A SEGUNDA DROGA ETC.) E NÃO CONSEGUIU?

	NÃO, nunca	SIM, nos últimos 3 meses	SIM, mas não nos últimos 3 meses
a. derivados do tabaco	0	6	3
b. bebidas alcoólicas	0	6	3
c. maconha	0	6	3
d. cocaína, crack	0	6	3
e. anfetaminas ou ecstasy	0	6	3
f. inalantes	0	6	3
g. hipnóticos/sedativos	0	6	3
h. alucinógenos	0	6	3
i. opioides/opiáceos	0	6	3
j. outras, especificar	0	6	3

Nota importante: pacientes que tenham usado drogas injetáveis nos últimos 3 meses devem ser perguntados sobre seu padrão de uso injetável durante este período, para determinar seus níveis de risco e a melhor forma de intervenção.

8. ALGUMA VEZ VOCÊ JÁ USOU DROGAS POR INJEÇÃO?
(SOMENTE USO NÃO PRESCRITO POR MÉDICO)

NÃO, nunca	SIM, nos últimos 3 meses	SIM, mas NÃO nos últimos 3 meses

Guia de Intervenção para Padrão de uso injetável

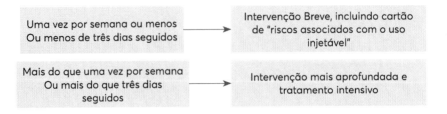

PONTUAÇÃO PARA CADA DROGA

	Anote a pontuação para cada droga. SOME APENAS as pontuações das questões 2, 3, 4, 5, 6 e 7	Nenhuma intervenção	Receber Intervenção Breve	Encaminhar para tratamento mais intensivo
Tabaco		0-3	4-26	27 ou mais
Álcool		0-10	11-26	27 ou mais
Maconha		0-3	4-26	27 ou mais
Cocaína, crack		0-3	4-26	27 ou mais
Anfetaminas ou ecstasy		0-3	4-26	27 ou mais
Inalantes		0-3	4-26	27 ou mais
Hipnóticos/sedativos		0-3	4-26	27 ou mais
Alucinógenos		0-3	4-26	27 ou mais
Opioides/opiáceos		0-3	4-26	27 ou mais
Outras, especificar		0-3	4-26	27 ou mais

CÁLCULO DO ESCORE DE ENVOLVIMENTO COM UMA SUBSTÂNCIA ESPECÍFICA

Para cada substância (de "a" a "j") some os escores obtidos nas questões 2 a 7 (inclusive). Não inclua no cálculo as pontuações das questões 1 e 8. Por exemplo, um escore para maconha deverá ser calculado do seguinte modo: Q2c + Q3c + Q4c + Q5c + Q6c + Q7c. Atenção: para tabaco a questão 5 não deve ser pontuada, sendo obtida pela soma de Q2a + Q3a + Q4a + Q6a + Q7a.

Adaptação e validação para o Brasil por Henrique IFS, et al. Validação da versão brasileira do teste de triagem do envolvimento com álcool, cigarro e outras substâncias (ASSIST). Rev Assoc Med Bras. 2004;50:199-206.

Versão original desenvolvida por WHO ASSIST Working Group. Disponível em: http://www.who.int/substance_abuse/activitiers/assist/en/index.html.

2.9
Depressão

> **PONTOS-CHAVE**
>
> - A depressão é uma das principais causas de incapacidade mundialmente e forte contribuinte ou agravante da carga global de doenças.
> - A depressão afeta mais mulheres do que homens e é importante causa de suicídio. Entretanto, apenas entre 10% e 15% dos deprimidos recebem tratamento adequado.
> - Os questionários para rastrear depressão têm boa acurácia e aplicação simples e rápida. Duas perguntas, sobre humor e falta de prazer, já são uma boa abordagem preliminar.
> - Estímulo a atividades físicas, grupos de ajuda, atividades de lazer e relaxamento, além de uma organização de trabalho saudável, podem ajudar a prevenir a depressão.
> - Vários medicamentos antidepressivos (p. ex., tricíclicos, inibidores de recaptação de serotonina e duais – serotonina e noradrenalina) e intervenções psicoterapêuticas são considerados efetivos no tratamento da depressão.

NOSSA RECOMENDAÇÃO DE RASTREAMENTO

- Rastrear a depressão em adultos entre 18 e 75 anos da população geral, que não se queixem, explicitamente, de sintomas depressivos.
- Informar o(a) paciente das características do rastreamento e das suas possíveis repercussões, antes de decidir pela sua realização.
- Ter certeza de que todas as possibilidades terapêuticas da depressão estejam disponíveis e acessíveis, para o caso de o rastreamento ser positivo.
- Iniciar o rastreamento pelas 2 primeiras perguntas do PHQ-9. Se a soma dos escores for maior do que 2, aplicar as outras 7 perguntas do PHQ-9.
- Confirmar o diagnóstico por meio de avaliação clínica e oferecer tratamento adequado ao grau de gravidade, fornecido por profissional da saúde treinado e, se necessário, por especialista.

RECOMENDAÇÕES DE OUTRAS ENTIDADES

- A *American Academy of Pediatrics* recomenda rastrear a depressão em mães após 1, 2 e 4 meses do nascimento do bebê.
- A CTFPHC não recomenda rastrear rotineiramente a depressão em adultos da população geral.
- A *Community Preventive Services Task Force* recomenda um cuidado colaborativo (multidisciplinar) que incremente a rotina de rastreamento, diagnóstico e gerenciamento da depressão.

> Nivalda é uma cuidadora de idosos de 53 anos, que vive sozinha em uma comunidade carente do Rio de Janeiro. Ela tem 2 filhas adultas que vivem em Minas Gerais há mais de 5 anos. Sua vida, hoje, se resume a cuidar de uma senhora de 90 anos e a ficar em casa, nas horas de folga. Seu lazer principal é assistir novelas e programas de TV aberta. Ela tem procurado serviços de saúde, com certa frequência, para tratar de dores de cabeça, falta de energia e insônia. A sua aderência aos medicamentos é bem irregular.

SOBRE A MAGNITUDE DO PROBLEMA

Depressão é uma doença crônica, com grande potencial incapacitante, da qual a Organização Mundial da Saúde (OMS) estima em mais de 264 milhões o número de pessoas acometidas ao redor do mundo. Depressão é mais do que uma flutuação de humor ou uma resposta emocional passageira a problemas corriqueiros da vida diária. Quando se manifesta cronicamente, implica em um grave problema de saúde com perda de funcionalidade e repercussão na esfera social, escolar e profissional.

Epidemiologia da depressão no mundo e no Brasil

Em relatório de 2017, a OMS indicou uma prevalência mundial de depressão da ordem de 5,1% entre mulheres e 3,6% entre homens, valores muito próximos dos que se reproduzem na região das Américas. No mesmo ano, o *Global Burden of Disease Study* 2017, publicado no *The Lancet*, revelou um índice de 43.099 anos vividos com incapacidade (YLD)[1] causada pela depressão, representando um aumento de aproximadamente 52% do YLD, entre 1990 e 2017. A região das Américas é responsável por cerca de 10% desses anos vividos com incapacidade. A depressão e suas consequências são causa de problemas sociais e econômicos decorrentes de: sofrimento emocional, piora da qualidade de vida, visitas médicas repetidas, tratamentos caros e seus efeitos adversos, perda de tempo no trabalho, transporte e outros. A sobrecarga para a sociedade, como um todo, relaciona-se a perdas de vida, redução de produtividade e do produto interno, e aumento das despesas com saúde.

---

1 Do inglês, *years lived with disability* (YLD).

No Brasil, a depressão é a segunda maior causa de incapacidade. O país ostenta a liderança em YLD na América Latina. De acordo com dados da Pesquisa Nacional de Saúde (PNS), são mais de 11 milhões de brasileiros portadores da doença, sendo que a prevalência registrada é maior entre as mulheres (10,9%) do que em homens (3,9%). Em decorrência da pandemia de COVID-19, transtornos mentais tendem a aumentar de prevalência, com necessidade de estratégias de prevenção e intervenção. Destas, depressão e ansiedade têm grande potencial de perda de qualidade de vida e produtividade.

Manifestações clínicas

Clinicamente, a depressão se expressa por sintomas de humor deprimido, tristeza intensa, perda de interesse e prazer em atividades antes prazerosas, que são queixas obrigatórias para que o diagnóstico seja confirmado. A persistência da sintomatologia por mais de 2 semanas é indicativa de doença e não apenas de um fenômeno isolado. Para o diagnóstico clínico, são relevantes também: queixas somáticas, ansiedade, distúrbios do sono (insônia ou sonolência excessiva) e de apetite (anorexia ou hiperexia), perda de peso, sensação de falta de energia, cansaço e lentidão. Além disso, podem ocorrer sentimentos inapropriados de culpa ou baixa autoestima, falta de concentração, sentimento recorrente de morte, ideação suicida, labilidade emocional. Na dependência da frequência e gravidade dos sintomas, a depressão é classificada em maior ou menor. Alternada com episódios cíclicos de mania, constitui o transtorno afetivo bipolar (TAB).

Um episódio depressivo pode ser considerado leve, moderado ou grave, dependendo da intensidade dos sintomas. Um quadro leve pode acarretar alguma dificuldade em continuar um trabalho simples ou atividades sociais, mas sem incapacidade significativa. Já diante de uma manifestação depressiva grave, é improvável que a pessoa afetada possa manter níveis habituais de desempenho em suas atividades sociais, escolares, de trabalho ou domésticas. Suicídio é um desdobramento possível de quadros depressivos, independente da gravidade dos sintomas ou incapacidades prévias.

Depressão e mortalidade por suicídio

A WHO Global Health Estimates estimou que 1,5% de todos os óbitos mundiais, em 2015, foram devidos a suicídio. Ao mesmo tempo, sabe-se que um número grande e desconhecido de tentativas não consumadas contribui para as consequências nefastas dos distúrbios depressivos. Lembra-se que suicídio ocorre em qualquer faixa etária,[2] principalmente em países de baixo ou médio nível de desenvolvimento.

Fatores que influenciam o risco de depressão

Alguns fatores de natureza individual ou coletiva aumentam o risco para depressão (Tabela 1). Vale ressaltar, entretanto, que a presença ou ausência desse(s) fator(es) de risco não distingue pacientes com depressão daqueles sem a doença.

TABELA 1 Fatores de risco para depressão

1. Carência socioeconômica	6. Doença crônica (p.ex., cardíaca, cerebrovascular, câncer)
2. Carência educacional	7. Infecção prévia por SARS-CoV-2 (Covid-19)
3. Separação, divórcio ou viuvez (luto, solidão)	8. Distúrbios crônicos do sono
4. Trauma psíquico na infância (p.ex., negligência, abuso)	9. Antecedente pessoal de depressão
5. Saúde precária ou fragilidade	10. Antecedente familiar de depressão

O diagnóstico pré-clínico é importante por conta da alta incidência e prevalência da depressão, sua morbidade e mortalidade potencial, e o fato da doença poder passar despercebida por longo tempo. Como se verá, há métodos de abordagem preventiva eficazes e uma variedade de medicamentos capazes de mudar a história natural da evolução da doença. Apesar disso, dados indicam que apenas entre 10% e 15% das pessoas acometidas recebem o tratamento adequado para depressão.

SOBRE OS MÉTODOS DE RASTREAMENTO

Questionários estruturados para rastreamento

A USPSTF apresenta vários questionários estruturados e validados que podem servir para rastrear indícios de depressão em pessoas da população geral.

---

2   O suicídio é a segunda maior causa de óbitos entre pessoas de 15 a 29 anos.

São citados pela entidade, principalmente: o PHQ – *Patient Health Questionnaire*, em várias formas de apresentação, dentre as quais o PHQ-9 (Anexo 1); as *Hospital Anxiety and Depression Scales*, para adultos; a *Geriatric Depression Scale*, para idosos (Anexo 2). A Organização Mundial da Saúde, por sua vez, propõe o *WHO-5 Well-Being Index* (Anexo 3) como passo preliminar na detecção de casos potenciais de depressão.

De modo geral, a sensibilidade desses instrumentos varia entre 80% e 90% e a especificidade, entre 70% e 85%; a maioria deles é de aplicação rápida e fácil, e alguns são autoaplicáveis pelos pacientes. A mesma USPSTF, na sua última atualização da recomendação sobre depressão, reforçou que a acurácia dos métodos de rastreamento, como os citados, é satisfatória e convincente. Enfatizou, ainda, que duas questões simples a respeito de humor e anedonia, como as duas primeiras do PHQ-9 (doravante chamadas PHQ-2), podem ser tão efetivas quanto instrumentos mais completos no rastreamento da depressão e, portanto, viáveis para uso na clínica de atenção primária.

Caso as duas questões do PHQ-2 apontem indícios de depressão, as respostas às outras sete perguntas aumentam a especificidade do questionário e podem ajudar a refinar o diagnóstico pré-clínico (a íntegra das perguntas e os critérios de interpretação das respostas ao PHQ-9 estão detalhados no Anexo 1 no final do capítulo). De qualquer modo, todo rastreamento considerado positivo deve desencadear um processo de confirmação do diagnóstico, por meio de avaliação clínica, que inclua tópicos referentes a: gravidade da depressão, queixas somáticas e outros problemas psicossociais associados (p. ex., ansiedade, ataques de pânico, abuso de drogas, ideação suicida etc.), diagnóstico diferencial e condições clínicas gerais.

> Ao longo da consulta médica, Nivalda foi perguntada se vinha se sentindo triste, para baixo, e se tinha perdido o prazer no seu dia a dia, pelo menos nas últimas 2 semanas. Ela confirmou que estava sempre triste, mas que ainda fazia suas tarefas com algum prazer. Pediram, então, para ela responder às perguntas do PHQ-9, antes de tomar uma decisão sobre o diagnóstico de depressão e seu possível tratamento.

Periodicidade do rastreamento

Ainda não é possível determinar o período ideal para repetição, nos casos de rastreamento negativo. De maneira pragmática, é razoável rastrear, uma primeira vez, todos os adultos que nunca foram ou não se lembram de terem sido rastreados em relação à depressão, e repetir o procedimento a cada novo contato. Isso deve ser feito durante qualquer consulta médica ambulatorial ou mesmo em situação oportunista, como uma internação hospitalar.

Riscos na aplicação dos questionários

Durante uma consulta de atenção primária à saúde, a aplicação das perguntas de rastreamento pode gerar algum desconforto ou exacerbar reações emocionais inesperadas (p. ex., choro incoercível, catarse verbal). O diagnóstico pré-clínico de depressão também pode fazer emergir nos pacientes o antigo estigma da doença mental ou aflorar problemas que estão fora da alçada resolutiva do(a) profissional da saúde que conduz o rastreamento.

Essas possíveis repercussões negativas, entretanto, podem ser adequadamente evitadas ou mitigadas, caso o(a) médico(a) exponha a(o) paciente informações sobre os objetivos das perguntas e ambos tomem uma decisão conjunta a respeito do rastreamento. Se assim for, e se houver garantia prévia de tratamento clínico ou intervenção psicológica ou psiquiátrica pertinente, em caso de rastreamento positivo, rastrear a depressão tende a ter um balanço de efetividade positivo.

SOBRE O TRATAMENTO E A PREVENÇÃO

Tratamento medicamentoso e psicoterapia

O tratamento efetivo de adultos geralmente inclui o uso de medicação antidepressiva (p. ex., antidepressivos tricíclicos, inibidores de recaptação de serotonina – IRS ou de serotonina e noradrenalina) ou abordagens psicoterápicas (p. ex., psicoterapia breve, terapia cognitivo-comportamental), isoladas ou combinadas, individuais ou em grupos. A recomendação da USPSTF de 2009, referendada em 2016, concluiu que existe evidência suficiente estabelecendo os benefícios do tratamento da depressão em adultos e idosos da população geral.

Revisões sistemáticas de estudos que compararam pacientes tratados com antidepressivos e psicoterapia com algum outro tipo de abordagem-controle revelam que antidepressivos são efetivos. Outros mostram remissão da depressão entre 46% e 48% em relação aos grupos-controle, tanto em pessoas tratadas com medicamento quanto por psicoterapia. Idosos tratados por qualquer das duas abordagens apresentam 2 vezes ou mais chances de melhora completa da depressão do que os não tratados.

A evidência científica disponível é concordante, portanto, sobre a efetividade das opções de tratamento da depressão. Porém, para que os resultados positivos dos tratamentos sejam reproduzidos em nível de serviços comunitários de saúde, é necessário que exista um sistema colaborativo de gestão da doença mental (em especial, dos distúrbios depressivos), multidisciplinar e que integre a atenção primária, especialistas e pacientes.

Outras iniciativas terapêuticas

Iniciativas específicas para prevenção de depressão são de difícil implantação, uma vez que se trata de doença de etiologia multifatorial, que envolve tantas dimensões diferentes das relações humanas que a possibilidade de intervenção é, muitas vezes, inalcançável na prática. Porém, programas restritos que estimulam a atividade física, grupos de convivência e ajuda mútua, práticas de lazer comunitário, estratégias gerais para relaxamento e descontração, sistemas de organização do trabalho que privilegiem a saúde, são alguns exemplos de ações que, indiretamente, podem agir nesse sentido.

Balanço entre riscos e benefícios do rastreamento

Com relação ao balanço entre benefícios do tratamento e seus possíveis danos à saúde, deve-se considerar os eventuais efeitos colaterais da medicação antidepressiva e a capacidade de proporcionar a intervenção preventiva ou o tratamento psicoterápico necessário e com alto nível de qualidade.

Mesmo levando em consideração efeitos indesejados dos antidepressivos tão graves quanto o próprio suicídio, ao contrário da CTFPHC, a USPSTF considera que existe benefício, no mínimo moderado, do rastreamento de depressão entre adultos da população geral. A entidade ressalta, entretanto, que o diagnóstico pré-clínico só deve ser buscado quando se dispõe de um sistema de suporte completo e adequado ao paciente rastreado com depressão.

Caso o rastreamento de depressão da Nivalda seja positivo, o(a) profissional da atenção primária, após confirmar o diagnóstico clinicamente, poderá optar por introduzir o tratamento medicamentoso ou encaminhá-la a especialista (psicólogo ou psiquiatra). Qualquer que seja a opção escolhida, à paciente deve ser garantido o suporte de mais alto nível de qualidade para o problema rastreado.

AGRADECIMENTO

Os autores agradecem a colaboração do Prof. Dr. Renério Fráguas Júnior pela cuidadosa leitura do texto e sugestão de melhorias.

BIBLIOGRAFIA CONSULTADA

1. Canadian Task Force on Preventive Health Care – CTFPHC. Depression in adults (2013). Disponível em: https://canadiantaskforce.ca/guidelines/published-guidelines/depression/. Acesso: Julho de 2021.
2. United States Preventive Services Task Force – USPSTF. Depression in adults: screening (2016). Disponível em: https://www.uspreventiveservicestaskforce.org/uspstf/recommendation/depression-in-adults-screening. Acesso: Julho de 2021.
3. GBD 2017 Disease and Injury Incidence and Prevalence Collaborators. Global, regional, and national incidence, prevalence, and years lived with disability for 354 diseases and injuries for 195 countries and territories, 1990–2017: a systematic analysis for the GBD – Global Burden of Disease Study 2017. Lancet. 2018;392:1789-858
4. WHO. Depression and other common mental disorders – Global Health Estimates (2017). Disponível em: https://apps.who.int/iris/bitstream/handle/10665/254610/WHO-MSD-MER-2017.2-eng.pdf. Acesso: Julho de 2021.
5. WHO – Regional Office for Europe. Wellbeing measures in primary health care – The DEP-CARE Project. Estocolmo, 1998. Disponível em: https://www.euro.who.int/__data/assets/pdf_file/0016/130750/E60246.pdf. Acesso: Julho de 2021.
6. OPAS. Depressão. Disponível em: https://www.paho.org/pt/topicos/depressao. Acesso: Julho de 2021.
7. Negeri ZF, Levis B, Sun Y, He C, Krishnan A, Wu Y, et al. Accuracy of the Patient Health Questionnaire-9 for screening to detect major depression: updated systematic review and individual participant data meta-analysis BMJ. 2021;375:n2183.
8. Dias CET. Identificação e rastreamento de depressão e ansiedade: uma revisão sistemática dos principais instrumentos utilizados em pesquisas para diagnóstico e prevalência no âmbito de instituições públicas de saúde. Disponível em: https://docs.bvsalud.org/biblioref/2019/08/1006310/carlos-eduardo-tavares-dias.pdf. Acesso: Julho de 2021.
9. Santos IS, Tavares BF, Munhoz TN, Pio de Almeida LS, Silva BTB, Tams BD, et al. Sensibilidade e especificidade do Patient Health Questionnaire-9 (PHQ-9) entre adultos da população geral. Cad Saúde Pública, Rio de Janeiro. 2013;29(8):1533-43.
10. Fraguas Jr R, Henriques SG, De Lucia MS, Iosifescu DV, Schwartz FH, Menezes PR, et al. The detection of depression in medical setting: A study with PRIME-MD. Journal of Affective Disorders. 2006;91(1):11-7.
11. COVID-19 Mental Disorders Collaborators. Global prevalence and burden of depressive and anxiety disorders in 204 countries and territories in 2020 due to the COVID-19 pandemic. Lancet. 2021 Nov 6;398(10312):1700-12.

ANEXO 1 – PERGUNTAS DO *PATIENT HEALTH QUESTIONNAIRE* (PHQ-9)[3]

Ao longo das últimas 2 (duas) semanas, com que frequência você se sentiu incomodado(a) por algum dos seguintes problemas?	Nenhuma vez	Menos da metade dos dias	Mais da metade dos dias	Quase todos os dias
1. Pouco interesse ou prazer em fazer as coisas.	0	1	2	3
2. Sentiu-se triste, deprimido(a) ou sem esperança.	0	1	2	3
3. Problemas para "pegar" e manter o sono. Ou, ao contrário, dormir demais.	0	1	2	3
4. Sentiu-se cansado(a) ou com pouca energia.	0	1	2	3
5. Falta de apetite. Ou, ao contrário, comer demais.	0	1	2	3
6. Sentiu-se mal com você mesmo(a) ou que você é um "fracasso", que desistiu de você mesmo(a) ou da sua família.	0	1	2	3
7. Dificuldade para se concentrar nas coisas, como ler um jornal ou assistir TV.	0	1	2	3
8. Movimentar-se ou falar tão devagar, que outros pudessem notar. Ou, ao contrário, tão inquieto e ativo a ponto de se mexer muito mais que o habitual.	0	1	2	3
9. Pensamentos de que você estaria melhor morto(a), ou de se ferir de algum jeito.	0	1	2	3

Interpretação:

Soma dos escores do PHQ-2:

- < 2: Não completar o questionário
- ≥ 2: Completar o PHQ-9

---

3 As perguntas 1 e 2 constituem, isoladamente, o PHQ-2.

Soma dos escores do PHQ-9:

- < 5: Sem indícios de distúrbio depressivo
- 5-9: Depressão leve
- 10-14: Depressão moderada
- 15-19: Depressão moderadamente grave
- 20-27: Depressão grave

ANEXO 2 – PERGUNTAS DO *GERIATRIC DEPRESSION SCALE*

Escolha a melhor resposta de como você se sentiu na última semana:		
1. Você está basicamente satisfeito(a) com sua vida?	SIM	**NÃO**
2. Você se descuidou de muitas de suas atividades e interesses?	**SIM**	NÃO
3. Você sente que sua vida está vazia?	**SIM**	NÃO
4. Você fica entediado(a) com frequência?	**SIM**	NÃO
5. Você está de "bem com a vida" a maior parte do tempo?	SIM	**NÃO**
6. Você está com medo de que algo ruim vai acontecer com você?	**SIM**	NÃO
7. Você se sente feliz a maior parte do tempo?	SIM	**NÃO**
8. Você se sente desamparado(a) com frequência?	**SIM**	NÃO
9. Você prefere ficar em casa em vez de sair e fazer coisas novas?	**SIM**	NÃO
10. Você sente que tem mais problemas de memória do que a maioria?	**SIM**	NÃO
11. Você acha maravilhoso estar vivo agora?	SIM	**NÃO**
12. Você se sente muito inútil do jeito que você está agora?	**SIM**	NÃO
13. Você se sente cheio de energia?	SIM	**NÃO**
14. Você sente que a sua situação não tem mais esperança?	**SIM**	NÃO
15. Você acha que a maioria das pessoas está melhor do que você?	**SIM**	NÃO

Interpretação:

Some 1 ponto para cada resposta em **negrito**.
Soma dos pontos:

- > 5: Sugestivo de depressão
- ≥ 10: Forte indicação de depressão

ANEXO 3 – PERGUNTAS DO *WHO 5 WELL-BEING INDEX*

Durante as últimas 2 (duas) semanas:	Todo o tempo	A maior parte do tempo	Mais da metade do tempo	Menos da metade do tempo	Algumas vezes	Nunca
1. Eu me senti animado e bem-disposto(a).	5	4	3	2	1	0
2. Eu me senti calmo(a) e relaxado(a).	5	4	3	2	1	0
3. Eu me senti ativo(a) e vigoroso(a).	5	4	3	2	1	0
4. Eu acordei me sentindo revigorado(a) e descansado(a).	5	4	3	2	1	0
5. Meu dia a dia foi preenchido com coisas interessantes.	5	4	3	2	1	0

Interpretação:

Se a soma dos escores for ≤ 13, há indícios de possível distúrbio depressivo e serve de indicativo para aprofundamento da busca do diagnóstico.

2.10

Diabete melito tipo 2 (DM2) e pré-diabete (PD)

PONTOS-CHAVE

- Evidências apontam que a prevalência de DM2 pode chegar a quase 20% entre brasileiros maiores de 35 anos e, possivelmente, mais da metade deles desconhecem serem portadores.
- PD e DM2 podem evoluir lenta e insidiosamente ao longo de anos, comprometer diversos órgãos e servir de fator de risco para doenças vasculares (periféricas, cardíacas e cerebrais).
- O uso de calculadoras de risco para PD e DM2 e testes laboratoriais (glicemia de jejum, hemoglobina glicada e teste de tolerância à glicose) têm boa acurácia no diagnóstico pré-clínico.
- O uso de medicamentos no controle e tratamento pré-clínico de DM2 diagnosticado por rastreamento tem capacidade moderada de reduzir a mortalidade, geral e específica.
- Há evidência convincente de que o diagnóstico pré-clínico do PD ou DM2 permite que intervenções sobre o estilo de vida e o tratamento precoce reduzam o acometimento de órgãos-alvo.

NOSSA RECOMENDAÇÃO DE RASTREAMENTO

- Rastrear PD/DM2 em pessoas de 18 a 75 anos, assintomáticas, da população geral.
- Levar em consideração a idade, o IMC e o cálculo prévio do Risco de Diabete Melito em 10 anos (RDM10) pelo FINDRISC na indicação e periodicidade do rastreamento.
- Para pessoas entre 18 e 45 anos de idade e com IMC < 25 kg/m2, não rastrear se RDM10 < 17%, ou rastrear anualmente se RDM10 ≥ 17%.
- Para pessoas entre 35 e 44 anos e IMC ≥ 25 kg/m2, rastrear de 3 em 3 anos se RDM10 < 17%, ou anualmente se RDM10 ≥ 17%.
- Para pessoas de 45 anos ou mais, rastrear todos os indivíduos de 3 em 3 anos se RDM10 < 17%, ou anualmente se RDM10 ≥ 17%.
- Utilizar a dosagem de glicemia de jejum ou, onde possível, esta e a HbA1C, simultaneamente, como métodos de rastreamento.
- Oferecer medidas adequadas de tratamento e prevenção da progressão do PD e do DM2 e suas complicações aos pacientes com rastreio positivo.

RECOMENDAÇÕES DE OUTRAS ENTIDADES

- A USPSTF recomenda rastrear PD e DM2 apenas em pessoas entre 35 e 70 anos de idade com sobrepeso ou obesidade.
- A *American Diabetes Association* recomenda rastrear o diabete em todos os adultos com 45 anos de idade ou mais e pessoas com múltiplos fatores de risco, independente da idade.
- A *American Association of Clinical Endocrinologists*, a *American Academy of Family Physicians*, a *Diabetes Australia*, a *Diabetes UK* e a CTFPHC recomendam rastrear apenas as pessoas com fatores de risco.

> Carlos Eduardo é um professor universitário de 35 anos. No seu exame médico periódico obrigatório, ele conta que não sente nada, nunca teve doença importante e que não toma remédios. Refere que seu pai e sua mãe são diabéticos e hipertensos. Nega tabagismo e consumo excessivo de bebida alcoólica, mas não faz atividade física e nem come verduras, legumes e frutas diariamente. Confessa que sempre esteve bem acima do seu peso ideal e com muita gordura na barriga (*sic*).

SOBRE A MAGNITUDE DO PROBLEMA

A prevalência varia de acordo com o critério adotado

A prevalência estimada de DM, no mundo, é cerca de 8,8%, representando aproximadamente 415 milhões de pessoas, sendo que por volta da metade desses indivíduos desconhecem ter a doença. No Brasil, a estimativa da prevalência varia de acordo com o tipo de estudo e o critério usado para identificação dos casos: um inquérito telefônico apontou 8,9% de DM autorreferido; já em uma pesquisa nacional com medidas de hemoglobina glicada (HbA1C) igual ou maior que 6,5% e DM autorreferido, o valor encontrado foi 9,4%; e, acima dos 35 anos de idade, um grande estudo longitudinal indicou prevalência de 19,7%, dos quais 50% dos casos sem diagnóstico prévio à pesquisa.

Apresentação da doença

A doença possui várias formas de apresentação, sendo que o tipo 2 (DM2) representa mais de 90% de todos os diagnósticos de DM. O DM2 é decorrente, primariamente, do aumento da resistência periférica à insulina, que pode ser seguida pela redução progressiva da secreção desse hormônio. Tende a se manifestar mais tardiamente na vida, após vários anos de período pré-sintomático e, etiopatogenicamente, está associado à predisposição genética, idade avançada, excesso de peso, sedentarismo e hábitos alimentares não saudáveis (Tabela 1).

TABELA 1 Fatores associados a pré-diabete e diabete melito tipo 2 (PD/DM2)

1. Obesidade (principalmente abdominal)

2. Parente em primeiro grau com DM2

3. Hipertensão arterial e dislipidemia

(continua)

TABELA 1 Fatores associados a pré-diabete e diabete melito tipo 2 (PD/DM2) *(continuação)*

4. Hiperglicemia no passado (p. ex., em algum exame periódico, durante outra doença, na gestação)
5. Pouco consumo de frutas, verduras e legumes
6. Baixo nível de atividade física
7. Idade avançada (acima de 45 anos)

Manifestações clínicas

O DM2 pode se manifestar clinicamente por descompensação aguda (polidipsia, poliúria, polifagia e perda ponderal), mas, normalmente, tem evolução mais insidiosa e assintomática. Ao longo do tempo, além da progressiva intolerância à glicose, hiperglicemia sustentada pode comprometer ou agravar lesões de vários órgãos na forma, por exemplo, de: catarata ou retinopatia com perda visual; neuropatia visceral ou periférica; insuficiência renal crônica. A ateromatose de grandes e pequenos vasos, secundária ao DM2, pode resultar em úlceras de extremidades e, no limite, em amputações por isquemia, necrose ou infecção.

Complicações da doença

O DM2 é um importante fator de risco para as doenças vasculares (DV) cerebrais (p. ex., acidente vascular encefálico, ataque isquêmico transitório) e cardíacas (p. ex., angina, infarto agudo do miocárdio), com maior impacto a partir da quinta década de vida. Juntamente com os cânceres e as doenças respiratórias, as DV são responsáveis por 80% da mortalidade provocada por doenças crônicas. O DM e as doenças do rim, em conjunto, são a terceira maior causa de morte entre brasileiros.

Resistência à insulina não ocorre só no diabete

A resistência à insulina pode também estar ligada a outras condições clínicas como: acantose nigricans, doença de Cushing, síndrome de ovários policísticos (SOP), hepatite C, periodontite, uso de diuréticos tiazídicos, corticosteroides e antipsicóticos.

Redução da mortalidade

O DM2 deve ser alvo prioritário de programas que visem à redução da mortalidade precoce. Há evidências que apontam que o diagnóstico precoce pode desencadear um melhor controle glicêmico e tratamento mais apropriado das diversas agressões a órgãos-alvo. Quanto mais prematuras forem as intervenções, por exemplo, mudanças consistentes de estilo de vida (perda ou controle de peso, alimentação saudável, atividade física regular), se possível ainda na fase de PD, melhores são as chances de evitar a progressão da doença; além do benefício adicional de reduzir o risco cardiovascular por impacto também na pressão arterial e nos lípides séricos.

Quem se beneficia do rastreamento

PD/DM2 são condições clínicas apropriadas a rastrear pelo tipo de evolução lenta e progressiva, alta morbimortalidade e alta prevalência na população geral assintomática. Porém, são as pessoas maiores de 35 anos, portadoras de sobrepeso ou obesidade, as que mais devem se beneficiar desta iniciativa.

> Carlos Eduardo apresenta no seu histórico vários fatores de risco evidentes para DM2: a história familiar, o excesso de peso e de gordura abdominal, o sedentarismo e a alimentação menos saudável. Com isso e levando em consideração que os estudos apontam, consistentemente, que metade dos diabéticos ignoram a sua doença, ele é um provável candidato ao rastreamento.

SOBRE OS MÉTODOS DE RASTREAMENTO

Quem deve ser rastreado

Existe uma razoável discrepância de propostas de rastreamento entre entidades internacionais e nacionais. A USPSTF, por exemplo, recomenda rastrear apenas os indivíduos com sobrepeso ou obesos. A CTFPHC indica o rastreamento com base em cálculo prévio de risco de desenvolver DM2. Já a *American Diabetes Association* (ADA) valoriza tanto o sobrepeso quanto uma avaliação preliminar dos fatores de risco para definir se e como rastrear por meio de testes laboratoriais.

A Tabela 2 apresenta o algoritmo usado na calculadora mais estudada para estimar o risco de DM2 em 10 anos (RDM10), a FINDRISC. Desenvolvida na Finlândia, a FINDRISC está disponível em várias plataformas digitais (MED-CALC, QxMD, MEDSCAPE) e na página da Sociedade Brasileira do Diabetes. Segundo essa ferramenta, com base em um conjunto de fatores para os quais são designados escores, o RDM10 pode ser considerado baixo, levemente elevado, moderado, alto ou muito alto.

TABELA 2 Formulário para estimativa do risco de DM2 em 10 anos (RDM10)

Indique a melhor alternativa e some os escores no final:		
1. Idade		Escore
< 45 anos		0
45-54 anos		2
55-64 anos		3
> 64 anos		4
2. Índice de massa corpórea		
< 25 kg/m^2		0
25-30 kg/m^2		1
> 30 kg/m^2		3
3. Circunferência abdominal (medida ano nível do umbigo)		
HOMEM	MULHER	
< 94 cm	< 80 cm	0
94-102 cm	80-88 cm	3
> 102 cm	> 88 cm	4
4. Você faz pelo menos 30 minutos de atividade física, diariamente?		
SIM		0
NÃO		2
5. Com que frequência você come frutas, verduras e legumes?		
TODOS OS DIAS		0
NEM TODOS OS DIAS		1
6. Você já tomou remédio para pressão alta, regularmente?		
NÃO		0
SIM		2

(continua)

TABELA 2 Formulário para estimativa do risco de DM2 em 10 anos (RDM10) (continuação)

7. Você alguma vez teve glicose aumentada no seu sangue (p. ex., no exame periódico de saúde, durante alguma doença ou gravidez)?	
NÃO	0
SIM	5

8. Algum membro imediato da sua família ou outros parentes têm diabete?	
NÃO	0
SIM, mas só avô(ó) e/ou tio(a) e/ou primo(a) em primeiro grau	3
SIM, pai e/ou mãe e/ou irmã(o) e/ou filho(a)	5

Soma dos escores	RDM10	Classificação
< 7	< 1% (1 em cada 100 pessoas)	Baixo
7-11	1-4%	Levemente elevado
12-14	5-16%	Moderado
15-20	17-33%	Alto
> 20	34-50%	Muito alto

A CTFPHC, em recomendação datada de 2012 e baseada no risco calculado por calculadora como a FINDRISC, preconiza não rastrear indivíduos de risco menor ou igual a moderado (< 17%), rastrear a cada 3 ou 5 anos, se o risco for alto (17% a 33%), e anualmente, se for muito alto o risco de DM2 em 10 anos (> 33%). Porém, um estudo húngaro mostrou que a sensibilidade do método melhora significativamente naquele país se o grupo classificado como moderado for incluído no rastreamento periódico.

Como rastrear o diabetes

A glicemia de jejum, a dosagem de HbA1C e o teste de tolerância à glicose (GTT) são os métodos laboratoriais habitualmente propostos para o rastreamento do PD/DM2.[1] A USPSTF estabelece que o rastreamento pode ser feito com resultados presumivelmente semelhantes, por qualquer desses métodos. Algumas diferenças logísticas e dos atributos entre eles merecem, porém, ser destacadas.

O GTT com dosagem da glicemia após 2 horas da ingestão de 75 g de glicose parece ser o método mais acurado para o diagnóstico de ambas as condi-

---

1 Não há recomendação sobre o uso de glicosímetro e fitas para a estimativa da glicemia em gota de sangue capilar como método de rastreamento.

ções clínicas. Porém, as suas características peculiares – necessidade de jejum prévio, ingestão de uma forte carga de açúcar nem sempre bem tolerada e a permanência de ao menos duas horas no laboratório, para coleta de amostras de sangue – impõem dificuldades práticas e podem incorrer em perda de adesão dos pacientes, o que é um sério obstáculo para escolhê-lo como primeira linha do rastreamento.

A dosagem da glicemia de jejum é, nesse sentido, um método mais viável para o *check-up*, por ser mais confortável para o paciente e de execução menos exigente. Entretanto, também necessita de jejum alimentar mínimo de 8 horas para que o resultado possa ser comparado com os valores de referência padronizados pelos laboratórios.

Ao contrário da glicemia de jejum, um teste mais sensível do que específico, a dosagem de hemoglobina glicada é menos sensível e mais específica para o diagnóstico de PD/DM2. Por essa razão, apesar do teste não ter outro inconveniente além da picada para colher o sangue, o seu uso isolado como método de rastreamento é questionável. A sua solicitação pode ficar reservada como segundo passo, após a glicemia de jejum se mostrar alterada, ou ambos os testes serem simultâneos, dado que se complementam. Diante de resultados conflitantes ou duvidosos do teste da glicemia em jejum e da HbA1C, o GTT estaria indicado.

Definições baseadas em sensibilidade e especificidade

Os percentuais de falso-negativos e falso-positivos dos testes diagnósticos de PD/DM2 variam muito de um estudo científico para outro. Os valores indicados na Tabela 3 são os que, provavelmente, alcançam os melhores níveis de sensibilidade e especificidade, segundo a *American Diabetes Association* (ADA).

TABELA 3 Critérios de diagnóstico de pré-diabete e DM2 (PD/DM2)

Teste laboratorial	Valor normal	Pré-diabete	Diabete melito
Glicemia de jejum (mg/dL)	< 100	100-125	≥ 126
Glicemia aleatória (mg/dL)	< 200	–	≥ 200
Glicemia após 2 horas de ingestão de 75 g de glicose (mg/dL)	< 140	140-199	≥ 200
Hemoglobina glicada – HbA1C (%)	< 5,7	5,7-6,4	≥ 6,5

Fonte: adaptada do Protocolo Clínico e Diretrizes Terapêuticas – Diabetes Melito Tipo 2 – 2020, do MS.

Recomendações brasileiras

O Ministério da Saúde (MS) do Brasil, sem entrar em detalhes específicos, recomenda rastrear PD/DM2 em:

A. todos os indivíduos assintomáticos com sobrepeso (IMC ≥ 25 kg/m²) e com fatores de risco adicionais, dentre os quais o sedentarismo, familiar em primeiro grau com DM, hipertensão arterial, hipercolesterolemia, histórico pessoal de DCV, acantose *nigricans* e mulheres com passado de SOP (síndrome dos ovários policísticos), diabetes gestacional ou gravidez com feto ≥ 4 kg;
B. todos os indivíduos acima de 45 anos, independentemente dos fatores citados. A periodicidade do rastreamento deve ser de 3 em 3 anos, até que PD/DM2 seja diagnosticado.

SOBRE O TRATAMENTO E A PREVENÇÃO

Tratamentos disponíveis

Atualmente, há inúmeras opções para o tratamento e controle adequado do DM2. As mais disponíveis na rede pública são a metformina, sulfonilureias, acarbose e a reposição de insulina. Mais recentemente, vários grupos de medicamentos incorporaram o arsenal terapêutico da doença: os inibidores da enzima dipeptil-dipeptidase-4 (DPP-4), agonistas de receptores da *glucagon-like* peptidase-1 (GLP-1) e os inibidores da *sodium glucose linked transporter*-2 (SGLT-2). Casos muito graves ou resistentes a tratamento clínico têm sido alvo das chamadas cirurgias metabólicas ou bariátricas.

Tratamentos das várias comorbidades

O tratamento de DM2 visa ao controle da glicemia, que deve ser mantido o mais próximo possível dos níveis normais, e da progressão das lesões de órgãos-alvo: vasculares, renais, oculares, digestivas, cardíacas e nervosas. Portanto, são comuns o uso concomitante de hipoglicemiantes e outros medicamentos, como anti-hipertensivos, antiagregantes plaquetários, hipolipemiantes, vasodilatadores e analgésicos, bem como procedimentos invasivos, por exemplo, a fotocoagulação da retina a laser, intervenções cardíacas percutâneas e diálise.

A polifarmácia

Nos casos de DM2 diagnosticados por rastreamento em fases mais avançadas, os riscos de danos por efeitos colaterais ou consequências esperadas da "polifarmácia" ou de ações invasivas (medicamentosas ou cirúrgicas) crescem, assim como a probabilidade de falha terapêutica. Entretanto, existem evidências suficientes que indicam que o tratamento e as intervenções em casos de DM2 recém-diagnosticados têm benefício moderado na redução da mortalidade geral e na especificamente relacionada ao DM2, assim como no risco de infarto do miocárdio após 10 a 20 anos.

Tratamento precoce

O diagnóstico de PD/DM2 em fases muito iniciais é ainda mais promissor. Há evidência convincente de que ações preventivas que implicam, particularmente, em mudanças de estilo de vida mostram benefício moderado, reduzindo a progressão do DM2 e, eventualmente, também de outros fatores de risco de doença vascular, como a hipertensão arterial e a dislipidemia.

Intervenções de estilo de vida (IEV), que focam na mudança alimentar e na atividade física, têm demonstrado eficácia em prevenir ou postergar a progressão do PD ao DM2; quanto mais intensiva a IEV, mais efetiva ela tende a se mostrar. Efeitos benéficos são observados das IEV sobre o peso, a pressão arterial e os lípides séricos (elevam o colesterol HDL e baixam os triglicérides e LDL).

A metformina, que parece agir mais efetivamente apenas no peso, tem sido prescrita *off-label* com o objetivo de evitar a progressão de PD a DM2, com resultados promissores, porém mais tímidos. Esse medicamento é também menos efetivo que as IEV em pessoas acima de 60 anos de idade, com IMC < 35 kg/m², e com glicemias de jejum basais abaixo de 110 mg/dL. Os efeitos colaterais desse medicamento (p.ex. distúrbios digestivos, hipovitaminose B12) podem ser um entrave ao seu uso no PD.

> Se em alguma rodada de rastreamento a glicemia de jejum de Carlos Eduardo se mostrar alterada, tratamento específico pode ser introduzido. O início mais precoce do controle adequado da DM2 reduz as chances de lesões nos órgãos-alvo e tende a diminuir o risco de morte prematura.

A equipe multidisciplinar

A intensidade das intervenções médicas gerais ou encaminhamento para especialista, nutricionista ou educador físico; abordagem, presencial ou a distância, individual ou em grupo de pessoas, para orientar dieta e planos de exercícios personalizados; consultas periódicas, "pacotes" de visitas ou reuniões programadas etc. devem ser definidos de acordo com as condições da estrutura disponível, o parecer médico e as preferências dos pacientes. O aconselhamento de pacientes pode seguir as bases do modelo transteórico (ver Anexo B no final do livro) e do método P.A.N.P.A. (ver Anexo C).

Riscos do rastreio

Para pessoas com DM2 assintomático, esse risco de danos decorrentes do rastreio é menor que moderado. O rastreamento deve, portanto, trazer benefícios futuros, em termos de redução de mortalidade e de eventos cardíacos e vasculares. As IEV em pacientes com PD/DM2 em fase pré-clínica acarretam poucos riscos, cuja magnitude é considerada pequena ou nenhuma, e asseguram ganhos, no mínimo, relevantes para os pacientes.

AGRADECIMENTO

Os autores agradecem a colaboração do Dr. Paulo Roberto Correa Hernandes pela cuidadosa leitura do texto e sugestão de melhorias.

BIBLIOGRAFIA CONSULTADA

1. USPSTF – United States Preventive Services Task Force. Screening for prediabetes and type 2 diabetes mellitus. 2021. Disponível em: https://www.uspreventiveservicestaskforce.org/uspstf/recommendation/screening-for-prediabetes-and-type-2-diabetes. Acesso: Agosto de 2021.
2. CTFPHC – Canadian Task Force on Preventive Health Care. Diabetes, type 2. 2012. Disponível em: https://canadiantaskforce.ca/guidelines/published-guidelines/type-2-diabetes/. Acesso: Maio de 2021.
3. Jølle A, Midthjell K, Holmen J, et al. Validity of the FINDRISC as a prediction tool for diabetes in a contemporary Norwegian population: a 10-year follow-up of the HUNT study. BMJ Open Diabetes Research and Care. 2019;7:e000769.
4. Galvács H, Szabó J, Balogh Z. Risk-based diabetes screening in a Hungarian general practice: comparison of laboratory methods and diagnostic criteria. Primary Health Care Research & Development. 2021;22(e17):1-7.
5. Schmidt MI, Hoffman JF, Diniz MFS, et al. High prevalence of diabetess and intermediate hyperglycemia – The Brazilian Longitudinal Study of Adult Health (ELSA-Brasil). Diabetology and Metabolic Syndrome. 2014;6:123.

6. Malta DC, Duncan BB, Schmidt MI, et al. Prevalência de diabetess mellitus determinada pela hemoglobina glicada na população adulta brasileira, Pesquisa Nacional de Saúde. Rev Bras Epidemiol. 2019;22 (SUPPL 2):E190006.
7. American Diabetes Association. Standards of Medical Care in Diabetes. 2019. Supplement 1.
8. Brasil. Ministério da Saúde. protocolo clínico e diretrizes terapêuticas do diabete melito tipo 2. Brasília: Ministério da Saúde; 2020.
9. Khouri DG, Santos CD, Tunala RG. et al. Aconselhamento em promoção da saúde. In: Clínica Médica: Grandes temas na prática. São Paulo: Atheneu; 2010.

2.11
Dislipidemia

PONTOS-CHAVE

- Dentre as dislipemias, a alteração do colesterol total e suas frações associa-se a doenças cardiovasculares e a hipertrigliceridemia está ligada à doença hepática gordurosa não alcoólica e à pancreatite aguda.
- A hipercolesterolemia é um dos maiores fatores de risco para as doenças cardíacas e cerebrais isquêmicas em países desenvolvidos e em desenvolvimento. Globalmente, os níveis de colesterol podem ter-se associado às causas de 2,6 milhões de mortes (4,5% do total) em 2008.
- A dosagem dos lípides plasmáticos permite o diagnóstico das dislipidemias; a periodicidade dos testes depende da persistência de seus próprios fatores de risco e também da estimativa do risco de doença cardiovascular.
- As mudanças de estilo de vida (dieta saudável e atividade física regular) e as estatinas são a primeira opção no tratamento das dislipidemias; as metas de concentração plasmática de LDL variam de 50 a 130 mg/dL e dependem do grau de risco cardiovascular.

NOSSA RECOMENDAÇÃO DE RASTREAMENTO

- Rastrear a dislipidemia em pessoas adultas, assintomáticas, entre 18 e 75 anos.
- Estimar, subjetivamente, o risco de dislipidemia com base na relação de fatores de risco da Tabela 1.
- Quantificar laboratorialmente o colesterol total, a fração HDL e os triglicerídeos plasmáticos, e calcular indiretamente ou dosar diretamente o LDL.
- Para pessoas entre 18 e 40 anos de idade, após um primeiro rastreamento negativo, repetir os testes a cada 5 anos, se o risco de dislipidemia for baixo ou moderado, e a cada 3 anos em caso de risco alto (Tabela 1).
- Para pessoas acima de 40 anos de idade, após um primeiro rastreamento negativo, repetir os testes a cada 3 anos, se o RCV10 for baixo ou intermediário, e a cada ano, se o RCV10 for alto.

RECOMENDAÇÕES DE OUTRAS ENTIDADES

- A USPSTF não faz recomendação explícita sobre o rastreamento de adultos entre 18 e 39 anos de idade. A partir de 40 anos a recomendação de rastrear os lípides plasmáticos é atrelada ao cálculo de risco para indicação de estatinas para prevenção primária de doença cardiovascular.
- A CTFPHC não tece recomendação sobre o rastreamento de dislipidemias.

> Filipe, um médico de 41 anos, encontra-se bem de saúde e resolve fazer o primeiro *check-up* da sua vida. Sua alimentação é saudável, não fuma, bebe álcool de forma controlada, nunca usou drogas ou medicamentos cotidianamente. Como atividade física, pratica semanalmente escalada esportiva 3-4 vezes, corrida 1-2 vezes, além de 2 sessões de exercícios resistidos. Não tem antecedentes pessoais de doenças importantes. Seu pai, tios e avós paternos têm ou tiveram hipercolesterolemia. Ao exame, a PA é de 120 x 80, o IMC 22, e a ausculta cardíaca e todos os pulsos palpáveis estão normais.

SOBRE A MAGNITUDE DO PROBLEMA

Quais são as dislipidemias

As dislipidemias são anormalidades encontradas nas concentrações plasmáticas dos lipídeos. Apesar de assintomáticas, as alterações do colesterol total (CT) e suas frações (HDL – *high density lipoprotein*, LDL – *low density lipoprotein*, VLDL – *very low density lipoprotein*) associam-se a doenças cardiovasculares (DCV), e a elevação dos triglicérides (TG), à doença hepática gordurosa não alcoólica e à pancreatite aguda.

O aumento de LDL decorre de mutações dos seus genes codificadores. No ser humano, já foram identificados defeitos nos genes do receptor de LDL (rLDL), da apolipoproteína B (ApoB) e da pró-proteína convertase subtilisina/kexina tipo 9 (PCSK9). Milhares de mutações desses genes estão relacionadas ao que se chama, genericamente, hipercolesterolemia familiar (HF).

Valores elevados de LDL, por si só, elevam o risco de doenças ateromatosas arteriais coronarianas, cerebrais e periféricas, que estão entre as principais causas de mortes naturais no mundo. A combinação disso com valores baixos de HDL (lipoproteínas que protegem contra a formação de placas de gordura nas artérias) potencializa o risco de eventos mórbidos.

Prevalência mundial

Segundo dados da OMS, em 2008, cerca de 40% da população mundial apresentava níveis de CT no sangue alterados. Na Europa e nas Américas, a prevalência chegava a 50%. Estimou-se que um terço das doenças cardíacas isquêmicas fosse atribuível ao LDL alto. Globalmente, os níveis de colesterol podem ter-se associado às causas de 2,6 milhões de mortes (4,5%

do total) e 29,7 milhões de DALYs (*Disease Adjusted Life Years*) ocorridas naquele ano.

Nos EUA, entre 2015 e 2016, mais de 12% dos adultos ($\geq$ 20 anos de idade) apresentavam colesterol total > 240 mg/dL e mais de 15% tinham HDL < 40 mg/dL. Cerca de 93 milhões de cidadãos com mais de 20 anos de idade vivendo nos EUA, na época, tinham colesterol total > 200 mg/dL. Porém, apenas pouco mais da metade dos adultos estadunidenses que poderiam se beneficiar faziam o tratamento adequado para controle do colesterol.

Prevalência brasileira

No Brasil, a partir de 8.534 dados laboratoriais coletados por amostragem estatística, entre 2014 e 2015, como parte da Pesquisa Nacional de Saúde, foram obtidos os seguintes resultados: a prevalência de CT, igual ou maior que 200 mg/dL, foi de 32,7%; a prevalência de HDL < 40 mg/dL foi de 31,8%, dividida desigualmente entre homens (42,8%) e mulheres (22%); o LDL $\geq$ 130 mg/dL teve prevalência de 18,6%. Pessoas com idade igual ou maior que 45 anos e com baixa escolaridade formaram os grupos com maior prevalência de dislipidemia.

Fatores de risco

Como discutido, a hipercolesterolemia primária é uma alteração metabólica que pode ser herdada geneticamente (HF). Outras dislipidemias secundárias, por outro lado, são adquiridas ou agravadas ao longo da vida, por conta de doenças preexistentes, medicamentos ou hábitos de vida não saudáveis. Essas e outras condições contribuem para aumentar o risco cardiovascular, seja pela elevação do LDL, seja pela redução do HDL (Tabela 1).

TABELA 1 Fatores de risco para níveis altos de LDL ou baixos de HDL

1. Hereditariedade e histórico familiar de hipercolesterolemia.
2. Uso prolongado de pílula anticoncepcional, esteroides anabolizantes e costicosteroides.
3. Outras comorbidades: obesidade, DM2, SOP, hipotireoidismo, doença hepática ou renal.
4. Hábitos não saudáveis: consumo excessivo de gorduras saturadas e trans, tabagismo, sedentarismo.

DM2: diabete melito tipo 2; SOP: síndrome dos ovários policísticos.

Tratar ou não?

A grande importância sanitária da detecção da hipercolesterolemia reside no desencadeamento de medidas para a prevenção primária das doenças cardiovasculares, das quais elas são fatores de risco. A incidência dessas doenças é maior na idade avançada, porém a detecção e o tratamento das alterações metabólicas podem ser feitos mais precocemente. Há inúmeras evidências concordantes sobre o fato de o LDL elevado estar relacionado à doença coronariana e o seu tratamento reduzir a incidência de eventos cardiovasculares, principalmente, em pacientes de alto risco (ver Capítulo "Risco de doença cardiovascular").

Vale lembrar, entretanto, que a prevalência de anormalidades lipídicas na população é muito maior que dos eventos cardíacos citados, apontando para a possibilidade de *overtreatment* (tratamento excessivo ou desnecessário). Além disso, apesar do rastreamento ampliar a possibilidade de detecção da dislipidemia, ainda não existe evidência direta de que isso leve à melhora dos desfechos clínicos.

Chamam a atenção os antecedentes familiares de Filipe em relação à hipercolesterolemia. Porém, ele não refere na sua anamnese parentes próximos com eventos cardiovasculares em idade precoce. Isso, somado à ausência de comorbidades pessoais, aos seus hábitos de vida saudáveis e sua PA e IMC normais, sugere um risco cardiovascular baixo. Uma possível hipercolesterolemia familiar deve, entretanto, ser rastreada para ajudar na determinação mais objetiva desse risco.

SOBRE OS MÉTODOS DE RASTREAMENTO

O que dosar

A determinação do perfil lipídico é a forma de rastrear e diagnosticar as dislipidemias. A detecção direta do CT, HDL e TG plasmáticos apresenta boas sensibilidade e especificidade (entre 80% e 90%).

Já o LDL pode ser dosado diretamente, como os anteriores, ou calculado por meio de fórmulas. A detecção direta apresenta grandes variações entre os diferentes métodos disponíveis no mercado (até 30%) e, por essa razão, ainda é menos recomendada na prática clínica. Portanto, a quantificação indireta, usando fórmulas como as de Friedewald e Martin, é preferível e as fórmulas são usadas alternadamente, dependendo dos níveis basais de TG.

Com ou sem jejum?

Uma grande discussão recente ocorreu quanto à necessidade de coleta de sangue para dosagem do perfil lipídico com ou sem jejum. Um trabalho conjunto de diversas entidades brasileiras de especialistas analisou todos os "prós e contras" de cada uma das duas situações e concluiu que ambas são plausíveis. Portanto, os lípides podem ser quantificados com ou sem jejum, a critério do(a) médico(a) solicitante, sem prejuízo da acurácia dos resultados obtidos.

Obviamente, a ausência de jejum facilita o acesso (pode ser colhido a qualquer hora do dia) e a aderência ao teste. Por outro lado, a coleta de sangue para outros testes concomitantes, cujo jejum é obrigatório (p. ex., glicemia matinal), pode incluir também material para a dosagem do perfil lipídico. A Tabela 2 discrimina, entretanto, valores de referência discretamente diferentes para interpretação dos resultados de exames feitos com e sem jejum.

TABELA 2 Valores de referência geral do perfil lipídico de adultos > 20 anos de idade

Lípides	Com jejum (mg/dL)	Sem jejum (mg/dL)
CT	< 190	< 190
HDL	> 40	> 40
TG	< 150	< 175

CT: colesterol total; HDL: *high density lipoprotein*; TG: triglicerídeos.
Fonte: Atualização da Diretriz Brasileira de Dislipidemia e Prevenção da Aterosclerose, 2017.

Em situações especiais nas quais os níveis basais de TG estão muito elevados (> 400 mg/dL), hiperglicemia ou na ausência de jejum prévio, e na indisponibilidade de reagentes ou presença de qualquer outra barreira para a dosagem direta do LDL, a fórmula de Martin pode ser preferida à de Friedewald para o cálculo desta fração.[1]

Quem deve ser rastreado?

A outra grande discussão sobre o tema envolve a idade na qual o rastreamento das dislipidemias deve ser iniciado e a sua periodicidade. A partir de 40 a 45 anos de idade, a incidência e a prevalência de complicações cardiovascu-

---

1 As fórmulas de Martin ou de Friedewald são artifícios usados para determinar a concentração da fração de LDL a partir do CT, HDL e TG, sem necessidade de mensuração laboratorial direta.

lares aumentam significativamente, e estudos justificam a indicação periódica das dosagens e o uso de estatinas, mesmo para a prevenção primária de eventos CV. A frequência de repetição do teste laboratorial, nesse caso, varia conforme o risco estimado de evento CV em 10 anos (RCV10) seja alto (repetição anual) ou baixo/intermediário (repetição trienal).

Apesar da USPSTF considerar a evidência científica ainda insuficiente para recomendar o rastreamento em crianças e adolescentes, e não tecer recomendação também para adultos jovens, várias recomendações existem nesse sentido por parte de outras entidades. Alguns autores consideram que a identificação e o tratamento de dislipidemias familiares, em adultos com idade entre 20 e 40 anos, favorece a redução do risco de DCV futura. Nessa faixa etária, após um primeiro teste com perfil lipídico normal, a repetição pode ocorrer a cada 3 ou 5 anos, se o risco estimado de dislipidemia for, respectivamente, alto ou baixo/intermediário (ver Tabela 1).

A qualidade dos exames

A dosagem do perfil lipídico é um teste seguro, simples, barato, de boa acurácia e reprodutibilidade. Os poucos resultados falso-negativos ou falso-positivos podem ser revistos em rodadas subsequentes de rastreamento e trazem pouco prejuízo aos pacientes. De modo geral, o método de rastreamento laboratorial impõe pouco ou nenhum risco de dano significativo à saúde dos pacientes.

SOBRE O TRATAMENTO E A PREVENÇÃO

Efeitos da redução do LDL

A evidência preponderante derivada de ensaios randomizados indica que a redução do LDL (ou do colesterol total) é seguida da queda do número de eventos cardiovasculares, independente do nível de LDL prévio ao tratamento. O risco de infarto do miocárdio é o mais afetado por essa redução, porém há efeito positivo, também, sobre outros eventos cardiovasculares, além da mortalidade específica e geral. A magnitude do efeito sobre as manifestações cerebrovasculares é menor, mas clinicamente significativa.

Os efeitos das dietas

O aconselhamento nutricional atua no sentido de prevenir a hipercolesterolemia não familiar e como coadjuvante no controle dos lípides plasmáticos. Recentemente, vários estudos epidemiológicos internacionais, observacionais e de intervenção reforçaram os benefícios das antigas diretrizes que recomendam dietas isentas de gorduras trans e o consumo de menos de 10% do total calórico na forma de ácidos graxos saturados, em pessoas saudáveis, e menos que 7% naquelas com risco cardiovascular alto.

Para que essas metas sejam alcançadas, sugere-se a substituição dos alimentos ricos em gordura saturada (p. ex., carne vermelha, banha, manteiga, frituras em geral, laticínios do leite integral, óleo de coco e dendê) pelo consumo maior de ácidos graxos mono ou poli-insaturados (p. ex., azeite de oliva, óleo de soja, girassol, ou canola; sardinha e salmão; castanhas e nozes; semente de linhaça; abacate), redução ou exclusão de alimentos ricos em gorduras trans (p. ex., margarina, biscoitos, sorvetes cremosos, salgadinhos e outros alimentos industrializados) e moderação do consumo de carboidratos, que influenciam as concentrações dos triglicérides.

Cereais, grãos e outros vegetais, incluídos seus óleos, são fontes de fitosteróis, um grupo de esteroides alcoólicos e ésteres, que ocorrem exclusivamente em plantas e têm, por propriedade, reduzir a absorção de colesterol, principalmente por mecanismos de adsorção intraluminal dos ácidos graxos das micelas. O uso de fitosteróis deve ser parte das mudanças de estilo de vida e está sempre indicado para controle do colesterol alterado, inclusive isoladamente, em pessoas com risco cardiovascular baixo ou intermediário, que não se qualifiquem para tratamento farmacológico. Assim sendo, a dieta geral saudável à base de frutas, verduras, legumes, grãos integrais, carnes brancas e magras, leite desnatado e seus derivados, complementada por atividade física moderada e regular (aumenta os níveis de HDL), dentre inúmeros outros benefícios para a saúde, ajuda também a controlar as gorduras circulantes.

O perfil lipídico de Filipe revelou: CT = 240 mg/dL, HDL = 50 mg/dL, LDL = 170 mg/dL e TG = 190 mg/dL. O RCV10 calculado pelo método *ASCVD-Pooled Cohort Equations* foi de 1,6% para um risco médio para a idade de 0,7%. Ou seju, mesmo estando mais alto para a sua idade, o RCV10 ainda pode ser considerado baixo. Uma dieta alimentar um pouco mais restritiva deve preceder o uso de estatinas, no seu caso.

Tratamento farmacológico

Além das medidas comportamentais, outro pilar do controle dos lípides no sangue é o tratamento farmacológico, do qual as estatinas (inibidores da 3-hidroxi-3-metil-glutaril-CoA redutase) são consideradas as drogas de primeira linha para prevenção primária e secundária das doenças cardiovasculares, principalmente a doença arterial coronariana. Essa classe de drogas atua inibindo a síntese do colesterol, aumentando assim a expressão dos receptores rLDL, resultando em maior remoção do LDL plasmático.

Potencialmente, as estatinas podem influenciar a dinâmica de todo o conjunto das lipoproteínas circulantes que interagem com o rLDL (baixando o LDL e os TG e elevando o HDL), mas o principal efeito esperado (a redução do LDL) já é sabidamente relacionado à redução de eventos cardiovasculares e da mortalidade. Apesar de pequenas diferenças entre as estatinas oferecidas no mercado, todas apresentam resultados semelhantes e podem ser usadas indistintamente, de acordo com a sua disponibilidade e possibilidade de acesso.

Efeitos colaterais das estatinas

Efeitos colaterais do tratamento com estatinas são incomuns. Os mais frequentes são os sintomas musculares (dor, sensibilidade, rigidez, câimbras, fraqueza e fadiga localizada ou generalizada) que podem surgir a qualquer momento do tratamento em até 15% dos pacientes tratados. Podem cursar com a elevação da creatinoquinase (CK) e, em casos extremos, a rabdomiólise. Alterações de enzimas hepáticas também são evidenciadas e eventualmente acompanhadas de sintomas ou sinais sugestivos de hepatotoxicidade (fadiga, anorexia, dor abdominal inespecífica, icterícia e colúria).

Outros fármacos

Ezetimiba, resinas adsorventes intestinais (colestiramina), fibratos, ácido nicotínico, ácidos graxos ômega-3, inibidores de PCSK-9, inibidores da proteína de transferência de ésteres de colesterol, inibidor da proteína de transferência de triglicérides microssomal, dentre outras, são opções farmacológicas para pacientes que não respondem adequadamente ao tratamento inicial com mudanças de estilo de vida e estatina.

Metas

Tanto por meio das medidas comportamentais quanto pelo uso de fármacos hipolipemiantes, o que se pretende é manter o LDL em níveis capazes de reduzir o risco de eventos cardiovasculares (ver Capítulo "Risco de doença cardiovascular"). As metas de concentração do LDL plasmático a serem buscadas com o tratamento variam entre 50 mg/dL e 130 mg/dL e são inversamente relacionadas ao RCV10 estimado. Obviamente, quanto mais ambiciosa for a meta de redução, maiores serão as doses de medicamentos prescritas e maiores os riscos de efeitos colaterais.

Viver mais e melhor

Em resumo, a hipercolesterolemia é um problema frequente, cujas consequências potenciais são muito graves. O seu método de rastreio e os tratamentos disponíveis são basicamente seguros e baratos, com efeitos colaterais pouco frequentes e, quando aparecem, são de baixa gravidade. A manutenção do LDL abaixo de certos níveis plasmáticos adequados tem impacto positivo tanto na qualidade de vida quanto na mortalidade por doenças cardiovasculares. Portanto, os benefícios do rastreamento superam os eventuais riscos dele decorrentes.

AGRADECIMENTO

Os autores agradecem a colaboração do Dr. Desiderio Favarato pela cuidadosa leitura do texto e sugestão de melhorias.

BIBLIOGRAFIA CONSULTADA

1. USPSTF – United States Preventive Services Task Force. Statin use for the primary prevention of cardiovascular disease in adults: preventive medication. Disponível em: https://www.uspreventiveservicestaskforce.org/uspstf/recommendation/statin-use-in-adults-preventive-medication. Acesso: Agosto de 2021.
2. Jin J. Lipid disorders: Screening and treatment. JAMA. 2016;316(19):2056. Acesso: Agosto de 2021.
3. CDC – Centers for Disease Control and Prevention. Cardiovascular and lipid disorder screening. Disponível em: https://www.cdc.gov/immigrantrefugeehealth/guidelines/domestic/general/cardiovascular-lipid-screening.html#tbl3. Acesso: Agosto de 2021.
4. Vijay S. UpToDate: Screening for lipid disorders in adults. Disponível em: https://www.uptodate.com/contents/screening-for-lipid-disorders-in-adults. Acesso: Agosto de 2021.
5. Pirillo A. Global epidemiology of dyslipidaemias. Disponível em https://www.nature.com/articles/s41569-021-00541-4. Acesso:Agosto de 2021.
6. CDC – Centers for Disease Control and Prevention (CDC). Knowing your risk for high cholesterol. Disponível em: https://www.cdc.gov/cholesterol/risk_factors.htm Acesso: Maio de 2021.
7. NIH – National Institute of Health. National Heart, Lung and Blood Institute. Blood cholesterol. Disponível em: https://www.nhlbi.nih.gov/health-topics/blood-cholesterol#:~:text=Cholesterol%20is%20a%20waxy%2C%20fat,%2C%20sometimes%20called%20%E2%80%9Cbad%E2%80%9D%20cholesterol. Acesso: Agosto de 2021.
8. Mayo Clinic. High cholesterol. Disponível em: https://www.mayoclinic.org/diseases-conditions/high-blood-cholesterol/symptoms-causes/syc-20350800. Acesso: Agosto de 2021.
9. Departamento de Aterosclerose da Sociedade Brasileira de Cardiologia (SBC-DA), Sociedade Brasileira de Diabetes (SBD), Sociedade Brasileira de Endocrinologia e Metabologia (SBEM). Atualização da Diretriz Brasileira de Dislipidemias e Prevenção da Aterosclerose – 2017. Arquivos Brasileiros de Cardiologia. 2017;109(1).

10. Scartezini M. Avaliação laboratorial das dislipidemias: presente e futuro. In: Recomendações da Sociedade Brasileira de Patologia Clínica/Medicina Laboratorial (SBPC/ML): Inovação no Laboratório Clínico. Barueri: Editora Manole; 2019.
11. Malta DC, Rosenfeld LG. Prevalência de colesterol total e frações alterados na população adulta brasileira: Pesquisa Nacional de Saúde. Rev Bras Epidemiol. 2019;22(Suppl 02).
12. Ferrara A, Barrett-Connor E, Shan J. Total, LDL, and HDL cholesterol decrease with age in older men and women – The Rancho Bernardo Study 1984-1994. Circulation. 1997;96(1):37-43.

2.12
Hipertensão arterial

PONTOS-CHAVE

- A hipertensão arterial (HA) é uma doença de alta prevalência e morbimortalidade, tem evolução assintomática por longo período e é capaz de comprometer a função de diversos órgãos, em especial aumentando o risco de eventos cardiovasculares.
- As medidas de pressão arterial com esfigmomanômetro em consultório, seguindo uma sistemática padronizada de execução, servem de referência no rastreamento da HA e a PA de 140 mmHg x 90 mmHg deve ser usada como limiar de positividade.
- O rastreamento da PA em consultório pode incorrer em resultado falso-negativo ("HA mascarada") ou falso-positivo ("HA do jaleco branco"), vieses que podem ser revistos por meio de medidas de PA ambulatoriais (MAPA) ou residenciais (MRPA).
- Muitas opções de tratamento medicamentoso e intervenções não medicamentosas, eficazes, disponíveis e acessíveis, tornam o balanço entre benefícios e riscos do rastreamento da HA amplamente positivo.

NOSSA RECOMENDAÇÃO DE RASTREAMENTO

- Rastrear a HA em todas as pessoas de 18 a 75 anos, assintomáticas, da população geral.
- Rastrear anualmente pessoas com risco elevado para HA (Tabela 1) ou com idade ≥ 40 anos, e a cada 3 a 5 anos, pessoas em risco normal ou < 40 anos.
- Aferir a PA com pelo menos 2 MRPA ou usando técnica padronizada em consultório em pelo menos 2 consultas médicas em horários ou dias diferentes.
- Complementar com novas MRPA ou MAPA, em caso de persistência de dúvida diagnóstica.
- Após o rastreamento, positivo ou negativo, informar o(a) paciente dos seus níveis pressóricos e oferecer orientação preventiva ou tratamento adequado.

RECOMENDAÇÕES DE OUTRAS ENTIDADES

- O *7th Joint National Committee* (USA) recomenda rastrear, a cada 2 anos, pessoas com PA ótima e anualmente pessoas com PA normal ou pré-hipertensão (ver Tabela 3), assim definidas em rastreamentos prévios.
- O *American College of Cardiology* e a *American Heart Association* recomendam MRPA ou MAPA para rastrear "HA mascarada" em pessoas com PAS 120-129 mmHg ou PAD 75-79 mmHg e "HA do jaleco branco" em pessoas com PAS 130-160 mmHg ou PAD 80-100 mmHg, medidas em consultório e repetidas de forma consistente.

> Luc é um jovem de 18 anos, estudante do primeiro ano de medicina, que está treinando arremesso de peso, disco e martelo para representar a faculdade em competições de atletismo. Ele faz musculação todos os dias da semana e toma vários suplementos proteicos e vitamínicos. Convocado para um exame médico às vésperas do seu primeiro torneio oficial, ele conta ao médico da equipe que não sente nada, que come muito, mas alimentos variados, não fuma, evita bebida alcoólica e nega drogas, inclusive anabolizantes. Refere apenas que seu pai e seus tios paternos são todos hipertensos. Ao exame, o seu IMC é 30,5, a PA 150 x 95 e a musculatura homogeneamente bastante desenvolvida.

SOBRE A MAGNITUDE DO PROBLEMA

Prevalência no mundo

A hipertensão arterial (HA) é uma condição médica frequente que pode apresentar repercussões graves no coração, cérebro e rins, entre outros órgãos. Trata-se de uma das principais causas de morte prematura. Acredita-se que atinja, atualmente, cerca de 1,2 bilhão de pessoas (em torno de 1/6 da população mundial), 25% dos homens e 20% das mulheres. Dois terços dos casos de hipertensão são diagnosticados em países de baixa e média renda, provavelmente devido ao aumento progressivo recente da exposição das pessoas a fatores de risco comportamentais (Tabela 1).

Prevalência no Brasil

No Brasil, a prevalência da HA autorrelatada na Pesquisa Nacional de Saúde (2013) foi de 21,4%. Porém, considerando-se dados com medidas de pressão arterial (PA) aferidas e confirmação de uso de medicação anti-hipertensiva, o percentual de adultos com HA subiria para 32,3%. Seguindo o padrão internacional, a prevalência foi maior em homens e pessoas de idade avançada.

TABELA 1 Fatores de risco da hipertensão arterial (HA)

1. Idade avançada
2. Antecedente familiar de HAS
3. Condição socioeconômica
4. Sobrepeso e obesidade

(continua)

TABELA 1	Fatores de risco da hipertensão arterial (HA) (continuação)
5. Insuficiência renal crônica	
6. Alimentação com muita gordura ou sal, pobre em potássio e excesso de bebida alcoólica	
7. Outros hábitos de estilo de vida: tabagismo, sedentarismo e estresse excessivo	
8. Níveis pressóricos prévios compatíveis com "pré-hipertensão"	

Doença silenciosa

Habitualmente, a hipertensão arterial evolui ao longo de anos de forma assintomática, sem que a pessoa se dê conta do problema. Eventualmente, com o tempo, alguns sintomas inespecíficos podem aparecer, como: cefaleia matutina, epistaxis, dificuldades visuais e zumbidos auditivos, alguns dos quais podem elevar os níveis pressóricos. Quadros mais graves e emergenciais podem exibir fadiga intensa, náuseas e vômitos, ansiedade e confusão mental, dor precordial (angina ou infarto), arritmias cardíacas, insuficiência cardíaca ou renal, isquemia cerebral. A HA tem relação causal direta com o aumento do risco de mortalidade por doença cardiovascular, além de morte súbita.

Quando tratar

Por sua importância clínica e epidemiológica, a HA é tema comum de estudos científicos, que geram vasta discussão sobre os limites de normalidade da PA. Nas Diretrizes Brasileiras de Hipertensão Arterial – 2020, define-se a HA como uma doença caracterizada, genericamente, por níveis pressóricos nos quais os benefícios do tratamento superam os seus riscos. Mas a mesma entidade sugere também, como regra geral, que o diagnóstico da HA pode ser feito quando há elevação persistente da pressão arterial sistólica (PAS) igual ou acima de 140 mmHg e/ou pressão arterial diastólica (PAD) igual ou acima de 90 mmHg. Ambas medidas com técnica adequada, em pelo menos duas ocasiões diferentes, na ausência de medicação anti-hipertensiva.

Sempre tratar

Qualquer que seja a causa da HA,[1] não existem dúvidas, atualmente, quanto ao valor do diagnóstico pré-clínico na prevenção ou controle de eventos mór-

---

1   A HA pode ser primária ou essencial, quando nenhuma causa subjacente for detectada com certeza (responsável por 95% dos casos de HA), ou secundária a, por exemplo: estenose de artéria renal, hiperaldosteronismo primário, insuficiência renal, coarctação de aorta etc.

bidos, melhora de qualidade de vida e redução da mortalidade. Por se tratar, na imensa maioria das vezes, de doença "silenciosa" que evolui por período prolongado, todo contato com médico(a) é adequado para o rastreamento, programado ou oportunista.

SOBRE OS MÉTODOS DE RASTREAMENTO

Como medir a pressão arterial

O método convencional de rastreio da HA é a sua aferição indireta, por meio de esfigmomanometria, manual ou automática (auscultatória ou oscilométrica), em consultório médico, durante qualquer tipo de consulta de qualquer especialidade clínica ou cirúrgica. Os dispositivos devem ter a calibração verificada periodicamente, se possível, a cada 6 a 12 meses. A primeira aferição da PA deve ser feita por medidas nos dois braços utilizando-se manguitos de tamanho apropriado para as circunferências braquiais (Tabela 2); nas repetições subsequentes, deve-se optar pelo membro superior que apresentou o maior nível pressórico inicial, caso haja desigualdade de medidas.

TABELA 2 Dimensões do manguito de acordo com a circunferência do braço

Circunferência braquial	Largura do manguito	Comprimento da bolsa
≤ 6 cm	3 cm	6 cm
6-15 cm	5 cm	15 cm
16-21 cm	8 cm	21 cm
22-26 cm	10 cm	24 cm
27-34 cm	13 cm	30 cm
35-44 cm	16 cm	38 cm
45-52 cm	20 cm	42 cm

Fonte: adaptada de Malachias et al., 2017 apud Diretrizes Brasileiras de Hipertensão Arterial, 2020.

As Diretrizes Brasileiras de Hipertensão Arterial – 2020 fornecem uma descrição detalhada de todos os passos para a realização da aferição em consultório, a fim de que a acurácia do procedimento seja a melhor possível. Dentre eles, destacam-se:

A. A necessidade de efetuar as medidas com o(a) paciente sentado(a), em repouso mínimo de 5 minutos, em local calmo;

B. O manguito adequado deve ficar no nível do coração e as roupas sem garrotear os braços;

C. As palmas das mãos devem estar voltadas para cima, os antebraços e as pernas descruzadas, e as costas bem apoiadas;
D. Após 3 medidas por braço, registram-se as médias das 2 últimas, indicando o respectivo lado;
E. Todo o processo deve ser repetido, pelo menos mais uma vez, em outro momento ou consulta;
F. Ao final das medições, os achados devem ser informados para o(a) paciente.

Classificação dos níveis pressóricos

A classificação da PA com base nas medidas de consultório consta na Tabela 3. O limiar de detecção positiva adotado na maioria dos estudos de rastreamento da HA baseado nessas medidas é de 140 mmHg x 90 mmHg.

TABELA 3 Classificação da pressão arterial (PA) de acordo com a medição de consultório

Classificação*	PAS (mmHg)		PAD (mmHg)
PA ótima	< 120	e	< 80
PA normal	120-129	e/ou	80-84
Pré-hipertensão	130-139	e/ou	85-89
HA estágio 1	140-159	e/ou	90-99
HA estágio 2	160-179	e/ou	100-109
HA estágio 3	≥ 180	e/ou	≥ 110

HA: hipertensão arterial; PA: pressão arterial; PAS: pressão arterial sistólica; PAD: pressão arterial diastólica. Fonte: Diretrizes Brasileiras de Hipertensão Arterial – 2020.

Onde medir a pressão arterial

Os estudos para avaliar a acurácia das medições de PA em consultório foram desenvolvidos, de modo geral, em condições diferentes, sem homogeneização da técnica de mensuração, em contextos populacionais diversos e não completamente controlados do ponto de vista demográfico ou de fatores de risco. Isso, somado à variação da PA devido a inúmeros fatores do dia a dia, pode explicar as discrepâncias entre os resultados obtidos. Por exemplo, 2 meta-análises distintas mostraram sensibilidade agregada variando de 54% a 80%, e especificidade agregada de 55% a 90%. Nesses estudos, valores iguais ou acima de 140 mmHg x 90 mmHg nas medidas de consultório confirmavam o diagnóstico de HA. A acurácia foi calculada usando-se como padrão-ouro de comparação a média de 24 horas de medidas ambulatoriais de pressão arterial (MAPA) ≥ 130 mmHg x 80 mmHg ou pico diário de MAPA ≥ 135 mmHg x 85 mmHg.

Portanto, o rastreamento da HA pode apresentar resultados tanto falso-
-negativos quanto falso-positivos. Dentro do primeiro grupo, encontram-se
os pacientes cuja pressão parece normal na consulta médica, mas está elevada
a maior parte do tempo fora dela. Isso é chamado de "hipertensão mascarada".
O segundo grupo é aquele no qual a pressão está elevada durante a consulta e
permanece normal em outras situações: é a "hipertensão do jaleco ou avental
branco". Esses vieses talvez possam ser atenuados pela medida desacompanha-
da da PA no consultório (MDPAC), uma técnica pela qual toda a rotina-padrão
da aferição da PA é executada, automaticamente, sem a presença do profissional da saúde. Porém, apesar do método parecer promissor, não há evidências
que justifiquem a sua adoção no rastreamento médico, até o momento.

Para aumentar a aderência e acelerar o diagnóstico, principalmente em nível
de atenção primária à saúde, uma outra opção viável de rastreio é a realização
de pelo menos 2 medidas residenciais de pressão arterial (MRPA), como procedimento preliminar. Estudo mostrou que dessa forma é possível confirmar ou
rejeitar a possibilidade de alteração pressórica em 6 de cada 10 participantes.

Na prática, o rastreamento, tanto por medidas de consultório quanto por
MRPA, deve ser confirmado pela repetição dos valores alterados em 2 oportunidades diferentes, com medidas de consultório. Pode-se também, de modo
complementar, lançar mão de MAPA ou mais MRPA, que ajudem a confirmar
ou a rejeitar hipóteses de "HA do jaleco branco" ou "HA mascarada". No Quadro 1 apresentam-se as inter-relações dos possíveis desfechos do rastreamento
com medidas de consultório complementadas por MRPA ou MAPA.[2]

QUADRO 1 Diagnósticos da hipertensão arterial segundo métodos de medição
de consultório

		MRPA OU MAPA	
		Normal	Elevada
Medidas de PA em consultório	Normal	Normotensão	Hipertensão mascarada
	Elevada	Hipertensão do jaleco branco	Hipertensão sustentada

MAPA: monitorização ambulatorial da pressão arterial; MRPA: monitorização residencial da pressão
arterial. Fonte: adaptado de Diretrizes Brasileiras de Hipertensão Arterial – 2020.

---

2 MRPA (medidas residenciais de pressão arterial) são obtidas, pelo próprio paciente ou alguém próximo, no contexto dos seus hábitos de vida normal, usando esfigmomanômetros braquiais convencionais ou de pulso. MAPA (medidas ambulatoriais de pressão arterial) são obtidas
por meio de dispositivo automático, instalado em clínica ou laboratório, que executa as aferições
e registra os níveis pressóricos durante 24 horas (incluindo as horas de sono).

Outros métodos validados e disponíveis atualmente para mensurar a velocidade de onda de pulso (indicador de rigidez arterial) ou para estimar a pressão arterial central, como a tonometria de pulso, mecanotransdutores piezoelétricos e oscilométricos, embora pareçam bons preditores de doença cardiovascular, não se aplicam a situações de rastreamento em consultas médicas de atenção primária.

Em resumo: MRPA (pelo menos 2 medidas registradas) ou PA em consultório são métodos simples, rápidos, baratos e acessíveis para rastrear a HA. Problemas em relação à sensibilidade e especificidade podem ser mitigados pelo treinamento adequado do profissional da saúde e do paciente ou seu parente, na aplicação rigorosa das técnicas de aferição padronizadas. A confirmação do diagnóstico se faz por mais medidas em consultório ou MRPA ou MAPA, quando necessário. Exceto pelos eventuais falsos resultados, o rastreamento, em si, traz poucos riscos à segurança dos pacientes em relação aos seus relevantes benefícios.

Caso o profissional da saúde tenha seguido todas as normas técnicas adequadas para a medição da PA do Luc, o valor encontrado (150 x 95) inspira cuidados. Ele é jovem e tem antecedentes familiares de HA. Seu IMC está na faixa de obesidade, mas é provável que seja só pela massa muscular desenvolvida e não adiposidade excessiva. De qualquer modo, ele pratica exercícios resistidos de musculação, que por serem muito intensos, podem piorar os níveis de PA, agudamente, sem melhora no repouso ou longo prazo. O rastreamento completo de HA no Luc envolveria, portanto, pelo menos mais uma repetição das medidas de PA em um outro dia e, se persistir dúvida, MRPA ou MAPA complementar.

SOBRE O TRATAMENTO E A PREVENÇÃO

Tratamento não medicamentoso da pressão arterial

A abordagem terapêutica da HA se compõe de ações que envolvem uso de medicamentos e outras não medicamentosas. Agir no sentido de inibir hábitos e comportamentos (fatores de risco modificáveis) que aumentam a chance do aparecimento de HA ou diminuam a capacidade do controle da PA em indivíduos hipertensos é etapa preliminar fundamental na prevenção dos efeitos deletérios da HA no organismo.

Vários ensaios clínicos confirmaram efeito benéfico de redução da PA por meio de intervenções capazes de promover hábitos e comportamentos saudáveis, como: prevenção primária ou cessação do tabagismo; atividade física aeróbia e anaeróbia regular, de moderada intensidade e baixo impacto; prevenção e controle do estresse; alimentação baseada no consumo variado de frutas, verduras, legumes e cereais integrais, oleaginosas e carboidratos complexos em quantidade moderada, baixo teor de gordura saturada em produtos provenientes de animais (carne, leite, ovos) e seus derivados, e com restrições ao uso excessivo de sal, açúcar e bebidas alcoólicas.

O sobrepeso, principalmente em níveis de obesidade (IMC $\geq$ 30 kg/m²), é um fator de risco significativo para a elevação da PA. Todo paciente obeso e hipertenso, portanto, deve ser aconselhado a tentar estratégias voltadas à perda ponderal. Mesmo perdas discretas já podem implicar em redução dos níveis pressóricos e, eventualmente, em redução dos anti-hipertensivos prescritos.

Tratamento farmacológico

O tratamento medicamentoso da HA visa, basicamente, à proteção das suas complicações cardiovasculares. Inúmeros estudos já demonstraram que reduções da PAS e/ou da PAD são efetivas na prevenção de acidentes vasculares encefálicos (AVE), doença arterial coronariana (DAC), insuficiência cardíaca e das taxas de mortalidade. Inclusive no caso da hipertensão sistólica do idoso, que também merece ser tratada.

O arsenal terapêutico disponível para o controle da HA, atualmente, é vasto. O controle pressórico pode ser alcançado tanto por monoterapia quanto por terapia combinada de anti-hipertensivos de classes diferentes. As classes preferenciais são: diuréticos tiazídicos, bloqueadores de canais de cálcio, inibidores da enzima de conversão da angiotensina, bloqueadores dos receptores de angiotensina II e betabloqueadores. Todos esses grupos já tiveram sua eficácia comprovada na redução de complicações e desfechos fatais e não fatais da HA. Todos apresentam efeitos colaterais pontuais que devem ser monitorados pelo médico(a) assistente.

Apesar de Luc ser muito jovem, uma correta definição em relação à sua PA é importante, pois pode orientá-lo quanto à melhor forma de cuidar da sua própria saúde, como, por exemplo, praticar a atividade esportiva que ele gosta de forma mais segura. Além disso, embora a maioria de estudos que avaliaram a eficácia de tratamento medicamentoso ter sido com hipertensos acima de 50 anos de idade, alguns autores sugerem que complicações de longo prazo, como hipertrofia da musculatura cardíaca ou proteinúria, podem ser evitadas se o controle da HA for precoce, mesmo em pessoas mais jovens.

Outros fármacos

Outros tipos de medicamentos anti-hipertensivos (alfabloqueadores, simpatolíticos de ação central, antagonistas da aldosterona e vasodilatadores diretos) devem ser reservados para casos de condições clínicas específicas ou HA grave, com intolerância ou resistência aos medicamentos das classes preferenciais. Apesar desses grupos não terem sido objeto de pesquisa extensiva, é perceptível uma associação destes com maior taxa de efeitos adversos.

A CTFPHC e a USPSTF consideram que há evidência suficientemente robusta que ateste a grande utilidade do tratamento da HA na prevenção de desfechos graves e na redução da mortalidade precoce. Ambas as entidades consideram que, apesar de não haver evidência direta da eficácia do rastreamento, a simplicidade do método e o bom desempenho das opções de tratamento tornam o balanço entre os seus benefícios e riscos de danos à saúde amplamente positivo.

AGRADECIMENTO

Os autores agradecem a colaboração do Dr. Desiderio Favarato pela cuidadosa leitura do texto e sugestão de melhorias.

BIBLIOGRAFIA CONSULTADA

1. USPFTF – United States Preventive Services Task Force. Hypertension in adults: Screening. 2021. Disponível em: https://www.uspreventiveservicestaskforce.org/uspstf/recommendation/hypertension-in-adults-screening. Acesso: Julho de 2021.
2. CTFPHC – Canadian Task Force on Preventive Health Care. Hypertension (2012). Disponível em: https://canadiantaskforce.ca/guidelines/published-guidelines/hypertension/. Acesso: Julho de 2021.
3. WHO – World Health Organization. Hypertension. Disponível em: https://www.who.int/health-topics/hypertension#tab=tab_1. Acesso: Julho de 2021.
4. Barroso et al. Diretrizes Brasileira de Hipertensão Arterial – 2020. Arq Bras Cardiol. 2021;116(3):516-658.
5. Brasil. Ministério da Saúde. Secretaria de Atenção à Saúde. Departamento de Atenção Básica. Rastreamento de Hipertensão Arterial Sistêmica (HAS). In: Cadernos de Atenção Primária. 2010;29:50-1.
6. Niessen MA, van der Hoeven NV, van den Born BJ, Kalken CK, Kraaijenhagen RA. Home blood pressure measurement as a screening tool for hypertension in a web-based worksite health promotion programme. European Journal of Public Health. 2014;24(5):776-81.
7. Guirguis-Blake JM, Evans CV, Webber EM, Coppola EL, Perdue LA, Weyrich MS. Screening for hypertension in adults: Updated evidence report and systematic review for the US Preventive Services Task Force. JAMA. 2021;325(16):1657-69.

2.13

Infecção latente pela *Mycobacterium tuberculosis* (ILTB)

PONTOS-CHAVE

- A OMS estima que um quarto da população mundial está infectada pelo bacilo causador da tuberculose, mas sem sintomas ou capacidade de transmissão da infecção. A essa situação dá-se o nome de infecção latente pela *Mycobacterium tuberculosis* (ILTB).
- O rastreamento da ILTB se justifica para quem pode se beneficiar do tratamento, como pessoas que: vivem com HIV; pertencem ou trabalham no sistema prisional ou em instituições de longa permanência; serão submetidas a imunossupressão; estão gravemente desnutridas, dentre outros.
- Há testes capazes de detectar a presença de ILTB: a prova tuberculínica com PPD usando a técnica de Mantoux e testes laboratoriais do tipo IGRA (*Interferon-Gamma Release Assay*) possuem boa acurácia geral e estão disponíveis em nosso meio.
- Portadores de ILTB podem ser submetidos a tratamento medicamentoso com isoniazida, rifampicina, rifapentina ou combinações de drogas. O tratamento da ILTB chega a reduzir em 65%, em média, o risco de progressão para a tuberculose ativa (TB ativa).

NOSSA RECOMENDAÇÃO DE RASTREAMENTO

- Rastrear a ILTB em pessoas entre 18 e 75 anos de idade, em situação de alto risco, dentre as descritas na Tabela 1.
- Informar os(as) pacientes candidatos(as) a rastreamento dos benefícios e riscos de fazê-lo e compartilhar a decisão a ser tomada.
- Utilizar a prova tuberculínica, disponível na rede do SUS, ou o IGRA, disponível em alguns serviços de laboratório clínico, como métodos de rastreio.
- Para pacientes que rastrearem negativamente, repetir os exames conforme o nível e a persistência do risco (Tabela 1).
- Para pacientes que rastrearem positivamente (prova tuberculínica ≥ 10 mm ou IGRA+), aprofundar a investigação no sentido de afastar TB ativa.
- Para pacientes com ILTB confirmada, introduzir tratamento medicamentoso, se necessário, com apoio de especialista.

RECOMENDAÇÕES DE OUTRAS ENTIDADES

- A OMS não recomenda o rastreamento sistemático de pacientes com diabete, consumo alcoólico nocivo ou com baixo peso, exceto se tiverem outros fatores de risco predisponentes.

Irmã Cora é uma freira de 57 anos, que mora em um convento de São Paulo. Durante seu exame médico anual, ela nega qualquer tipo de sintoma atual. Sua rotina diária é muito regular: acorda cedo, faz suas orações antes do desjejum, realiza suas tarefas diárias de limpeza e cozinha até o almoço; à tarde, lê alguns textos religiosos e, depois, sai para cuidar de idosos moradores de uma casa de repouso de bairro pobre; após o jantar, ela ainda ajuda pessoas que vivem em situação de rua em um centro de acolhida da periferia da cidade, que albergou pelo menos 2 homens que tiveram o diagnóstico de tuberculose pulmonar, nos últimos 2 anos.

SOBRE A MAGNITUDE DO PROBLEMA

Definição

Uma pessoa suscetível, em contato com alguém com TB, tem 30% de chance de infectar-se, dependendo do grau de exposição ao caso índice (transmissor), da infectividade desta cepa e da sua própria capacidade de resposta imune ao agente infectante. Se esse indivíduo permanecer assintomático por muitos anos, com imunidade parcial ao bacilo, diz-se que é portador de infecção latente pelo *Mycobacterium tuberculosis* (ILTB).

Epidemiologia

A OMS estima que um quarto da população mundial, aproximadamente, está infectada pela *Mycobacterium tuberculosis*. Isso não significa que existam bilhões de doentes com TB ativa; na verdade, a imensa maioria (ainda) não apresenta sintomas e não consegue transmitir a doença. Estima-se que, dentre as pessoas infectadas, haja entre 5% e 10% de risco de apresentarem TB ativa em algum momento da vida.

Ainda segundo dados da OMS, 1,4 milhão de pessoas morreram de TB no mundo, em 2019. Destas, 208 mil eram portadoras de HIV. A TB está entre as 10 principais causas de morte, sendo a primeira dentre as doenças infecciosas; mais mortal, portanto, que a HIV/AIDS.[1] No mesmo ano, cerca de 10 milhões de casos novos de TB foram diagnosticados: 56% em homens, 32% em mulheres e 12% em crianças.

---

1   A pandemia de Covid-19 alterou esse panorama a partir de 2020.

A TB atinge todas as faixas etárias e está presente em todos os países. Porém, apenas 30 países são responsáveis por 87% da carga anual mundial, dentre os quais a Índia lidera, seguida de Indonésia, China, Filipinas, Paquistão, Nigéria, Bangladesh e Africa do Sul. O Brasil é o único representante da região das Américas entre esses 30 países. Esta região concentra 3% da carga de TB do planeta, sendo Brasil (com 33% dos casos novos americanos), Peru (14%), México (9%) e Haiti (8%) os mais atingidos.

Em que pese o fato dos números virem caindo desde o ano 2000, nos últimos 10 anos, foram diagnosticados, em média, 71.000 casos novos de TB por ano em nosso país, com índices de incidência que variam entre 10 e 75 casos novos anuais por 100.000 habitantes, nas diversas unidades federativas. O coeficiente de mortalidade nacional, em 2017, estava em 2,2 óbitos a cada 100.000 habitantes. Os estados do Amazonas, Paraíba e Rio de Janeiro são os que apresentam as maiores taxas de mortalidade por TB.

A TB é uma doença de alta morbimortalidade reconhecida há séculos. Os sintomas mais comuns são do acometimento pulmonar (tosse, febre, calafrios e sudorese noturna e perda de peso), que é a forma transmissível da doença.[2] Entretanto, clinicamente, a TB pode ser considerada uma doença sistêmica, altamente consumptiva, que acomete praticamente todos os sistemas e aparelhos do corpo. O seu diagnóstico se confunde com o de doenças inflamatórias autoimunes, degenerativas, neoplásicas e outras moléstias infecciosas. A doença é 3 vezes mais letal em pacientes que vivem com o HIV do que na população geral.

A situação epidemiológica atual da tuberculose no Brasil, diferente de outros países, como alguns da Ásia, não é de epidemia descontrolada, conforme mostram os dados oficiais. Assim, não se justifica o rastreamento indiscriminado da ILTB. Porém, quando a primoinfecção não se acompanha de TB ativa e a resposta imune é insuficiente para depurar completamente o bacilo, a sua latência no organismo pode se estender por muitos anos, ou mesmo décadas. Nesse período é possível e importante detectá-lo, mas apenas no caso de pessoas em certas condições de alto risco.

Fatores de risco

A Tabela 1 reúne as situações, reconhecidas pelo MS brasileiro, em que a presença de ILTB é um risco potencial importante para a saúde e merece ser rastreado.

---

2 Uma pessoa com TB pulmonar, se não tratada, pode infectar de 5 a 15 outras pessoas próximas, ao longo de um ano.

2.13 Infecção latente pela *Mycobacterium tuberculosis* (ILTB)   189

TABELA 1   Situações em que se deve considerar o rastreamento da ILTB

1. Contatos (nos últimos dois anos) de adultos e crianças com TB pulmonar e laríngea

2. Pessoa vivendo com HIV com LT CD4+ ≥ 350 cel/mm^3

3. Pessoas em uso de inibidores de TNF alfa ou corticosteroides (equivalente a > 15 mg/dia de prednisona por mais de um mês)

4. Pessoas com alterações radiológicas fibróticas sugestivas de sequela de TB

5. Pré-transplante com posterior terapia imunossupressora

6. Pessoas com silicose

7. Neoplasia de cabeça e pescoço, linfomas e outras neoplasias hematológicas

8. Neoplasias em terapia imunossupressora

9. Insuficiência renal em diálise

10. Diabete melito

11. Baixo peso (< 85% do peso ideal)

12. Tabagista (≥ 1 maço por dia)

13. Calcificação isolada (sem fibrose) na radiografia de tórax

14. Profissionais de saúde, pessoas que vivem ou trabalham no sistema prisional ou em instituições de longa permanência

Fonte: adaptada de Brasil, 2018. Manual de Recomendações para o Controle da Tuberculose no Brasil.

SOBRE OS MÉTODOS DE RASTREAMENTO

Exames de imagem

Exames de imagem (radiografia simples do tórax, tomografia computadorizada de pulmão) ou pesquisa de bacilo álcool-ácido resistente (BAAR) no escarro não são exames adequados de rastreamento de ILTB. Esses (e eventualmente outros) são úteis somente em casos de pessoas com sintomas respiratórios em que a TB pulmonar seja uma hipótese plausível, ou como sequência investigatória de pessoas, cujo rastreamento da ILTB por outros meios tenha sido positivo.

Testes de rastreamento

São basicamente dois os tipos de testes de rastreamento disponíveis para ILTB. O primeiro é a prova tuberculínica usando a técnica de Mantoux. Trata-se da inoculação intradérmica, na região do antebraço esquerdo, do derivado proteico purificado (PPD), um conjunto de proteínas extraído de meios de cultura da *Mycobacterium tuberculosis*. Todo o processo desde a produção, transporte e acondicionamento do PPD até a inoculação e leitura final do resultado deve seguir padrões rígidos de qualidade estabelecidos pela OMS. A leitura é feita de 48 a 72 horas após a inoculação, medindo-se (em milímetros) o tamanho do nódulo ou intumescimento (um inchaço ou endurecimento elevado e palpável) que por ventura apareça no local.

Usando como limite mínimo de positividade do teste tuberculínico uma medida igual a 10 mm, a sua sensibilidade gira em torno de 79% e a especificidade, 97%. As causas de resultados falso-negativos (cerca de 21%) incluem: problemas técnicos em alguma fase do processo de testagem, situações temporárias ou permanentes de imunodeficiência, outras doenças crônicas, infecciosas ou neoplásicas concomitantes, desnutrição, gravidez, idade muito avançada, febre e vacinação recente. Dentre os falso-positivos (3%), as causas mais relevantes, no Brasil, são a aplicação da vacina BCG, como parte do calendário vacinal brasileiro e outras micobactérias ambientais.

Prova tuberculínica positiva pode ser induzida pela BCG. Se aplicada logo após o nascimento, a vacina produz reações maiores e mais duradouras, porém apenas 1% dos testes de rastreamento positivos executados após 10 anos da sua aplicação podem ocorrer como consequência da BCG. Em outras palavras, em jovens e adultos assintomáticos, que não foram revacinados ou receberam BCG como parte de algum tratamento, um nódulo igual ou maior do que 10 mm deve ser considerado compatível com ILTB. Outra causa de falso-positividade é reação cruzada com outra micobactéria.

A segunda opção de rastreamento é por meio dos testes de IGRA (*Interferon-Gamma Release Assay*). Testes deste tipo detectam a liberação do interferon gama das células de defesa quando estimuladas por antígenos muito específicos da *Mycobacterium tuberculosis*. O *Quantiferon®-TB Gold Intube* (sensibilidade = 80% e especificidade = 97%) e o *T-SPOT®-TB* (sensibilidade = 90% e especificidade = 95%) são os nomes comerciais dos testes de IGRA disponíveis no mercado. O *T-SPOT®-TB* é de execução e interpretação menos automatizada e não está disponível no Brasil.

As vantagens dos testes IGRA sobre a prova tuberculínica são: não sofrer influência da vacina BCG; menor interferência no teste de infecções por outras micobactérias; não implicar em erro de leitura ou interpretação do resultado; não requerer duplo deslocamento do paciente. Dentre as desvantagens estão o custo mais elevado, a necessidade de coleta sanguínea e de infraestrutura laboratorial adequada para conservação e manuseio cuidadoso de linfócitos.

Os testes tipo IGRA são cada vez mais recomendados como substitutos da prova tuberculínica para rastrear ILTB, tanto pela melhor sensibilidade e especificidade quanto pela menor disponibilidade atual do PPD. No Brasil, a disponibilidade dos IGRA ainda se restringe a laboratórios privados e centros de pesquisa, mas estudos já concluídos indicam que devam ser incorporados ao SUS nos próximos anos.

O intervalo das rodadas de rastreamento é variável, dependendo do grau de risco da pessoa examinada (Tabela 1). Naquelas consideradas pelo médico(a) assistente como estando em situação de muito alto risco para ILTB, a repetição pode ser até anual, enquanto que, em outras situações, um único rastreio na vida já seja suficiente.

Recomendações de rastreamento

A USPSTF não encontrou, na sua revisão sistemática, estudos que tenham reportado diretamente danos à saúde por causa do rastreamento. Danos potenciais de maior relevância seriam o estigma da doença e os decorrentes do prosseguimento de investigação ou tratamento indevido dos casos falso-positivos. Dada a importância clínica e epidemiológica da TB, a disponibilidade e acurácia dos métodos de rastreamento são fatores favoráveis ao rastreamento.

Irmã Cora, a princípio, parece ser uma pessoa saudável, sem sintomas ou doenças manifestas, e com hábitos simples e regrados. Porém, chamam a atenção as suas atividades diárias em casa de repouso de idosos de baixa renda e em um centro de acolhida de pessoas em situação de rua. Ambas as situações são reconhecidas como de alto risco de transmissão da infecção por TB. Somado tudo isso à possível exposição a casos de TB no passado recente, o rastreamento da ILTB passa a ser um item relevante dos seus exames médicos periódicos.

SOBRE O TRATAMENTO E A PREVENÇÃO

Diante de rastreamento positivo por qualquer dos métodos propostos, deve-se, em um primeiro momento, afastar a possibilidade da existência de TB ativa, em particular sintomas ou sinais não valorizados pelo(a) paciente. Neste caso, a avaliação clínica cuidadosa, com anamnese e exame físico mais detalhados, pode indicar a presença, por exemplo, de: uma febre baixa vespertina persistente, ruídos pulmonares anômalos, derrame pleural, adenomegalia, pigmentação anormal da pele, alteração da cor da urina ou uma ascite incipiente, que indiquem a presença de tuberculose pulmonar, pleural, ganglionar ou de outros órgãos-alvos, como: suprarrenal, rim e peritônio.

Exames complementares mais sofisticados podem ser necessários para a confirmação ou exclusão da TB, antes que qualquer tipo de tratamento seja instituído. Uma vez excluída essa possibilidade e confirmado tratar-se de ILTB, justifica-se iniciar o tratamento. A maioria dos estudos publicados avaliaram a isoniazida, a rifampicina ou rifapentina + isoniazida.

Segundo a USPSTF, a melhor evidência de efetividade do tratamento provém de um ensaio clínico randomizado placebo-controlado europeu, datado de 1982, com 27.830 portadores de fibrose pulmonar por TB fora de atividade. O grupo tratado com isoniazida (300 mg/dia, por 24 semanas) apresentou um risco 65% menor de evoluir para TB em relação ao grupo placebo. Outros estudos multicêntricos, incluindo o Brasil, confirmaram a utilidade da isoniazida, mas não demonstraram inferioridade dos outros medicamentos, isoladamente, ou em esquema combinado com a isoniazida. O estudo rifapentina + isoniazida mostrou-se não inferior a isoniazida isolada e a redução do tempo de tratamento (12 semanas com dose semanal) levou a maior adesão ao tratamento.

O MS brasileiro recomenda o uso da isoniazida para jovens e adultos com até 49 anos de idade, por 6 a 9 meses. Em função da hepatotoxicidade desse medicamento, para pessoas com intolerância, portadores de hepatopatia e todos com 50 anos ou mais de idade, deve-se dar preferência à rifampicina. Além disso, para quem apresenta alto risco, principalmente devido a situações de imunodeficiência confirmada, o MS preconiza o tratamento com o resultado da prova tuberculínica com PPD já a partir de 5 mm (e não 10 mm como nas outras situações). A combinação rifapentina + isoniazida por 12 semanas, uma vez por semana, está fase de implantação no Brasil.

A hepatotoxicidade é o risco mais consistente da profilaxia da ILTB com isoniazida, sendo cerca de 4,6 vezes maior quando comparada a placebo e 3,3 vezes maior em relação à rifampicina. A hepatotoxicidade, porém, não parece aumentar a mortalidade. A isoniazida apresenta, também, eventos adversos gastrointestinais, que podem acarretar o abandono do tratamento.

Do ponto de vista da prevenção, devem ser enfatizados os cuidados de contato com possíveis pessoas infectadas para todos os indivíduos em situação de maior risco (Tabela 1). Para aqueles que lidam, diariamente, por razões profissionais ou humanitárias, com grupos de alto risco (p. ex., encarcerados do sistema prisional, confinados em instituições de longa permanência, pessoas que vivem em extrema pobreza, em situação de rua ou aglomerações carentes), o uso de equipamento de proteção individual e as práticas higiênicas para impedir o contágio devem ser reforçadas.

Concluindo, a TB é uma doença sabidamente grave e o conjunto das evidências disponíveis indica que vale a pena rastrear a ILTB em situações de risco especial (Tabela 1). Para tanto, dispõe-se de testes acurados e disponíveis, tanto no setor público quanto privado da saúde. O tratamento, se bem conduzido, pode impedir a progressão da ILTB para a TB ativa, na maioria dos pacientes;

seus efeitos colaterais eventuais podem ser contornados com várias opções de tratamento menos tóxicas, que ajudem a evitar a sua descontinuidade.

> Uma prova tuberculínica ≥ 10 mm ou um IGRA positivo podem levar a Irmã Cora a ser submetida a vários procedimentos subsequentes: inicialmente, excluir a presença de TB ativa, por meio de avaliação clínica detalhada, exames de imagem e outros. Excluída essa possibilidade, ela poderá ser aconselhada a fazer um tratamento medicamentoso da ILTB. Tanto a investigação médica quanto o tratamento podem incorrer em efeitos colaterais para a paciente. Por essa razão, antes de iniciar o rastreamento, ela deve ser informada dos benefícios e riscos de danos possíveis e compartilhar da decisão se rastreia ou não a ILTB. Pelo potencial de transmissão, ela deve ser aconselhada a usar máscara durante suas tarefas assistenciais, caso a exposição persista.

AGRADECIMENTO

Os autores agradecem a colaboração do Prof. Dr. Olavo Henrique Munhoz Leite pela cuidadosa leitura do texto e sugestão de melhorias.

BIBLIOGRAFIA CONSULTADA

1. USPSTF – United States Preventive Services Task Force. Latent tuberculosis infection: Screening, 2016. Disponível em: https://www.uspreventiveservicestaskforce.org/uspstf/recommendation/latent-tuberculosis-infection-screening. Acesso: Julho de 2021.
2. WHO – World Health Organization. Global Tuberculosis Report 2020. Disponível em: https://apps.who.int/iris/bitstream/handle/10665/336069/9789240013131-eng.pdf. Acesso: Julho de 2021.
3. Brasil. Ministério da Saúde. Secretaria de Vigilância em Saúde. Departamento de Vigilância das Doenças Transmissíveis. Manual de recomendações para o controle da tuberculose no Brasil. 2a ed. Brasília: Ministério da Saúde; 2019.
4. Brasil. Ministério da Saúde. Secretaria de Vigilância em Saúde. Departamento de Vigilância das Doenças Transmissíveis. Manual de recomendações para o controle da tuberculose no Brasil. 2a ed. Revisada. Brasília: Ministério da Saúde; 2020.
5. CDC – Centers for Disease Control and Prevention. Testing for tuberculosis (TB). Disponível em: http://www.cdc.gov/TB/publications/factsheets/testing/TB_testing.htm. 2014. Acesso: Julho de 2021.
6. CDC – Centers for Disease Control and Prevention. Disponível em: Fact sheet: Tuberculin skin testing. Disponível em: http://www.cdc.gov/TB/publications/factsheets/testing/skintesting.htm. 2016. Acesso: Julho de 2021.
7. CDC – Centers for Disease Control and Prevention. Fact sheet: Interferon-gamma release assays (IGRAs) – Blood tests for TB infection. Disponível em: http://www.cdc.gov/TB/publications/factsheets/testing/igra.htm. 2015. Acesso: Julho de 2021.
8. CDC – Centers for Disease Control and Prevention. Treatment regimens for latent TB infection (LTBI). Disponível em: http://www.cdc.gov/TB/topic/treatment/lTBi.htm. Acesso: Julho de 2021.

9. Sterling TR, Villarino ME, Borisov AS, Shang N, Gordin F, Bliven-Sizemore E, et al., for the TB Trials Consortium PREVENT TB Study Team. Three months of rifapentine and isoniazid for latent tuberculosis infection. NEJM. 2011 Dec 8;365(23):2155-66.

2.14

Infecção pelo vírus da hepatite B (VHB)

PONTOS-CHAVE

- O vírus da hepatite B (VHB) é transmitido por contato sanguíneo ou sexual e acomete centenas de milhões de pessoas no mundo.
- A história natural da infecção pelo HBV é marcada por evolução silenciosa; muitas vezes, a doença é diagnosticada décadas após a infecção.
- A sorologia para VHB com detecção do HBsAg, anti-HBsAg e anti-HBc (IgM e total), HBeAg e anti-HBe mostra boa acurácia para diferenciar os vários momentos da evolução da infecção.
- O tratamento tende a reduzir ou eliminar a carga viral, impedir a evolução da hepatite para quadros clínicos mais graves e interromper a cadeia de transmissão.
- A prevenção primária deve enfatizar a proteção sexual, o não compartilhamento de seringas, o uso de equipamento de proteção individual (EPI) e o incentivo à vacinação.

NOSSA RECOMENDAÇÃO DE RASTREAMENTO

- Rastrear homens e mulheres, vacinados ou não contra VHB, entre 18 e 75 anos, quanto ao risco de contágio para a infecção por VHB (ver Tabela 1).
- Fornecer orientação preventiva aos indivíduos de baixo risco (uso de preservativo sexual, não compartilhamento de seringas e EPIs adequados).
- Para os indivíduos de alto risco não vacinados, pesquisar o HBsAg, seguido de imunoensaios para determinação de anti-HBs e anti-HBc, IgM e total.
- A partir dos resultados da sorologia, definir os candidatos à vacinação, tratamento para depuração viral ou aconselhamento intensivo para evitar a transmissão do vírus.
- Para os indivíduos vacinados, pesquisar os anticorpos anti-HBs e encaminhar para revacinação, se necessário.

RECOMENDAÇÕES DE OUTRAS ENTIDADES

- O CDC, o *American College of Physicians* e a *American Association for the Study of Liver Diseases* recomendam rastrear a infecção pelo VHB em todos os nascidos em países com prevalência de HBsAg ≥ 2%, independente de vacinação prévia, e também em pessoas que requeiram terapia imunossupressora, diálises, que apresentem ALT elevado de origem desconhecida ou que trabalhem em casas de repouso.

Tina, uma técnica de laboratório de análises clínicas de 37 anos de idade, procura o médico do trabalho do seu hospital. Está preocupada porque seu marido, um gerente de banco de 40 anos, apresentou resultados sugestivos de infecção pelo vírus da hepatite B (VHB) no seu *check-up*. Ela ficou com muito medo e quer fazer os exames necessários para saber se também está infectada pelo vírus.

SOBRE A MAGNITUDE DO PROBLEMA

Epidemiologia

A transmissão do vírus da hepatite B (VHB) ocorre de forma parenteral, sexual e vertical (da mãe para o bebê, durante a gestação, parto ou amamentação). Em 2015, acometeu cerca de 250 milhões de pessoas no mundo, causando mais de 850.000 mortes naquele ano.

No período de 1999 a 2019, foram notificados 247.890 casos de hepatite B no Brasil. As taxas de detecção de hepatite B no país vêm apresentando leve tendência de queda desde 2015, atingindo 6,6 casos por 100 mil habitantes em 2019. A prevalência é baixa, menor que 2%.

Em adultos imunocompetentes, a resposta da imunidade celular às proteínas virais expressas pelos hepatócitos elimina o microrganismo em aproximadamente 99% dos indivíduos. Por outro lado, cerca de 15 a 25% dos pacientes com hepatite B na sua forma crônica morrem de insuficiência hepática por cirrose ou carcinoma hepatocelular (CHC).

Aspectos clínicos

A história natural da infecção pelo HBV é marcada por evolução silenciosa; muitas vezes, a doença é diagnosticada décadas após a infecção. Os sinais e sintomas são comuns às demais doenças parenquimatosas crônicas do fígado e costumam manifestar-se apenas em fases mais avançadas da doença.

Portadores de infecção crônica são reservatórios de transmissão pessoa a pessoa do VHB. Estudos mostram que cerca de 70% dos indivíduos portadores de hepatite B crônica não estão cientes disso e muitos permanecem assintomáticos até os primeiros sinais clínico-laboratoriais de cirrose ou mesmo em fase avançada de insuficiência hepática.

Quanto mais jovem o paciente se infectar com o vírus, maior a chance de progressão para a forma crônica, bem como maior é a chance de transmissão a outras pessoas ao longo da sua vida. Até 1992, quando a vacina da hepatite B passou a fazer parte do calendário do Programa Nacional de Imunizações, a maioria das infecções agudas do VHB acometia pacientes na adolescência e na fase inicial da vida adulta, por conta de comportamento sexual de risco, uso de drogas injetáveis ou exposição ocupacional.

Assim como para outras infecções transmissíveis por contato, a vulnerabilidade social, por exemplo, de pessoas que vivem encarceradas ou em situação precária de rua, é agravante ou facilitadora do contágio. A Tabela 1 contém os principais fatores de risco para o VHB.

Em suma, a hepatite B é doença de baixa prevalência, mas alta morbidade, podendo evoluir, cronicamente, para cirrose ou CHC. Ambas as condições, embora atinjam uma minoria de pacientes dentre os infectados, se não tratadas, são muito letais e, antes disso, pioram significativamente a qualidade de vida. Há ainda os casos de pessoas portadoras crônicas do VHB, assintomáticas, transmissoras em potencial do vírus.

TABELA 1 Fatores que elevam o risco de infecção pelo vírus da hepatite B (VHB)

1. Sexo entre homens (HSH)

2. Pessoa HIV-positivo

3. Usuários de drogas injetáveis e compartilhadores de seringas

4. Doentes crônicos que necessitam de derivados de sangue ou procedimentos invasivos (p.ex. diálise)

5. Parceiros sexuais ou contatos domiciliares de portadores de VHB

6. Moradores de regiões de alta prevalência de VHB (> 2%)

7. Profissionais da saúde ou profissionais do sexo

8. Pessoas vivendo em presídios ou em situação precária de rua

O rastreamento serve, portanto, para identificar indivíduos cronicamente infectados que possam ainda se beneficiar de tratamento para prevenir ou atrasar a doença hepática (*clearance* do HBsAg) e para detectar e vacinar pessoas suscetíveis (interrompendo assim a cadeia de transmissão), além de ser uma iniciativa complementar aos cuidados preventivos a serem tomados de acordo com os riscos de exposição (p. ex., usar preservativo nas relações sexuais, não compartilhar equipamentos e insumos na injeção de drogas, aderir ao uso dos equipamentos de proteção individual durante o trabalho em laboratório clínico).

No Brasil, apesar da introdução da vacina na Amazônia Ocidental em 1989 e dos esforços progressivos em imunização e prevenção no Sistema Único de Saúde (SUS), a transmissão da hepatite B ainda é uma realidade. Aproximadamente 17.000 novos casos são detectados e notificados anualmente, o que contribui para evidenciar o impacto da doença no território brasileiro.

A situação de Tina, se ela teve ou não contato com o VHB, gera várias dúvidas e possibilidades de contaminação. Não se sabe ao certo se o resultado do exame do marido revelou sinal de doença aguda (menos de 6 meses), crônica (mais de 6 meses) ou se ele está curado de uma hepatite B mais antiga. Além do risco de transmissão sexual, como ela é profissional da saúde, é possível que tenha sido vacinada ou que se tenha contaminado no trabalho, ou que ainda seja soronegativa para o VHB. O rastreamento pode ajudar a esclarecer toda essa situação intrincada.

SOBRE OS MÉTODOS DE RASTREAMENTO

Quem deve rastrear?

A USPSTF recomenda rastrear adolescentes e adultos, assintomáticos, vacinados ou não, que estejam em situação de alto risco de contágio pelo VHB. Baseado nessa recomendação, o primeiro passo seria estimar o risco, subjetivamente, segundo os itens da Tabela 1. Pessoas que não se enquadram em nenhuma das condições citadas são consideradas de baixo risco e podem ser dispensadas do rastreamento.

Para os expostos a um ou mais dos fatores citados, e que nunca foram vacinados para prevenir hepatite B, inicia-se o rastreamento laboratorial para a detecção do antígeno de superfície do VHB, o HBsAg. A sensibilidade e a especificidade dos testes disponíveis para isso giram, ambas, em torno de 98%.

Pacientes assintomáticos, não vacinados previamente, que testam positivo para o HBsAg, são o principal alvo do *check-up*, pois podem transmitir o vírus. Esses indivíduos podem ser portadores recentes ou tardios, o que pode impactar o tratamento.

Estudos sorológicos

O estudo sorológico para fazer essa diferenciação do tempo de evolução e estágio da infecção é feito pela pesquisa de alguns outros antígenos e anticorpos do VHB, a saber: anticorpos anti-antígeno de superfície – HBs (anti-HBs) e anticorpos anti-antígeno do núcleo ou *core* do VHB (Anti-HBc), IgM ou total e, ainda, o HBeAg e o anti-HBe. As situações possíveis, de maneira geral, são:

A. Infecção aguda (< 6 meses): HBsAg positivo, anti-HBs negativo, anti-HBc IgM e total positivos. Esse perfil sorológico indica que a pessoa teve um contato recente com o vírus nativo, é um transmissor potencial, mas ainda pode evoluir tanto para a cura espontânea, evidenciada com a "viragem" do anti-HBs no futuro próximo, quanto para a cronificação da infecção.

B. Infecção crônica (> 6 meses): HBsAg positivo, anti-HBs negativo, IgM anti-HBc negativo e anti-HBc total positivo. Trata-se do portador de infecção crônica de VHB, aquele que não desencadeou a "viragem" de anti-HBs e que, além de ser transmissor do vírus, corre o risco de evolução da hepatite crônica para cirrose ou CHC. Necessita de acompanhamento clínico com outros testes laboratoriais, eventual tratamento da hepatite e aconselhamento preventivo intensivo para evitar a transmissão do vírus.

Pessoas assintomáticas, não vacinadas, que testam negativo para HBsAg, são virtualmente sadias, mas possivelmente suscetíveis ao contágio, uma vez que apresentem alto nível de exposição ao vírus (um pré-requisito do rastreamento). Do mesmo modo de quem testa HBsAg positivo, esses indivíduos necessitam de complementação laboratorial para definir se a infecção está em andamento, se estão curados ou, o mais importante, se precisam ser vacinados. São os seguintes grupos:

A. Suscetível: é a pessoa HBsAg negativo, anti-HBc IgM e total negativo e anti-HBs negativo, ou seja, não apresenta qualquer vestígio imunológico de contato com o vírus. É grande candidata à vacina contra a hepatite B.
B. Caso intermediário: quando o HBsAg e o anti-HBs são negativos, porém o anti-HBc total é positivo. Existe a possibilidade de que a doença aguda já tenha se resolvido, apesar do anti-HBs não ser detectado (baixo título ou perda da resposta), ou que este ainda esteja em fase de "viragem". Outras situações raras são o anti-HBc falso-positivo ou infecção crônica com HBsAg não detectado.
C. Imune: é a situação na qual o HBsAg é negativo e tanto o anti-HBc total quanto o anti-HBs são positivos, indicando que o organismo reagiu e eliminou naturalmente a carga viral. Os indivíduos nessas condições foram imunizados naturalmente e não são transmissores.

As Figuras 1 e 2 ilustram, esquematicamente, a evolução dos marcadores sorológicos das infecções aguda e crônica pelo VHB.

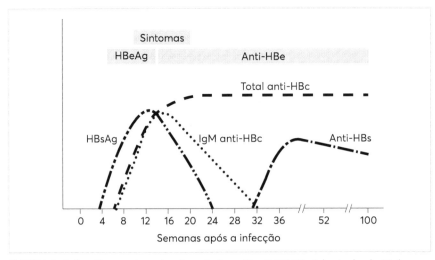

FIGURA 1 Infecção aguda pelo vírus da hepatite B (VHB). Adaptada de Mahoney, 1999.

2.14 Infecção pelo vírus da hepatite B (VHB)

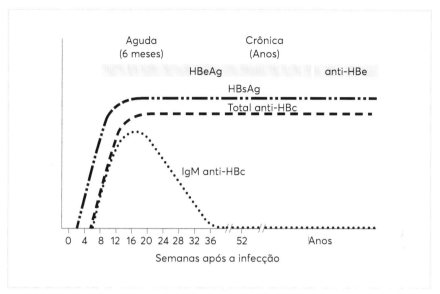

FIGURA 2 Infecção crônica pelo vírus da hepatite B (VHB). Adaptada de Mahoney, 1999.

TABELA 2 Interpretação do resultado de sorologias para hepatite B

HBsAg	Negativo	Suscetível
Anti-HBc	Negativo	
Anti-HBs	Negativo	
HBsAg	Negativo	Imune devido à infecção
Anti-HBc	Positivo	
Anti-HBs	Positivo	
HBsAg	Negativo	Imune devido à vacinação
Anti-HBc	Negativo	
Anti-HBs	Positivo	
HBsAg	Positivo	Infecção aguda
Anti-HBc	Positivo	
IgM anti-HBc	Positivo	
Anti-HBs	Negativo	
HBsAg	Positivo	Infecção crônica
Anti-HBc	Positivo	
IgM anti-HBc	Negativo	
Anti-HBs	Negativo	

(continua)

TABELA 2 Interpretação do resultado de sorologias para hepatite B *(continuação)*

HBsAg	Negativo	Interpretação inconclusiva.
Anti-HBc	Positivo	Possibilidades: 1. Infecção resolvida;
Anti-HBs	Negativo	2. Falso-positivo anti-HBc; 3. Infecção crônica com baixa virulência; 4. Infecção aguda em resolução.

Fonte: adaptada de www.cdc.gov/hepatites.

Muitos dos indivíduos, independentemente do risco, podem ter sido vacinados na infância, na idade adulta por conta de atividade ocupacional, ou ainda em algum momento da vida em que fossem considerados suscetíveis ao VHB. No caso dessas pessoas, o rastreamento é feito pela solicitação do anti-HBs, que deve ter um título superior a 10 UI. Caso o título de anticorpos esteja abaixo desse valor, indica-se o reforço (caso seja comprovada a vacinação completa prévia) ou a revacinação com 3 doses.

Exceto pelos casos de possíveis resultados falso-negativos ou falso-positivos de HBsAg, que não superam 2% do total em cada situação, e outros raros eventos de erros laboratoriais, os métodos sorológicos de rastreamento são bastante seguros. Os métodos moleculares para detecção qualitativa ou quantitativa do VHB devem ser reservados para situações especiais (como cepas mutantes) ou para definir a necessidade de tratamento.

SOBRE O TRATAMENTO E A PREVENÇÃO

Objetivos do tratamento

O diagnóstico dos portadores de hepatite crônica pelo VHB possibilita o tratamento, que visa a reduzir ou eliminar a carga viral, impedir a evolução da hepatite para quadros clínicos mais graves e interromper a cadeia de transmissão.

Todas as pessoas com infecção aguda ou crônica devem receber orientação para reduzir o risco de transmitir o vírus. Cerca de 1/5 a 2/5 dos portadores crônicos de HBsAg chegam a necessitar de medicação.

O objetivo principal do tratamento é reduzir o risco de progressão da doença hepática e de seus desfechos primários, especificamente cirrose, CHC e óbito. O resultado ideal do tratamento envolve a soroconversão do HBsAg para anti-HBs. Esse perfil corresponde à completa e ideal resposta imune, porém raramente é alcançado. Portanto, deve-se buscar desfechos alternativos para pacientes com HBsAg persistente e HBeAg reagente ou HBeAg não reagente: soroconversão com anti-HBe, redução de carga viral (resposta virológica) e/ou normalização da alanina aminotransferase – ALT (resposta bioquímica).

O Ministério da Saúde disponibiliza, no Brasil, o interferon alfa-2a, que regula a reprodução celular e o sistema imune, e os antivirais entecavir e tenofovir. Evidência suficiente indica que os antivirais interrompem a replicação viral, monitorada pela expressão do anti-HBe sérico, e redução da carga viral a níveis indetectáveis e ainda que esses últimos desfechos intermediários citados são seguidos de queda do risco de cirrose e CHC em pacientes tratados.

Medidas de prevenção

O principal meio de prevenção da infecção pelo VHB é a vacina, que é aplicada em 3 doses e já faz parte do calendário vacinal brasileiro, no primeiro ano de vida, há 30 anos. Pessoas não vacinadas ou cujo nível de anticorpos pós-vacinais não atingiu valor que indique haver boa proteção podem receber reforço ou esquema vacinal completo, a qualquer momento.

Além da vacina, as mesmas recomendações gerais para evitar infecções transmitidas por contato sexual ou com sangue, como HIV, hepatite C e sífilis, valem obviamente também para a hepatite B, quais sejam: uso de preservativo em todas as relações sexuais, não compartilhamento de seringas ou outros insumos usados na injeção de drogas, uso adequado dos equipamentos de proteção individual dos profissionais de saúde que manipulam sangue e derivados.

Ainda há poucos estudos que mostram benefícios diretos e superiores nos grupos rastreados em relação aos não rastreados. Porém, as características da infecção crônica, a alta transmissibilidade, a possível evolução para doenças graves, os bons métodos de diagnóstico disponíveis, os resultados positivos do tratamento e a possibilidade de prevenção apontam que os ganhos com o rastreamento do VHB superam seus eventuais danos à saúde.

A paciente Tina deve se beneficiar do rastreamento, pois, conforme os resultados, ela vai poder saber se é portadora do VHB (HBsAG e anti-HBc total positivos) ou se está imunizada (HBsAg negativo, anti-HBs e anti-HBc total positivos). Eventualmente, ela ficará sabendo se é ou não candidata a vacina ou reforço da vacina, caso já a tenha recebido, e poderá intensificar seus cuidados preventivos no convívio doméstico e no trabalho.

AGRADECIMENTO

Os autores agradecem a colaboração do Prof. Dr. Olavo Henrique Munhoz Leite pela cuidadosa leitura do texto e sugestão de melhorias.

BIBLIOGRAFIA CONSULTADA

1. USPSTF – United States Preventive Services Task Force. Hepatitis b virus infection in adolescents and adults: Screening, 2020. Disponível em: https://www.uspreventiveservicestaskforce.org/uspstf/recommendation/hepatitis-b-virus-infection-screening. Acesso: Julho de 2021.
2. World Health Organization. Global Hepatitis Report 2017. Geneva: World Health Organization; 2017. Disponível em: https://www.who.int/news-room/fact-sheets/detail/hepatitis-b.
3. Brasil. Ministério da Saúde. Secretaria de Vigilância em Saúde. Hepatites virais 2020. Boletim Epidemiológico Número Especial. 2020;(1):18. Disponível em: http://www.aids.gov.br/pt-br/pub/2020/boletim-epidemiologico-hepatites-virais-2020.
4. Dienstag JL. Hepatits B virus infection. The New England Journal of Medicine. 2008;359:1486.
5. Weinbaum CM, Mast EE, Ward JW. Recommendations for identification and public health management of persons with chronic hepatitis B virus infection. Hepatology. 2009;49:S35.
6. LeFevre ML. Screening for hepatitis B virus infection in nonpregnant adolescents and adults: U.S. Preventive Services Task Force Recommendation Statement. Annals of Internal Medicine. 2014;161:58.
7. Brasil. Ministério da Saúde. Secretaria de Vigilância em Saúde. 2016. Protocolo clínico e diretrizes terapêuticas para hepatite b e co-infecções. Departamento de DST, Aids e Hepatites Virais. 2016;no. 1 (Dezembro):122. Disponível em: http://www.aids.gov.br/pt-br/pub/2016/protocolo-clinico-e-diretrizes-terapeuticas-para-hepatite-b-e-coinfeccoes.
8. Ott JJ, Stevens GA, Groeger J, Wiersma ST. Global epidemiology of hepatitis B virus infection: New estimates of age-specific HBsAg seroprevalence and endemicity. Vaccine, 2012;Janeiro 24:2212.
9. Mahoney FJ. Update on diagnosis, management, and prevention of hepatitis B virus infection. Clin Microbiol Rev. 1999 Apr;12(2):351-66.
10. Mandell GL, Bennett JE, Dolin R. Mandell, Douglas, and Bennett's principles and practice of infectious diseases. New York: Elsevier; 2010.
11. Brasil. Ministério da Saúde. Secretaria de Vigilância em Saúde. Departamento de Vigilância das Doenças Transmissíveis. Nota Técnica Conjunta n. 2/2013/CGPNI/ DEVEP e CGDHRV/DST/AIDS/SVS/MS. Ampliação da oferta da vacina hepatite B para a faixa etária de 30 a 49 anos em 2013. Brasília: Ministério da Saúde; 2013.
12. Brasil. Ministério da Saúde. Secretaria de Vigilância em Saúde. Programa Nacional de Imunizações. Programa Nacional de Imunizações: 30 anos. Brasília: Ministério da Saúde; 2003. (Série C. Projetos e Programas e Relatórios).
13. Brasil. Ministério da Saúde. Departamento de Vigilância das Doenças Transmissíveis. Nota Informativa 149/2015/CGPNI/DEVIT/SVS/MS. Informa mudanças no Calendário Nacional de Vacinação para o ano de 2016. Brasília: Ministério da Saúde; 2015.

2.15

Infecção pelo vírus da hepatite C (VHC)

> **PONTOS-CHAVE**
>
> - A infecção pelo vírus da hepatite C (VHC) afeta 71 milhões de pessoas globalmente e é uma das causas de hepatite crônica, cirrose e câncer hepatocelular (CHC).
> - O longo período entre a infecção inicial e as manifestações de lesão hepática permite o diagnóstico pré-clínico e torna possível a supressão da carga viral.
> - O esclarecimento prévio sobre o rastreamento e suas possíveis repercussões ao(à) paciente propicia uma decisão compartilhada mais segura e ajuda a prevenir problemas futuros.
> - Testes laboratoriais, do tipo ELISA, e testes rápidos ambulatoriais apresentam alta sensibilidade e especificidade no rastreamento da infecção pelo VHC.
> - Os antivirais de ação direta são considerados o tratamento-padrão atualmente e induzem resposta virológica sustentada (RVS) em mais de 95% dos indivíduos tratados.

NOSSA RECOMENDAÇÃO DE RASTREAMENTO

- Rastrear a infecção pelo VHC em adultos assintomáticos entre 18 e 75 anos.
- Identificar, inicialmente, as pessoas de maior risco, conforme Tabela 1.
- Para pessoas de menor risco, a decisão de rastrear ou não deve ser tomada caso a caso e compartilhada com o(a) paciente.
- Identificar a presença de anticorpos anti-VHC, usando TR-ICF como método inicial de rastreamento. Se positivo, confirmar por ELISA (opcional) e determinar a carga viral por PCR RNA-VHC.
- Encaminhar as pessoas que rastrearem VHC-positivo para especialista a fim de complementar o diagnóstico e avaliar tratamento.
- Em caso de rastreamento negativo (TR-ICF negativo) ou não confirmado (TR-ICF positivo, ELISA e PCR RNA-VHC negativos) de pessoas em situação de alto risco, repetir o rastreio a uma periodicidade definida, em conjunto, por médico(a) e paciente.

RECOMENDAÇÕES DE OUTRAS ENTIDADES

- O CDC recomenda rastrear adultos pelo menos uma vez na vida, exceto se vivem em condições de prevalência da infecção ≤ 0,1%.
- O *American College of Obstetricians and Gynecologists* recomenda rastrear gestantes com fatores de risco.
- A *American Association for the Study of Liver Diseases* e a *Infectious Diseases Society of America* recomendam oferecer um rastreio na vida a adultos e também a menores de 18 anos com alto risco de exposição ao VHC, além de testagem periódica de pessoas de alto risco e repetições anuais para imunodeficientes e HSH.

> Antonio, um padeiro de 58 anos, morador de uma pequena cidade do interior do Paraná, procura um médico para fazer *check-up*. Revela que não está sentindo nada, mas está muito intrigado porque vários de seus antigos amigos do time de futebol amador da cidade estão doentes do fígado e alguns até morreram de cirrose. Na anamnese, negou grande consumo de bebida alcoólica, dele e dos amigos, mas lembrou que, na época, era hábito de todos "tomar" uma injeção de vitaminas antes de cada jogo, para dar energia (*sic*), pois todos trabalhavam e não treinavam para jogar.

SOBRE A MAGNITUDE DO PROBLEMA

Epidemiologia

De acordo com estimativas da Organização Mundial da Saúde (OMS), em 2017, a infecção pelo vírus da hepatite C (VHC) afetava cerca de 71 milhões de pessoas, globalmente.

A infecção pelo VHC é uma das causas de hepatite crônica, cirrose e câncer hepatocelular (CHC), além de uma das principais indicações para transplante hepático em países ocidentais.

Ainda que a história natural da infecção pelo VHC seja altamente variável, estima-se que, dentre os pacientes que desenvolvem a forma crônica da doença, 15 a 30% irão desenvolver cirrose hepática dentro de cerca de 30 anos.

No Brasil, de 1999 a 2019, foram notificados 384.284 casos de hepatite C com pelo menos um dos marcadores (anticorpos ou genoma viral) reagente. Considerando-se os pacientes que possuíam ambos os marcadores reagentes, foram notificados 186.019 casos. A elevação nas taxas de detecção do VHC, a partir de 2015, se deveu a uma mudança no critério de notificação obrigatória que passou a exigir apenas um dos marcadores, tornando o processo de registro mais sensível (Figura 1).

O genótipo 1 do VHC, dentre os seis existentes, é responsável pela maioria das infecções na América do Sul. Fatores de risco incluem, dentre outros, uso de drogas injetáveis, transfusão sanguínea, ter grande número de parceiros sexuais e transmissão iatrogênica, como através da diálise (Tabela 1).

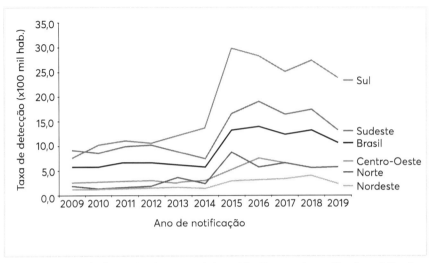

FIGURA 1 Taxa de detecção de casos de hepatite C segundo região de residência e ano de notificação. Brasil, 2009 a 2019. Fonte: Sinan/SVS/MS. Nota: até 2014, eram considerados casos confirmados de hepatite C aqueles que apresentavam ambos os testes anti-VHC e VHC-RNA reagentes; em 2015, passaram a ser considerados casos confirmados de hepatite C aqueles que apresentem pelo menos um dos testes anti-VHC ou VHC-RNA reagente.

TABELA 1 Fatores que elevam o risco de infecção pelo vírus da hepatite C (VHC)

1. Sexo entre homens (HSH)
2. Pessoa HIV-positivo
3. Pessoas sexualmente ativas prestes a iniciar PrEP para HIV
4. Pessoas com múltiplos parceiros sexuais ou com múltiplas IST
5. Profissionais de saúde ou profissionais do sexo
6. Usuários de drogas injetáveis e compartilhadores de seringas
7. Doentes crônicos que necessitam de derivados de sangue ou de procedimentos invasivos (p.ex., diálise)
8. Moradores de regiões de alta prevalência de infecção pelo VHC
9. Pessoas vivendo em presídios ou em situação precária de rua
10. Pessoas trans

No Brasil, a prevalência média de infecção por VHC é menor do que 2%. Em relação ao mecanismo de infecção, observa-se que uso de drogas injetáveis corresponde a 12,1% do total de casos, seguido de transfusão sanguínea (10,3%) e de relação sexual (8,9%). Ainda no Brasil, em 2019, a proporção de infecções por via

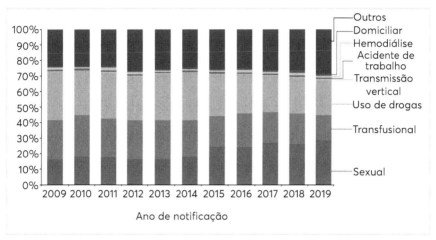

FIGURA 2 Proporção de casos de hepatite C segundo provável fonte ou mecanismo de infecção e ano de notificação. Brasil, 2009 a 2019. Fonte: Sinan/SVS/MS.

sexual (9,2%) foi superior ao percentual de infecções relacionadas ao uso de drogas (7,1%) e a proporção de infecções por via transfusional foi de 5,1% (Figura 2).

> A história de Antonio exemplifica fatos comuns no passado. Antes da descoberta laboratorial do VHC, no final da década de 1980, seria difícil imaginar que o compartilhamento, aparentemente inocente, de seringa e agulha por um time de futebol amador para injetar vitaminas que melhorassem o desempenho em campo poderia resultar em mortes 40 anos depois. A boa notícia para Antonio é que é possível, hoje, não apenas saber se ele tem o VHC circulando no organismo, mas tratá-lo e tentar evitar a evolução da hepatite.

Aspectos clínicos

Assim como acontece com o VHB, a infecção crônica pelo VHC pode persistir "silenciosa" por anos antes do aparecimento de sintomas ou sinais de cirrose, insuficiência hepática ou CHC, situações de alta morbimortalidade. Esse longo período de evolução pré-clínica oferece inúmeras oportunidades de diagnóstico por meio de rastreamentos periódicos. O diagnóstico nessa fase permite adotar medidas para a supressão da carga viral, com dupla finalidade: a interrupção do ciclo de transmissão do vírus e da evolução da hepatite crônica para doenças de estágio mais avançado ou maior gravidade.

210 Rastreamento de doenças: inovando o *check-up*

SOBRE OS MÉTODOS DE RASTREAMENTO

Quem deve rastrear?

A USPSTF recomenda o rastreamento de homens e mulheres, assintomáticos, entre 18 e 79 anos de idade, independente do risco de exposição. Isso contrasta com a recomendação dessa entidade para o rastreamento para infecção por VHB e também com a recomendação da CTFPHC sobre o assunto (a CTFPHC recomenda contra o rastreamento de pessoas em baixo risco, ou seja, que não se incluem em nenhum dos itens da Tabela 1). O rastreamento pode ser iniciado usando-se teste rápido por imunocromatografia de fluxo (TR-ICF).

Confirmação diagnóstica

A investigação da infecção pelo VHC é feita com exames sorológicos (anti--VHC) por diferentes técnicas (ensaios imunoenzimáticos, por exemplo, ELISA). Os testes disponíveis possuem alta acurácia, com sensibilidade e especificidade que variam, ligeiramente, ao redor de 99%.

Caso o resultado de algum desses exames seja positivo, está indicado o teste molecular (PCR RNA-VHC) para determinação de carga viral (ou seja, o número de cópias de genomas virais circulantes) e encaminhamento do paciente para especialista, quando esse exame mostrar a presença do vírus (nesta situação, fica caracterizada a hepatite crônica pelo VHC).

Em pacientes rastreados positivamente para VHC, a confirmação de hepatite e insuficiência hepática e o estadiamento de fibrose ou cirrose podem ser feitos, nos dias de hoje, por meio de exames complementares não invasivos, laboratoriais e de imagem, com muito menor risco de danos se comparados à biópsia de fígado, mais frequente no passado.

Logo, a capacidade de detecção do vírus é acurada e suas complicações hepáticas podem ser diagnosticadas com pouco risco para os pacientes. Entretanto, considerando que o diagnóstico de infecção pelo VHC pode trazer consequências psicossociais, como a estigmatização da doença e até mesmo grande ansiedade para o paciente, recomenda-se, juntamente com a proposta de rastreio: a) esclarecer que o *check-up* é voluntário e depende da anuência da pessoa a ser examinada; b) informar as peculiaridades da infecção e suas eventuais repercussões clínicas; c) ponderar sobre o significado dos resultados dos testes e a expectativa em relação ao tratamento; d) compartilhar a decisão de rastrear ou não entre profissional de saúde e paciente.

Como existe controvérsia científica a respeito do balanço entre benefícios e prejuízos de rastrear pessoas assintomáticas de baixo risco para infecção pelo

VHC, grande parte dos adultos não precisaria rastrear exceto se expressarem interesse explícito em fazê-lo. Somente as pessoas que apresentam risco permanente para a infecção por VHC devem ser rastreados periodicamente. A frequência do rastreamento, porém, ainda não pode ser definida com base em evidências científicas, ficando essa tarefa a cargo do(a) médico(a) assistente em conjunto com o(a) paciente.

SOBRE O TRATAMENTO E A PREVENÇÃO

Objetivos do tratamento

O propósito do tratamento é prevenir as complicações tardias da infecção pelo VHC e, suprimindo a carga viral, interromper o circuito de transmissão do vírus. O Ministério da Saúde brasileiro disponibiliza vários medicamentos para o tratamento da hepatite crônica por VHC, como: alfapeguinterferona 2a, sofosbuvir, glecaprevir/pibrentasvir, velpatasvir/sofosbuvir, ledipasvir, elbasvir/grazoprevir, ribavirina. Os esquemas são dirigidos para determinados genótipos, embora esquemas pangenotípicos possam facilitar o tratamento.

Boas evidências indiretas indicam, de modo geral, que diagnósticos feitos nos estágios iniciais levam a tratamentos mais efetivos e que antivirais orais de ação direta contra VHC, sem interferon, induzem resposta virologia sustentada (RVS) em mais de 95% dos indivíduos tratados. Antivirais de ação direta são hoje considerados o tratamento padrão para a infecção pelo VHC.

O impacto da terapêutica sobre a qualidade de vida ainda não foi bem determinado. Por outro lado, a RVS associa-se de maneira significativa e consistente com menor mortalidade geral e por hepatopatia, cirrose ou CHC. Os efeitos colaterais mais comuns (fadiga, cefaleia, náusea e diarreia) são menos frequentes, também, quando antivirais mais novos são usados sem o concurso de interferon.

Medidas de prevenção

Além das possibilidades de tratamento é possível prevenir a infecção primária e a cadeia de transmissão viral por meio da adoção de hábitos protetores, basicamente: o uso de preservativo em todas as relações sexuais; evitar o compartilhamento de seringas e agulhas quando da injeção de drogas; e usar corretamente os equipamentos de proteção individual, no caso de profissionais da saúde que manipulem sangue e derivados. Nesse sentido, o aconselhamento preventivo feito pelo médico(a) que indica e acompanha o rastreamento da infecção pelo VHC é de grande valia.

Dada a boa acurácia dos métodos de rastreamento e disponibilidade de intervenções preventivas e curativas efetivas, e da pequena magnitude dos riscos e efeitos colaterais a eles associados, entende-se que os benefícios do rastreio da infecção por VHC superam seus eventuais prejuízos para a saúde dos pacientes.

> O Sr. Antonio, mesmo decorridos anos do possível contágio, tem chances razoáveis de se beneficiar do rastreamento, quer seja na forma de tratamento, caso teste VHC-positivo, quer com reforço do aconselhamento preventivo.

AGRADECIMENTO

Os autores agradecem a colaboração do Prof. Dr. Olavo Henrique Munhoz Leite pela cuidadosa leitura do texto e sugestão de melhorias.

BIBLIOGRAFIA CONSULTADA

1. USPSTF – United States Preventive Services Task Force. Hepatitis C virus infection in adolescents and adults: Screening, 2020. Disponível em: https://www.uspreventiveservicestaskforce.org/uspstf/recommendation/hepatitis-c-screening. Acesso: Março de 2021.
2. CTFPHC – Canadian Task Force on Preventive Heath Care. Hepatitis C (2017). Disponível em:https://canadiantaskforce.ca/guidelines/published-guidelines/hepatitis-c/. Acesso: Março de 2021.
3. World Health Organization. Global Hepatitis Report 2017. Genebra: World Health Organization; 2017. Disponível em: https://www.who.int/news-room/fact-sheets/detail/hepatitis-b.
4. Brasil. Ministério da Saúde. Protocolo clínico e diretrizes terapêuticas para hepatite C e coinfecções. Brasília: Ministério da Saúde – Secretaria de Vigilância em Saúde – Departamento de Vigilância, Prevenção e Controle das Infecções Sexualmente Transmissíveis, do HIV, AIDS e das Hepatites Virais; 2019. Disponível em: http://www.aids.gov.br/pt-br/pub/2017/protocolo-clinico-e-diretrizes-terapeuticas-para-hepatite-c-e-coinfeccoes. Acesso: Março de 2021.
5. Brasil. Ministério da Saúde. Secretaria de Vigilância em Saúde. Hepatites Virais 2020. Boletim Epidemiológico Número Especial. 2020(1):18. Disponível em: http://www.aids.gov.br/pt-br/pub/2020/boletim-epidemiologico-hepatites-virais-2020. Acesso: Março de 2021.
6. Tatar M, Keeshin SW, Mailliard M, Wilson FA. 2020. Cost-effectiveness of universal and targeted hepatitis C virus screening in the United States. JAMA. 2020 Setembro 3. Disponível em: https://jamanetwork.com/journals/jamanetworkopen/fullarticle/2770156. Acesso: Março de 2021.

2.16
Infecção pelo vírus da imunodeficiência humana (HIV)

PONTOS-CHAVE

- A infecção pelo HIV atinge cerca de 38 milhões de pessoas no mundo, sendo que mais de 1/5 delas não sabem ser portadoras e podem estar transmitindo a doença.
- Atividade sexual desprotegida e compartilhamento de seringas na injeção de drogas ainda são as formas mais prevalentes de transmissão do vírus.
- O rastreamento é feito por meio de testes sorológicos, efetuados em laboratórios de análises clínicas, ou por testes rápidos, disponíveis na rede pública de saúde.
- A acurácia dos testes rápidos gira em torno de 99%, o que implica poucos resultados incorretos e suas consequências indesejadas (ansiedade, depressão, rotulagem etc.).
- Não existe cura ou vacina para a infecção por HIV, mas a terapia antirretroviral (TARV) reduz o risco de progressão clínica para AIDS e a mortalidade.

NOSSA RECOMENDAÇÃO DE RASTREAMENTO

- Rastrear infecção por HIV em todos os homens e mulheres de 18 a 65 anos.
- Estimar subjetivamente o risco de contaminação por HIV em baixo, alto ou muito alto (Tabelas 1 e 2).
- Para pessoas com idade < 18 anos ou entre 66 e 75 anos, rastrear apenas aquelas com alto ou muito alto risco de contaminação por HIV.
- Utilizar testes rápidos (TR1 e TR2) que, a depender dos resultados, podem ser complementados com imunoensaios laboratoriais para detecção de anticorpos anti-HIV1, anti-HIV2 e antígeno p24.
- Para HSH e usuário de drogas injetáveis, que testem "HIV-negativo", considerar o rastreamento adicional para avaliar a necessidade de cuidados preventivos intensivos e PrEP (Questionários 1 e 2).
- Complementar o diagnóstico e encaminhar para tratamento todos os indivíduos rastreados "HIV-positivo".
- Repetir o rastreamento periodicamente, definido em conjunto entre médico(a) e paciente, no caso de risco persistentemente alto ou muito alto de contaminação.

RECOMENDAÇÕES DE OUTRAS ENTIDADES

- O CDC recomenda rastrear todos entre 13 a 64 anos, independente do grau de risco, exceto se habitam comunidade com prevalência de infecção por HIV menor do que 0,1%. Aconselham, também, considerar o rastreio de HSH a cada 3 a 6 meses, com base no comportamento sexual.
- O *American College of Obstetricians and Gynecologists* recomenda rastrear mulheres sexualmente ativas de 13 a 64 anos pelo menos uma vez na vida ou anualmente se houver alto risco de infecção por HIV.
- A USPSTF, o CDC, o *American College of Obstetricians and Gynecologists*, a *American Academy of Pediatrics*, o *American College of Physicians* e a *American Academy of Family Physicians* recomendam rastreamento de rotina para infecção por HIV no pré-natal de gestantes ou de mulheres que se apresentem em trabalho de parto, cuja situação em relação a HIV seja desconhecida.

Franco é um jovem de 19 anos que começou a manter relações sexuais com o seu primeiro namorado há menos de um ano. Conversando com amigos da mesma faixa etária, ficou sabendo que muitos já trataram doenças transmitidas sexualmente. Ele não tem sentido nada nem notou diferenças em seu corpo, mas está preocupado, principalmente com a AIDS. Na consulta, pergunta se dá para ter certeza se ele "pegou" o vírus.

SOBRE A MAGNITUDE DO PROBLEMA

Epidemiologia

A infecção pelo vírus da imunodeficiência humana (HIV) e a síndrome da imunodeficiência adquirida (AIDS) não são problemas de saúde do passado. O convívio com o HIV atingiu, no início de 2020, cerca de 38 milhões de pessoas no mundo, das quais cerca de 7,1 milhões, possíveis transmissoras, não sabiam estar convivendo com o vírus. No planeta todo, apenas em 2019, morreram cerca de 700.000 pessoas por AIDS ou doenças relacionadas.

No Brasil, também em 2019, foram diagnosticados 41.909 novos casos de HIV e 37.308 casos de AIDS, e registrados 10.565 óbitos por "causa básica AIDS". A taxa de detecção de AIDS passou de 21,9/100.000 habitantes, em 2012, para 17,8/100.000 habitantes, em 2019. Ou seja, um decréscimo de 18,7% em 7-8 anos, apesar da incidência ainda se manter relativamente elevada.

As regiões Sudeste e Sul apresentaram tendência de queda nos últimos dez anos, enquanto as regiões Norte e Nordeste apresentaram crescimento, apontando para as desigualdades regionais do país. Já a região Centro-Oeste, apesar de ter apresentado menores variações nas taxas anuais, também exibiu aumento de 2,7% na taxa de detecção de AIDS nos últimos dez anos (Figura 1).

Jovens e adultos sexualmente ativos (faixa etária de 15 a 65 anos) constituem a população-alvo principal do HIV. É largamente sabido, entretanto, que algumas características comportamentais e de vulnerabilidade social e financeira elevam o risco do contato, transmissão e infecção pelo vírus, mesmo fora dessa faixa etária.

Estudos indicam que o sexo entre homens é responsável por quase 70% dos novos casos de infecção por HIV, cuja prevalência entre homens que fazem sexo com homens (HSH) é cerca de 12%. A título de comparação, até 10% dos novos casos de contágio podem ser atribuídos a contatos heterossexuais e 5% ao uso de droga injetável. A prevalência do vírus entre pessoas que injetam drogas é estimada em cerca de 2%.

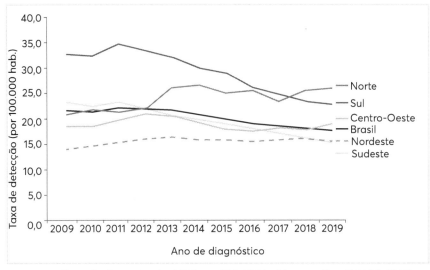

FIGURA 1 Taxa de detecção de AIDS por 100.000 habitantes (Brasil 2009-2019).

A Organização Mundial da Saúde (OMS) indica, de modo genérico, os principais comportamentos e situações de risco associados ao HIV reunidos na Tabela 1.

TABELA 1 Comportamentos e situações gerais de risco para a infecção por HIV (OMS)

1. Atividade sexual vaginal ou anal desprotegida
2. Realizar sexo com pessoa com outra IST, como: sífilis, herpes, clamídia ou gonorreia
3. Compartilhamento de seringas ou agulhas contaminadas, por usuários de drogas
4. Injeções, transfusões ou órgãos transplantados sem adequação médica
5. Procedimentos médicos ou *piercing* com materiais não estéreis
6. Acidentes com instrumentos perfurocontusos, inclusive entre profissionais de saúde

De modo complementar, na Tabela 2 são detalhados fatores de risco mais específicos enfatizados pela USPSTF.

TABELA 2 Fatores específicos que elevam o risco de infecção pelo HIV (USPSTF)

1. Sexo entre homens (HSH)	7. Usuário de droga injetável e compartilhadores de seringas
2. Sexo anal ou vaginal sem uso de preservativo ou com alguém que seja HIV+	8. Compartilhamento de seringas, agulhas, aquecedores, água, algodão etc. no uso de drogas injetáveis
3. Sexo com pessoas cujo histórico sexual e/ou de HIV seja desconhecido	9. Diagnóstico atual de hepatite ou tuberculose
4. Sexo com mais de uma pessoa desde o último teste de HIV	10. Doença infecciosa adquirida em presídio ou abrigo para pessoas em situação precária de rua
5. Sexo com portador(a) de doença sexualmente transmissível diagnosticada ou suspeita	11. Sexo com alguém que tenha algum dos fatores de risco descritos
6. Sexo em troca de droga ou dinheiro	

Apesar da aparente redução na detecção de AIDS nos últimos anos, a incidência e a prevalência de infecção por HIV ainda são significativas. A morbimortalidade potencial, relacionada à AIDS e doenças associadas (p. ex., tuberculose) e ao circuito de transmissão do vírus, ainda inspira enorme preocupação em nível de saúde pública.

O rastreamento da infecção por HIV (prevenção secundária), em homens e mulheres adultos, portanto, é uma medida de grande importância sanitária, principalmente levando-se em conta a dificuldade de prevenir e controlar, em nível populacional, as principais formas de transmissão do vírus: sexual e por droga injetável (prevenção primária).

Franco quer saber se ele "pegou" o vírus. Como ele não relata queixas, se realmente teve contato com o HIV, é possível que seja apenas um portador assintomático. De qualquer modo, é candidato potencial a rastreamento.

SOBRE OS MÉTODOS DE RASTREAMENTO

Quem deve rastrear?

A USPSTF faz uma forte recomendação no sentido de rastrear todos os homens e mulheres entre 15 e 65 anos. Fora dessa extensa faixa de idade, recomenda rastrear apenas aquelas pessoas em situação de maior risco. A sequência de rastreamento proposto é semelhante em ambas as situações (por idade ou por risco), com maior atenção, obviamente, para pacientes mais vulneráveis.

Na tentativa de estimar, preliminarmente, o risco de exposição do(a) paciente ao HIV, as Tabelas 1 e 2 servem de roteiro. No caso de nenhuma resposta positiva aos itens dessas tabelas, o risco é considerado baixo. Dependendo do número de respostas positivas, o risco de infecção passa a ser estimado em alto ou muito alto, conforme critério do próprio profissional de saúde avaliador. A estimativa de risco, no caso, é mais relevante para os indivíduos muito jovens ou muito idosos, fora da faixa etária de risco prioritário. Auxilia, também, a estabelecer a periodicidade de repetição dos exames subsidiários de pacientes cujos resultados têm se mostrado negativos nos *check-ups* já realizados.

Confirmação diagnóstica

O passo seguinte no processo de rastreamento é a solicitação de exames subsidiários para a confirmação da infecção por HIV. Isso pode ser feito por meio de testes sorológicos efetuados em laboratórios de análises clínicas ou, preferencialmente, por testes rápidos, na presença da própria pessoa examinada.

As sequências de testagem têm o objetivo de assegurar a qualidade, a segurança e a rapidez do diagnóstico da infecção pelo HIV. A Figura 2 mostra a expressão dos marcadores do HIV ao longo do tempo de infecção.

Os testes rápidos (TR) são imunoensaios simples, com resultados em até 30 minutos, realizados preferencialmente de forma presencial, em ambiente não laboratorial, com amostra de sangue total obtida por punção digital ou amostra de fluido oral. Como consequência do desenvolvimento e da disponibilidade de TR, a testagem para a infecção pelo HIV, atualmente, pode ser realizada em ambientes laboratoriais e não laboratoriais, o que permite a ampliação do acesso aos procedimentos de diagnóstico.[1]

---

1 O SUS disponibiliza gratuitamente o teste de HIV, sífilis e das hepatites B e C. Há Unidades Básicas de Saúde (UBS) da rede pública ou Centros de Testagem e Aconselhamento (CTA) onde os testes podem ser feitos de maneira anônima e o usuário pode receber aconselhamento sobre a interpretação dos resultados. Além da rede de serviços de saúde, é possível fazer o teste de HIV por meio de uma Organização da Sociedade Civil no Programa Viva Melhor Sabendo.

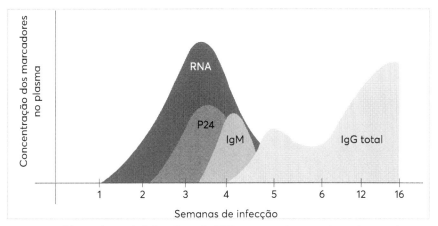

FIGURA 2 Marcadores da infecção pelo HIV na corrente sanguínea de acordo com o período em que surgem após a infecção. Adaptada de *Manual técnico para o diagnóstico da infecção pelo HIV em adultos e crianças 2018*.

Existem vários formatos de TR, e os mais frequentemente utilizados são: dispositivos (ou tiras) de imunocromatografia de fluxo lateral (ICFL), imunocromatografia de duplo percurso (ICDPP) e imunoconcentração (ICo). Esses testes estão, a princípio, disponíveis gratuitamente na rede pública ou podem ser adquiridos em farmácia. Nas Figuras 3 e 4 são mostrados, respectivamente, resultados negativos (não reagentes) e positivos (reagentes) para a infecção por HIV.

A sensibilidade e a especificidade dos testes rápidos giram, ambas, em torno de 99%, e eles preenchem, convenientemente, vários outros critérios necessários para rastreamento: simplicidade, acurácia, precisão, baixo custo e segurança do paciente. O baixo número de falso-positivos, neste caso, é especialmente benéfico para evitar situações constrangedoras e de desgaste psicoemocional (ansiedade e depressão) e social (discriminação e rotulagem), relacionadas ao diagnóstico (incorreto) da infecção por HIV.

O Ministério da Saúde do Brasil apresenta diversas opções de fluxos de rastreamento baseadas na disponibilidade dos testes diagnósticos. Pessoas na fase crônica da infecção são identificadas com sucesso por meio de qualquer combinação de testes iniciais (rápido, 3ª ou 4ª geração), seguidos por um teste complementar (*Western Blot, Immunoblot, Immunoblot* Rápido ou Teste Molecular). A sequência aparentemente mais simples começa com um primeiro teste rápido (TR1) para detecção de anticorpos anti-HIV.

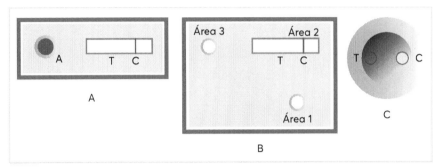

FIGURA 3 Exemplos de testes rápidos para HIV não reagentes: observa-se presença de linha apenas em C (controle). A: Imunocromatografia de fluxo lateral. B: Imunocromatografia de duplo percurso. C: Imunoconcentração. Adaptada de *Manual técnico para o diagnóstico da infecção pelo HIV em adultos e crianças 2018*.

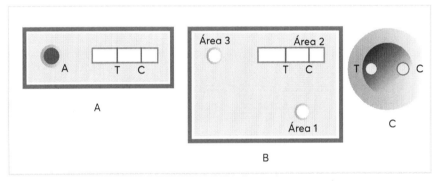

FIGURA 4 Exemplos de testes rápidos para HIV reagentes: observa-se presença de linha em T (teste) e em C (controle). A: Imunocromatografia de fluxo lateral. B: Imunocromatografia de duplo percurso. C: Imunoconcentração. Adaptada de *Manual técnico para o diagnóstico da infecção pelo HIV em adultos e crianças 2018*.

Considerando-se o rastreamento de adultos menores de 65 anos de idade com risco estimado para a infecção por HIV baixo:

A. Todos devem ser incentivados a fazer o TR1.
B. Se o resultado for negativo (ausência de anticorpos reagentes), encerra-se o processo de rastreamento, orientando-se em relação aos meios básicos de prevenção de HIV e quanto à necessidade de retestagem periódica. Não existe uma periodicidade mínima bem definida baseada em evidências científicas para a repetição dos testes, caso a pessoa permaneça em situação

de baixo risco. É razoável sugerir a retestagem de pessoas que expressam inquietação a respeito do tema, durante qualquer tipo de consulta médica.

C. Já um primeiro teste positivo (presença de anticorpos reagentes) deve ser sempre confirmado por um segundo (TR2), de preferência com antígeno diferente do primeiro. A se confirmar a positividade no TR2, o(a) paciente deve ser encaminhado para complementação diagnóstica (quantificação de carga viral e de linfócitos T CD4+) e possível terapia antirretroviral (TARV) em serviço especializado.

D. Porém, se o resultado de TR2 for negativo (dois testes com resultados conflitantes, portanto) é prudente realizar testes sorológicos no sangue (imunoensaios laboratoriais de 3ª ou 4ª geração) para detecção de anticorpos anti-HIV1 e anti-HIV2 e pesquisa de antígeno p24 para, só então, concluir o rastreamento. Esses testes contam com sensibilidade e especificidade muito próximas de 100%, porém os laboratórios levam até 48 horas para expedir os resultados.

Já para os adultos de qualquer idade com risco alto ou muito alto, devido à exposição aos fatores listados nas Tabelas 1 e 2:

A. Assim como os anteriores, todos esses pacientes devem ser estimulados a se submeter ao TR1, confirmado por um TR2. Em caso de TR1 e TR2 positivos, encaminhar para complementação diagnóstica e início de tratamento.

B. Se TR1 é negativo, mas a probabilidade pré-teste estimada era alta (p. ex., contato de alto risco recente, exposição constante a múltiplas situações de risco), indica-se a repetição do teste após 30 dias do TR1. A se confirmar a negatividade, orienta-se sobre os meios intensivos de prevenção de HIV e sugere-se retestagem a cada 3 meses (risco muito alto) ou 6 meses (risco alto), acordada entre médico(a) e paciente.

C. Se os dois resultados forem conflitantes (TR1 positivo e TR2 negativo ou vice-versa), segue-se à requisição dos imunoensaios laboratoriais para detecção de anticorpos anti-HIV1 e anti-HIV2 e pesquisa de antígeno p24, e adoção de condutas subsequentes de acordo com os resultados destes.

D. Aos HSH e/ou usuários de drogas injetáveis, que rastrearem "negativo" após os testes subsidiários (HIV-negativo), sugere-se a aplicação dos Questionários 1 e/ou 2. Esse procedimento de rastreamento de risco complementar, proposto pelo *Centers for Disease Control and Prevention* (*CDC*), pode direcionar a adoção de cuidados preventivos intensivos e prescrição de PrEP (profilaxia pré-exposição).

QUESTIONÁRIO 1 Escalonamento dos cuidados preventivos para HIV de homens que fazem sexo com homens (HSH)

1. Qual é a sua idade?
Se < 18 anos, escore = 0
Se 18-28 anos, escore = 8
Se 29-40 anos, escore = 5
Se 41-48 anos, escore = 2
Se 49 anos ou mais, escore = 0

2. Nos últimos 6 meses, com quantos homens você teve relações sexuais?
Se > 10 parceiros masculinos, escore = 7
Se 6-10 parceiros masculinos, escore = 4
Se 0-5 parceiros masculinos, escore = 0

3. Nos últimos 6 meses, quantas vezes você fez sexo anal receptivo (foi o parceiro passivo) sem que seu parceiro usasse preservativo?
Se 1 ou mais vezes, escore = 10
Se nenhuma vez, escore = 0

4. Nos últimos 6 meses, com quantos homens sabidamente HIV-positivo você fez sexo?
Se >1 parceiro HIV-positivo, escore = 8
Se 1 parceiro HIV-positivo, escore = 4
Se nenhum parceiro HIV-positivo, escore = 0

5. Nos últimos 6 meses, quantas vezes você fez sexo anal insertivo (foi o ativo) sem usar preservativo com um homem HIV-positivo?
Se 5 ou mais vezes, escore = 6
Se até 4 vezes, escore = 0

6. Nos últimos 6 meses você usou metanfetaminas tais como cristais ou *speed*?
Se sim, escore = 6
Se não, escore = 0

Soma dos escores: _____

Se a soma dos escores é igual ou maior a 10, considere cuidados preventivos intensivos para a infecção por HIV, inclusive PrEP.
Se a soma dos escores é menor do que 10, oriente cuidados preventivos básicos padronizados para a infecção por HIV.

2.16 Infecção pelo vírus da imunodeficiência humana (HIV)   223

QUESTIONÁRIO 2   Escalonamento dos cuidados preventivos para HIV de usuários de drogas injetáveis

1. Qual é a sua idade hoje?
   Se < 30 anos, escore = 28
   Se 30-39 anos, escore = 24
   Se 40-49 anos, escore = 7
   Se 50 anos ou mais, escore = 0

2. Nos últimos 6 meses, você esteve em programa de manutenção de metadona?
   Se sim, escore = 0
   Se não, escore = 31

	Soma de subescores	Escore a considerar – item 3
3.1. Nos últimos 6 meses, quantas vezes você injetou heroína? Se 1 ou mais vezes, subescore = 1 Se nenhuma vez, subescore = 0	0	0
	1	7
3.2. Nos últimos 6 meses, quantas vezes você injetou cocaína? Se 1 ou mais vezes, subescore = 1 Se nenhuma vez, subescore = 0	2	21
	3	24
	4	24
	5	31

3.3. Nos últimos 6 meses, quantas vezes você compartilhou aquecedores para drogas?
   Se 1 ou mais vezes, subescore = 1
   Se nenhuma vez, subescore = 0

3.4. Nos últimos 6 meses, quantas vezes você compartilhou seringas?
   Se 1 ou mais vezes, subescore = 1
   Se nenhuma vez, subescore = 0

3.5. Nos últimos 6 meses, quantas vezes você foi a algum local onde se faz uso coletivo de droga injetável?
   Se 1 ou mais vezes, escore = 1
   Se nenhuma vez, escore = 0

Soma dos escores indicados nos itens 1 e 2 e o "Escore a considerar – item 3": _____

Se a soma dos escores é igual ou maior a 46, considere cuidados preventivos intensivos para a infecção por HIV, inclusive PrEP.

Se a soma dos escores é menor do que 46, oriente cuidados preventivos básicos padronizados para a infecção por HIV.

A aplicação de todos esses questionários na pré-consulta ou durante a consulta médica pode ser agilizada por ferramentas digitais, algumas delas acessíveis na internet, sem custo e já com adaptações à realidade e terminologia nacional.

Tanto os questionários propostos quanto os testes subsidiários apresentam riscos para os pacientes, principalmente se apresentarem resultados falso-positivos. Isso pode gerar, pelo menos temporariamente, ansiedade, depressão ou desconforto devido à rotulagem ou discriminação. Porém, de modo geral, esses riscos são considerados muito baixos e ainda podem ser minimizados se abordados em aconselhamento preventivo.

SOBRE O TRATAMENTO E A PREVENÇÃO

Objetivos do tratamento

Ainda não existe cura ou vacina disponível para a infecção por HIV. Entretanto, a terapia antirretroviral (TARV) reduz o risco de progressão clínica para AIDS, eventos clínicos relacionados a AIDS e a mortalidade. Em função das várias e diferentes opções bem-sucedidas de TARV, nas últimas décadas, a AIDS passou de uma doença aguda letal a uma condição crônica que pode ser mantida sob controle clínico por anos.

Outra vantagem da TARV: a supressão da carga viral elimina o risco de transmissão do vírus nas pessoas vivendo com HIV (PVHIV). A não adesão adequada ao tratamento, entretanto, pode levar ao aumento da carga viral do HIV e da chance de transmissão pessoa a pessoa, além do (res)surgimento de sintomas. Isso torna o acesso e a adesão ao tratamento pontos-chave de todo o processo de rastreamento.

Medidas de prevenção

Além desses, outros diferentes fatores de risco de exposição, transmissão e infecção do vírus HIV operam, de forma dinâmica, em diferentes condições sociais, econômicas, culturais e políticas. A mandala da prevenção combinada (Figura 5) sugere um conjunto de ações preventivas, mais ou menos intensivas, dentre as quais se pode escolher as que façam mais sentido à realidade de cada pessoa, com garantia dos direitos civis e o respeito à autonomia individual.

Seguindo essa linha de prevenção combinada, é aconselhável discutir com os pacientes, também, as possibilidades do tratamento medicamentoso profilático: PEP (profilaxia pós-exposição) e PrEP, ambas para pessoas HIV-negati-

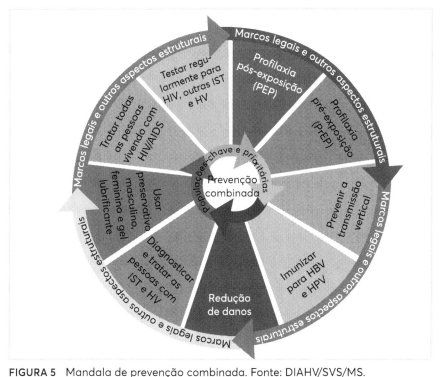

FIGURA 5 Mandala de prevenção combinada. Fonte: DIAHV/SVS/MS.

vo. A PEP é indicada após exposição recente a contato sexual de alto risco (p. ex., parcerias sorodiscordantes, pessoas trans, trabalhadores do sexo), acidente de trabalho com agulha possivelmente contaminada ou compartilhamento de equipamento para injeção de droga.

A PrEP se destina a indivíduos que têm alto ou muito alto risco de contaminação e consiste na prescrição de TARV diária, antecipando-se às exposições. Essa estratégia tem se mostrado eficaz e segura.

Estudos publicados confirmaram uma redução de 44% do risco de contrair o HIV em pessoas em risco muito alto, com uso diário de entricitabina combinada ao fumarato de tenofovir desoproxila. A redução passa a 95% nos indivíduos cujos medicamentos são detectados no sangue periférico. Esquema alternativo "sob demanda" de PrEP, antes e após a exposição, também mostrou uma queda de 86% no risco de contaminação por HIV, mesmo com menor quantidade mensal de medicamentos.

A Tabela 3 apresenta os grupos de alto e muito alto risco e as condições em que se deve considerar a introdução de PrEP.

TABELA 3 Segmentos populacionais prioritários e critérios de indicação de PrEP

Segmentos populacionais prioritarios	Definição	Critério de indicação de PrEP
Gays e outros homens que fazem sexo com homens (HSH)	Homens que se relacionam sexualmente e/ou afetivamente com outros homens	Relação sexual anal (receptiva ou Insertlva) ou vaginal, sem uso de preservativo, nos últimos seis meses
Pessoas trans	Pessoas que expressam um gênero diferente do sexo definido ao nascimento. Nesta definição são incluídos: homens e mulheres transexuais, transgêneros, travestis e outras pessoas com gêneros não binários	E/OU Episódios recorrentes de infecções sexualmente transmissíveis (1ST)
Profissionais do sexo	Homens, mulheres e pessoas trans que recebem dinheiro ou benefícios em troca de serviços sexuais, regular ou ocasionalmente	E/OU Uso repetido de profilaxia pós-exposição (PEP)
Parcerias sorodiscordantes para o HIV	Parceria heterossexual ou homossexual na qual uma das pessoas é infectada pelo HIV e a outra não	Relação sexual anal ou vaginal com uma pessoa infectada pelo HIV sem preservativo

Fonte: DIAHV/SVS/MS.

O uso da PrEP implica em triagem adequada e reavaliações periódicas, supervisionadas por médico capacitado. A avaliação dos critérios de elegibilidade para essa modalidade de prevenção deve ser feita, por decisão compartilhada, dentro de uma relação de vínculo e confiança, que permita compreender as situações de vulnerabilidade e de riscos envolvidos nas práticas sexuais, assim como as condições objetivas de adesão ao uso do medicamento.

As análises das evidências científicas mais consistentes sobre os diversos tópicos de interesse nesse assunto demonstram que o rastreamento da infecção por HIV apresenta um balanço largamente favorável aos benefícios em relação aos seus potenciais prejuízos.

Para uma pessoa como Franco, um jovem que está iniciando a atividade sexual, é muito importante que todos os aspectos que envolvem o rastreamento sejam discutidos; e as medidas de prevenção do contágio pelo HIV ocupam o primeiro plano. No caso dele, o aconselhamento do uso consistente do preservativo é fundamental, pois isso previne não só a infecção por HIV, mas também outras infecções sexualmente transmissíveis (IST). Já para usuários de droga injetável, deve-se enfatizar a higiene e o não compartilhamento de seringas, agulhas, aquecedores, água, algodão etc.

AGRADECIMENTO

Os autores agradecem a colaboração do Prof. Dr. Olavo Henrique Munhoz Leite pela cuidadosa leitura do texto e sugestão de melhorias.

BIBLIOGRAFIA CONSULTADA

1. Chou R, Dana T, Grusing S, Bougatsos C. Screening for HIV infection in asymptomatic, nonpregnant adolescents and adults: updated evidence report and systematic review for the US Preventive Services Task Force [published online June 11, 2019]. JAMA.
2. United States Preventive Services Task Force. Human Immunodeficiency Virus (HIV) infection: Screening, 2019. Disponível em: https://www.uspreventiveservicestaskforce.org/uspstf/recommendation/human-immunodeficiency-virus-hiv-infection-screening. Acesso: Março de 2021.
3. World Health Organization (WHO). HIV/AIDS. 30 November 2020. Disponível em: https://www.who.int/news-room/fact-sheets/detail/hiv-aids. Acesso: Março de 2021.
4. Barbosa Júnior A, et al. Tendências da epidemia de AIDS entre subgrupos sob maior risco no Brasil, 1980-2004. Cad. Saúde Pública, Rio de Janeiro. 2009;25(4):727-37.
5. UNAIDS. Estatísticas. Disponível em: https://unaids.org.br/estatisticas/.
6. Brasil. Ministério da Saúde. Diagnosticar e tratar pessoas com IST e HIV. Disponível em: http://www.aids.gov.br/pt-br/publico-geral/prevencao-combinada/diagnosticar-e-tratar-pessoas-com-ist-e-hiv. Acesso: Setembro de 2021.
7. Brasil. Ministério da Saúde. Secretaria de Vigilância da Saúde. HIV/AIDS 2020 – Boletim epidemiológico. Brasília: Ministério da Saúde; 2020.
8. Brasil. Ministério da Saúde. Secretaria de Vigilância da Saúde. Manual técnico para o diagnóstico da infecção pelo HIV em adultos e crianças. Brasília: Ministério da Saúde; 2018.
9. Brasil. Ministério da Saúde. Secretaria de Vigilância da Saúde. Protocolo clínico e diretrizes terapêuticas para manejo da infecção pelo HIV em adultos. Brasília: Ministério da Saúde; 2018.
10. Fanales-Belasio E, Raimondo M, Suligoi B, Buttò S. HIV virology and pathogenetic mechanisms of infection: a brief overview. Ann Ist Super Sanita. 2010;46(1):5-14.
11. Mabey D, Peeling R, Ustianowski A, et al. Diagnóstico para o mundo em desenvolvimento. Nat Rev Microbiol. 2004;2:231-40.

12. CDC. Preexposure prophylaxis for the prevention for HIV infection in the United States – 2017 Update Clinical Providers' Supplement.
13. Fonner VA, et al. Effectiveness and safety of oral HIV pre-exposure prophylaxis (PrEP) for all populations: a systematic review and meta-analysis. AIDS. 2016;30(12):1973-83.
14. Grant RM, et al. Preexposure chemoprophylaxis for HIV prevention in men who have sex with men. The New England Journal of Medicine. 2010;363(27):2587-99.
15. Molina JM, et al. On-demand preexposure prophylaxis in men at high risk for HIV-1 infection. The New England Journal of Medicine. 2015;373(23):2237-46.
16. Calculadora de risco "A hora é agora". Disponível em: https://www.ahoraeagora.org/calculadora-de-risco-nova/. Acesso: Março de 2021.

2.17
Infecção por clamídia e gonorreia

> **PONTOS-CHAVE**
>
> - As infecções causadas por *Chlamydia trachomatis* (CT) e *Neisseria gonorrhoeae* (NG) estão entre as infecções sexualmente transmissíveis (IST) mais notificadas no mundo.
> - Se não forem tratadas, podem cursar com complicações como: doença inflamatória pélvica, gravidez ectópica, infertilidade, ruptura prematura de membrana, retardo de crescimento intrauterino.
> - As infecções crônicas por CT e NG são apropriadas ao *check-up* da população geral feminina por conta da prevalência significativa em jovens assintomáticas e pela alta morbidade potencial.
> - O diagnóstico laboratorial da infecção causada por CT e NG pode ser feito por método de biologia molecular em urina e a periodicidade deve levar em conta a prática sexual da paciente e a persistência da exposição aos fatores de risco.
> - O esquema de tratamento empírico envolve cobertura simultânea para CT e NG e pode ser realizado com ceftriaxone e azitromicina, ambas administradas em dose única, com excelente resposta.

NOSSA RECOMENDAÇÃO DE RASTREAMENTO

- Rastrear CT e NG em todas as mulheres assintomáticas de 18 a 30 anos de idade; acima dos 30 anos, só justifica rastrear mulheres com exposição persistente a fatores de risco (Tabela 1).
- Informar e esclarecer sobre a necessidade e as peculiaridades desse rastreamento.
- Utilizar o NAAT na urina como método de análise laboratorial e material biológico de escolha para o rastreamento; material de região endocervical, uretral, orofaríngea ou anal pode ser coletado com cotonete, em situações específicas.
- Levar em conta a persistência da exposição aos fatores de risco para definir a periodicidade das repetições do rastreio.
- Não rastrear homens assintomáticos da população geral.

RECOMENDAÇÕES DE OUTRAS ENTIDADES

- A USPSTF recomenda rastreamento anual de CT e NG em mulheres sexualmente ativas menores de 25 anos de idade ou ≥ 25 anos expostas a risco.
- O CDC recomenda rastreamento anual de CT em mulheres sexualmente ativas menores de 25 anos de idade ou ≥ 25 anos expostas a risco; e de NG apenas em mulheres expostas a fatores de risco. O CDC recomenda considerar o rastreamento de CT em homens jovens, sexualmente ativos, em condições de alta prevalência da doença. Recomenda, também, rastreamento anual de CT e NG em homens em situação de risco elevado, que fazem sexo com homens (HSH); de pessoas com menos de 35 anos de idade que vivem em instituição de detenção, masculina ou feminina; e em gestantes.
- O *American College of Obstetricians and Gynecologists* e a *American Academy of Family Physicians* adotam também a idade até 25 anos para indicar o rastreio de CT e NG em mulheres sexualmente ativas, ou em mais velhas que sejam expostas a fatores de risco.

- A *American Academy of Pediatrics* recomenda rastreamento retal e uretral anual de CT em jovens HSH ≤ 25 anos, com histórico de relação anal, receptiva ou insertiva, ou de orofaringe, em caso de sexo oral; em pessoas de alto risco, o rastreamento deve ser repetido a cada 3 ou 6 meses. Recomenda, também, rastrear jovens que tenham se exposto a CT ou NG nos últimos 60 dias por conta de alguma parceria sexual de risco. A mesma entidade ainda recomenda considerar o rastreamento de CT e NG em jovens de alto risco (múltiplas parcerias sexuais) que vivem encarcerados ou participam de agrupamentos juvenis específicos (como clínicas, oficinas de estudo ou trabalho, acampamentos etc.) ou se expõem a outros fatores de risco em nível comunitário ou populacional.

Sybelle, uma jovem de 24 anos, procura a unidade básica de saúde para fazer exames preventivos. Ela está pensando em engravidar pela primeira vez e por isso quer ter certeza de que está bem de saúde. Nega qualquer tipo de sintoma e antecedente pessoal ou familiar relevante de doença. Refere ser sexualmente ativa desde os 18 anos de idade e que manteve relações sexuais com outros três homens antes do seu marido.

SOBRE A MAGNITUDE DO PROBLEMA

Epidemiologia

Estimativas apontam que as infecções causadas por *Chlamydia trachomatis* (CT) e *Neisseria gonorrhoeae* (NG) apresentam cerca de 200 milhões de novos casos por ano. Infecções concomitantes por esses dois agentes são comuns e, por essa razão, a maioria dos estudos e diretrizes atuais sugere abordagem em conjunto.

O Ministério da Saúde (MS) brasileiro indica que há evidências científicas da associação das infecções com os seguintes fatores de risco: mulheres sexualmente ativas com idade inferior a 25 anos, novas ou múltiplas parcerias sexuais, parcerias com pessoas portadoras de IST, história prévia ou presença de outra IST e uso irregular de preservativo. A Tabela 1 detalha os principais fatores de risco para infecção por CT e NG.

TABELA 1 Fatores que elevam o risco de infecção por clamídia (CT) e gonorreia (NG)

1. Idade de 20 a 25 anos	5. Parceiro(a) sexual com IST
2. Parceiro(a) sexual novo(a)	6. IST prévia ou atual
3. Múltiplos(as) parceiros(as) sexuais	7. Uso inconsistente de preservativo
4. Parceiro(a) sexual com outros(as) parceiros(as)	8. Troca de sexo por dinheiro ou droga

Homens são participantes do circuito de transmissão das doenças, mas a maioria dos estudos mostra que são as mulheres jovens o principal alvo das infecções e de seus desfechos mais impactantes. As jovens de até 24 anos ou até 30 anos de idade são os principais grupos de risco apontados, respectivamente, pela USPSTF e a CTFPHC. Ainda segundo a USPSTF, as infecções por CT são 10 vezes mais prevalentes nos Estados Unidos da América do que as por NG (4,7% e 0,4%) em mulheres de 18 a 26 anos.

No Brasil, um estudo multicêntrico de 2011 observou prevalência média de 9,8% de infecção por clamídia em parturientes jovens entre 15 e 24 anos de idade. Outro estudo do mesmo período, executado em Curitiba/PR com mulheres de 16 a 23 anos não gestantes e assintomáticas para infecções por CT e NG, mostrou prevalência de 10,7% (CT) e 1,5% (NG) com prevalência concomitante de 0,9%.

Um terceiro e extenso estudo de Manaus/AM revelou: as mulheres entre 15 e 29 anos são o grupo no qual a prevalência de infecções é maior, incluindo gestantes; a concomitância entre CT e NG foi de 17,3%; a prevalência em homens é 4 vezes menor; e o número de parceiros sexuais e a presença de outras IST aumentam o risco de CT e NG.

O que o conjunto dos estudos nacionais e internacionais parece sugerir é que a prevalência das infecções é mais alta em mulheres de 15 até 30 anos de idade, faixa etária na qual são frequentes, também, as gestações e suas eventuais complicações; reforça a importância dos fatores de risco listados na Tabela 1 na etiopatogenia das infecções, e ressalta que os homens, apesar de participarem do processo de transmissão de CT e NG, entre outras IST, apresentam baixa prevalência da doença em relação às mulheres.

Sybelle é uma jovem na faixa etária de maior risco, com antecedentes de múltiplos parceiros sexuais em sua vida e que pretende engravidar. Por esses fatores, ela seria candidata natural ao rastreamento de CT e NG. Caso alguma dessas infecções seja diagnosticada nela, seu parceiro também deverá rastreá-la(s), pois ele pode ser um agente transmissor assintomático de CT e/ou NG.

Aspectos clínicos

Os sintomas e sinais genitourinários são a principal forma de manifestação clínica de ambas e possível causa de alta morbidade. Em mulheres, as cervicites são assintomáticas em torno de 70% a 80% dos casos. Quando sintomáticas, as principais queixas são corrimento vaginal, sangramento intermenstrual, dispareunia e disúria. Se não forem tratadas, as infecções por CT e NG podem cursar com complicações graves, que incluem: doença inflamatória pélvica, gravidez ectópica, infertilidade, artrite séptica e septicemia.

Na gestante, as infecções podem estar associadas a um maior risco de prematuridade, ruptura prematura de membrana, perda fetal, retardo de crescimento intrauterino, endometrite e infecção puerperal. No recém-nascido, a principal manifestação clínica é a conjuntivite, mas podem ocorrer também sepse, artrite, abscesso de couro cabeludo, pneumonia, meningite, endocardite e estomatite. No momento do parto vaginal, o risco de transmissão vertical é de 30% e 50%, para NG e CT, respectivamente.

SOBRE OS MÉTODOS DE RASTREAMENTO

Quem deve rastrear?

As infecções crônicas por CT e NG são apropriadas ao *check-up* da população geral feminina por conta da prevalência significativa em jovens assintomáticas e pela alta morbidade potencial, principalmente a infertilidade e as graves complicações da gestação ou parto. A população geral masculina, pela baixa prevalência e menor gravidade das infecções (exceto grupos específicos como, por exemplo, HSH em risco muito alto de contrair HIV e em uso de PrEP), só cabe rastrear a partir do diagnóstico prévio em suas parcerias sexuais.

Confirmação diagnóstica

Apesar da disponibilidade de testes diretos para visualização das bactérias causadoras das infecções genitourinárias, úteis em pacientes com sintomas, a sua sensibilidade em pessoas assintomáticas (sem corrimento vaginal ou secreção uretral, disúria, dor em baixo ventre etc.) cai significativamente.

O diagnóstico laboratorial da infecção causada por CT e NG pode ser feito por método de biologia molecular. No teste de amplificação de ácido nucleico (do inglês, NAAT) tanto a sensibilidade (variando de 86% a 100%) quanto a especificidade (em torno de 100%) são adequadas. O teste pode ser aplicado em urina de homens e mulheres, além de material coletado por cotonete na

234 Rastreamento de doenças: inovando o *check-up*

região endocervical, vaginal, uretral, anal e orofaríngea. Existe a possibilidade da autocoleta do material vaginal.

O mesmo material de uma coleta pode ser usado para testar CT e NG. E os testes feitos por NAAT em urina são pelo menos tão sensíveis quanto os de material endocervical ou uretral, colhidos por profissional da saúde ou pela(o) própria(o) paciente. Em grupos específicos, o local de coleta pode variar de acordo com o tipo de relação sexual praticada, por exemplo, orofaringe ou anal.

Em regiões geográficas onde a técnica de NAAT não esteja disponível, a captura híbrida é outro método de biologia molecular que avalia qualitativamente a presença dos patógenos. A sensibilidade desse método, entretanto, é inferior à do anterior. Qualquer que seja o método, os possíveis efeitos negativos da aplicação dos testes são, em geral, de pequena magnitude e, basicamente, psicossociais, como: ansiedade, vergonha ou estigmatização.

Os testes disponíveis parecem oferecer boas opções de rastreamento com acurácia e precisão adequadas dos resultados, além de poucos riscos potenciais às pessoas rastreadas. A escolha da periodicidade de repetição dos exames ainda carece de estudos, mas, para tanto, é razoável levar em conta a prática sexual da(o) paciente e a persistência da exposição aos fatores de risco, desde o último teste negativo.

> Na linha de obter uma boa aderência ao rastreamento, evitando constrangimentos desnecessários da paciente, Sybelle e outras mulheres assintomáticas, como regra geral, poderiam ser aconselhadas a rastrear as bactérias na urina. Eventualmente, o local de coleta do material de exame com cotonete (orofaringe, anal, vaginal, uretral) pode depender da prática sexual da pessoa e do histórico de uso de preservativo.

SOBRE O TRATAMENTO E A PREVENÇÃO

Objetivos do tratamento

A antibioticoterapia é a base do tratamento para as infecções por CT e NG. Ao longo das décadas recentes, o que se observou foi o aumento periódico da circulação de cepas resistentes da NG aos antibióticos tradicionais. Isso resulta na mudança progressiva dos protocolos de tratamento, que devem ser sempre revistos pelo(a) médico(a) assistente, antes de medicar.

Nas diretrizes atuais propostas pelo *Centers for Disease Control and Prevention* (CDC) e o MS brasileiro, a azitromicina (1 g VO, dose única) e a doxiciclina (100 mg VO 12/12 h, por 7 dias) aparecem como opções de medicamentos para tratamento da CT. Para a NG, a ceftriaxona (injeção intramuscular 500 mg, dose única) ou outra cefalosporina de última geração consegue bons resultados na maioria das infecções não complicadas. Para formas de apresentação sintomáticas ou graves, o que não é o caso no rastreamento, existem outros protocolos específicos.

Pacientes com NAAT positivo para CT e NG devem ser tratados com esquema antibiótico com cobertura adequada para ambos os patógenos (por exemplo, associação de azitromicina e ceftriaxona em doses únicas). Apenas em situações de impossibilidade de testagem ou de alta probabilidade de coexistência simultânea das infecções, o mesmo esquema de tratamento pode ser usado empiricamente. Lembra-se, ainda, da necessidade de rastreamento e tratamento imediato das pessoas parceiras sexuais das rastreadas positivamente para qualquer dos dois agentes patogênicos. Como regra geral, recomenda-se a retestagem após três meses do tratamento de CT, NG ou ambos. Além disso, de acordo com o CDC, recomenda-se que a pessoa em tratamento para as doenças em questão mantenha abstinência sexual por 7 dias.

Medidas de prevenção

Além do tratamento medicamentoso, abre-se a oportunidade para reforçar as atitudes que podem prevenir novas infecções e a sua transmissão, tanto para os casos confirmados quanto para os rastreios negativos. Pode-se aconselhar o uso de preservativos em todos os tipos de relação sexual, rastrear e tratar outras IST e chamar a atenção para os fatores de risco constantes da Tabela 1, na mesma perspectiva da prevenção combinada recomendada para a infecção do HIV.

As entidades internacionais que tecem recomendações preventivas afirmam que existe boa evidência de que o rastreamento de CT e NG reduza as complicações dessas infecções para a saúde, em função da boa sensibilidade dos testes disponíveis para diagnóstico e da eficácia e relativa segurança do tratamento antibiótico, nas doses terapêuticas preconizadas. Os danos potenciais combinados do rastreamento e tratamento de clamídia e gonorreia são pequenos ou nulos.

AGRADECIMENTO

Os autores agradecem a colaboração do Prof. Dr. Olavo Henrique Munhoz Leite pela cuidadosa leitura do texto e sugestão de melhorias.

BIBLIOGRAFIA CONSULTADA

1. Canadian Task Force on Preventive Health Care. Chlamydia and gonorrhea (2021). Disponível em: https://canadiantaskforce.ca/guidelines/published-guidelines/chlamydia-and-gonorrhea/. Acesso: Abril de 2021.
2. United States Preventive Services Task Force. Chlamydia and gonorrhea: Screening, 2014. Disponível em: https://www.uspreventiveservicestaskforce.org/uspstf/recommendation/chlamydia-and--gonorrhea-screening. Acesso: Setembro de 2021.
3. Brasil. Ministério da Saúde. Secretaria de Vigilância em Saúde. Protocolo clínico e diretrizes terapêuticas para atenção integral às pessoas com infecções sexualmente transmissíveis (IST). Brasília: Ministério da Saúde; 2018.
4. Benzaken AS, Galban E, Moherdaui F, Pedroza V, Naveca FG, Araújo A, et al. Prevalência da infecção por Chlamydia trachomatis e fatores associados em diferentes populações de ambos os sexos na cidade de Manaus. J Bras Doenças Sex Transm. 2008;20(1):18-23.
5. Passagnolo RC, Piazzetta S, Carvalho NS, Andrade RP, Piazzetta G, Piazzetta SR, et al. Prevalência da infecção por Chlamydia Trachomatis e Neisseria Gonorrhoea em mulheres jovens sexualmente ativas em uma cidade do Sul do Brasil. Rev Bras Ginecol Obstet. 2011;33(11).
6. Hsu K. Treatment of Chlamydia trachomatis infection. UpToDate. Disponível em: https://www.uptodate.com/contents/treatment-of-chlamydia-trachomatis-infection?search=chlamydia%20trachomatis&source=search_result&selectedTitle=1~119&usage_type=default&display_rank=1. Acesso: Abril de 2021.
7. Seña AC. Treatment of uncomplicated Neisseria gonorrhoeae infections. UpToDate. Disponível em: https://www.uptodate.com/contents/treatment-of-uncomplicated-neisseria-gonorrhoeae--infections?search=Treatment%20of%20uncomplicated%20Neisseria%20gonorrhoeae%20infections&source=search_result&selectedTitle=1~150&usage_type=default&display_rank=1. Acesso: Abril de 2021.
8. Brasil. Ministério da Saúde. Secretaria de Vigilância em Saúde. Protocolo clínico e diretrizes terapêuticas para atenção integral às pessoas com infecções sexualmente transmissíveis. Brasília: Ministério da Saúde; 2015.
9. St. Cyr S, Barbee L, Workowski KA, et al. Update to CDC's treatment guidelines for gonococcal infection, 2020. MMWR Morb Mortal Wkly Rep. 2020;69:1911-6.
10. CDC – Centers for Disease Control and Prevention. TSD Treatment Guidelines: Chlamydial infections in adolescents and adults. Disponível em: https://www.cdc.gov/std/tg2015/chlamydia.htm. Acesso: Junho de 2021.

2.18
Risco de câncer ginecológico hereditário

PONTOS-CHAVE

- *Breast cancer genes* (BRCA1 e BRCA2) são genes supressores tumorais envolvidos no reparo do DNA; cerca de 5% a 10% dos cânceres de mama e até 15% dos cânceres de ovário podem estar relacionados a mutações desses genes.
- Essas mutações são transmitidas de maneira autossômica com alta penetrância em famílias de portadores das mutações, mais frequentemente em descendentes de judeus Ashkenazi.
- O rastreamento, na atenção primária à saúde, é possível a partir de questionário que identifique mulheres com antecedentes familiares de alto risco para as mutações.
- Em função de implicações psicossociais complexas, que envolvem o risco de câncer, o aconselhamento genético com especialista é sempre recomendável.
- Rastreamento intensivo, medicação profilática ou cirurgia são possibilidades de abordagem das mulheres portadoras de mutações de BRCA1 e/ou BRCA2.

NOSSA RECOMENDAÇÃO DE RASTREAMENTO

- Rastrear, por meio de questionários sensíveis e validados, o risco de mutações de BRCA1 e BRCA2 em mulheres entre 18 e 75 anos de idade, assintomáticas e sem histórico pessoal de câncer ginecológico.
- Inquirir, preliminar e genericamente, sobre antecedentes de cânceres na família ou ascendência judaica.
- Completar o rastreamento das pessoas consideradas de risco na avaliação preliminar com as perguntas do questionário da Tabela 1. Em caso de uma ou mais respostas "sim", o rastreio é considerado positivo.
- Encaminhar a paciente rastreada positivamente para aconselhamento genético em serviço especializado no assunto. As condutas subsequentes (p. ex., detecção laboratorial das mutações, mastectomia ou salpingo-ooforectomia profiláticas) dependem de decisão bem informada e compartilhada entre paciente, geneticista clínico(a) e médico(a) assistente.

RECOMENDAÇÕES DE OUTRAS ENTIDADES

- O *National Institute for Health and Care Excellence* e a *European Society for Medical Oncology* recomendam que os profissionais de saúde respondam às dúvidas e preocupações das pacientes sobre o assunto, mas não os incentivam a sempre rastrear ativamente o histórico familiar de câncer de mama, apenas eventualmente.
- O rastreamento e/ou aconselhamento genético de pessoas com antecedente pessoal de câncer sugestivo de estar associado a herança genética são defendidos, também, pelas entidades: *American College of Medical Genetics, American Society of Clinical Oncology, Society for Gynecologic Oncology*.
- A *American Society of Breast Surgeons* recomenda a disponibilidade de teste genético para todas as mulheres com histórico de câncer de mama.

> Rachel, 33 anos, solteira, arquiteta, nascida nos EUA, mora no Brasil há 30 anos. É descendente de judeus, que migraram para a América no final da década de 1940. Em visita à ginecologista, disse ter ficado sabendo que algumas parentes que vivem nos EUA desenvolveram câncer de ovário ou mama. Outras, para não correr o mesmo risco, retiraram mamas e ovários. Ela quer saber se precisa operar, também.

SOBRE A MAGNITUDE DO PROBLEMA

Hereditariedade e câncer

O câncer de mama é a neoplasia maligna de maior incidência entre mulheres do mundo todo, exceto pelos de pele não melanoma. No Brasil, é também o primeiro em mortes femininas por câncer. Estima-se que de 5% a 10% desses casos estejam relacionados a mutações genéticas. Os genes supressores tumorais *Breast Cancer Genes* (BRCA1 e BRCA2) são os mais envolvidos, embora também possam estar implicadas mutações dos genes TP53, PTEN, CHK2, ATM e STK11. Além disso, formas hereditárias de câncer ovariano representam cerca de até 15% desses tumores, que são muito menos frequentes que os de mama. Mais raramente ainda, mutações de BRCA1 ou BRCA2 associam-se a outras neoplasias, tubárias e peritoneais.

Os genes BRCA1 e BRCA2 têm função fundamental na expressão de proteínas intracelulares que auxiliam na transcrição gênica ou regulação do ciclo das células epiteliais da glândula mamária, agindo no sentido de manter a integridade genética e suprimir transformações potencialmente cancerígenas. Células mamárias com mutações de BRCA1 e/ou BRCA2 não conseguem corrigir erros no DNA que ocorrem na divisão celular. Por isso, mutações vão se acumulando ao longo da existência desse clone celular, resultando em fenótipos anormais e produzindo uma maior tendência a proliferar.

Mutações de BRCA1 e/ou BRCA2 são transmitidas de maneira autossômica entre gerações, com elevada penetrância, o que indica que descendentes, em vários níveis, de núcleos familiares nos quais as mutações ocorreram, apresentam maior risco de câncer de mama (principal), ovário ou outro. Entretanto, como apenas uma parcela pequena desses cânceres está associada a mutações de BRCA1 e/ou BRCA2, o fato de alguém na família apresentar câncer de mama ou ovário não implica, necessariamente, em herança das mutações. Ao contrário, é muito mais provável que essa malignidade esteja associada a outros fatores predisponentes, incluindo mutações de outros genes de baixa penetrância.

Não é só genética

Dessa forma, antecedente de câncer de mama na família não é, por si só, um indicativo para o rastreamento de mutações genéticas em BRCA1 ou BRCA2. E mesmo cânceres ligados a estas dependem de outras interações genéticas e com fatores individuais (idade, peculiaridades do sistema reprodutor e endócrino) e ambientais (radiação ionizante, substâncias cancerígenas) para se desenvolver. Quando a herança genética está envolvida na gênese do câncer de mama, costuma haver múltiplos casos dessa neoplasia em uma mesma família, incluindo a ocorrência em homens e pessoas jovens, bem como histórico de neoplasias em outros órgãos.

Estudos de prevalência das mutações de BRCA1 e BRCA2 em mulheres da população geral indicam variações que dependem da origem étnica e localização geográfica, mas, em média, gira em torno de 0,3%. Porém, no grupo específico de mulheres judias de ancestralidade Ashkenazi a prevalência chega a 2%, o que as transforma em um alvo prioritário do rastreamento de neoplasias ligadas a mutações genéticas. Mulheres portadoras dessas mutações têm risco estimado de neoplasia mamária entre 45% e 65% aos 70 anos de idade. O risco estimado para câncer de ovário em portadoras do BRCA1 e/ou BRCA2 chega a 39%.

Mulheres com mutações de BRCA1 e/ou BRCA2 tendem a desenvolver câncer de mama em idade mais jovem, mesmo abaixo de 40 anos, e têm maior probabilidade de acometimento das duas mamas, não necessariamente de maneira simultânea. Entretanto, o rastreamento do câncer de mama, propriamente dito, só está indicado nessa faixa etária mais jovem, para mulheres sabidamente portadoras de mutação de BRCA1 e/ou BRCA2.

A procura de mutações

O problema da detecção de mutações genéticas que podem vir a causar cânceres ginecológicos em mulheres é complexo. Trata-se de fenômeno raro na população feminina em geral, mas, quando ocorre, as doenças decorrentes causam grande perda de qualidade de vida, deterioração da saúde mental e são altamente letais. Do ponto de vista técnico, as mutações são detectáveis desde o nascimento, o que é um facilitador, pois permite adoção de medidas precoces que podem impedir o desenvolvimento dos tumores malignos.

Entretanto, do ponto de vista médico e ético, envolve grandes dúvidas como: "A presença confirmada de mutações hoje é sinônimo de câncer no futuro? É fácil para a mulher conviver com a presença conhecida de BRCA1 ou BRCA2 mutante? Ela prefere se submeter a uma estratégia de 'espera vigilante' ou outra mais incisiva em relação aos cânceres, como a cirurgia profilática, por exemplo?"

As respostas para essas perguntas são complexas e não parecem ser uniformes. Envolvem um processo de informação e conscientização da paciente associado a uma decisão compartilhada com o profissional de saúde.

Com esses dilemas se defrontam Rachel e a sua médica. A paciente é jovem, judia, possivelmente Ashkenazi, e tem vários antecedentes familiares que justificam, no mínimo, uma maior preocupação em relação ao problema. É possível que seja necessária uma ação para saber mais sobre os seus riscos, antes de rastrear as mutações propriamente ditas. Quanto às possíveis cirurgias, no momento, isso é apenas uma possibilidade a mais, dentre outras a serem discutidas.

SOBRE OS MÉTODOS DE RASTREAMENTO

Quem deve ser rastreado?

A USPSTF recomenda abordar mulheres com história pessoal e familiar para câncer de mama, ovário, trompas e peritônio, ou que tenham ancestralidade associada a mutações (BRCA1 e BRCA2), com algum questionário estruturado capaz de indicar, pelo menos, risco aumentado de mutação. Mulheres rastreadas positivamente devem receber aconselhamento genético e, posteriormente, se indicados, os testes genéticos laboratoriais.

No Brasil, em nível de atenção primária à saúde, o rastreamento genético para detecção de pessoas com maior chance de serem portadoras de mutações nocivas em BRCA1 e/ou BRCA2 não é uma prática comum. Alguns especialistas de ginecologia e oncologia clínica têm mais prática em lidar com o assunto, mesmo assim de forma não necessariamente sistemática ou frequente, e apenas em nível de atenção secundária ou terciária do sistema de saúde.

Ferramentas que auxiliam a decisão

Existem vários instrumentos de estimativas de risco de mutações de BRCA1 e BRCA2 descritos na literatura médica: *Ontario Family History Assessment Tool, Manchester Scoring System, Referral Screening Tool, Pedigree Assessment Tool, 7-Question Family History Screening Tool, International Breast Cancer Intervention Study instrument (Tyrer-Cuzick)* e outros. Todos eles validados e com boa acurácia para uso em rastreamento do risco de a mulher ser portadora das mutações. E todos com vantagens e limitações. Uma delas é a falta de experiência em mulheres brasileiras.

De modo geral, os questionários abordam fatores associados à maior probabilidade de mutações de BRCA1 e BRCA2 potencialmente danosas à saúde. A Tabela 1 apresenta um questionário de respostas binárias (SIM ou NÃO), que unifica as perguntas sobre fatores de risco abordados nos vários questionários internacionais citados. Qualquer resposta SIM caracteriza o rastreamento como positivo.

TABELA 1 Questionário de rastreamento de risco de mutações de BRCA1 e BRCA2

	SIM	NÃO
1. Você tem ou teve alguma parente de primeiro grau (mãe ou filha) com câncer de mama?		
2. Você tem ou teve alguma parente qualquer da sua família com câncer nas duas mamas (não precisa ser ao mesmo tempo)?		
3. Você tem ou teve algum parente qualquer, homem, da sua família com câncer de mama?		
4. Você tem ou teve alguma parente qualquer da sua família com câncer de mama e ovário (não precisa ser ao mesmo tempo)?		
5. Você tem ou teve alguma parente qualquer da sua família com câncer de mama antes dos 45 anos?		
6. Você tem ou teve dois ou mais parentes quaisquer da sua família com câncer de mama, ovário, intestino, próstata ou pâncreas?		
7. Você tem ou teve alguma parente qualquer da sua família com câncer de ovário agressivo e invasivo?		
8. Você é de ascendência judaica Ashkenazi?		

Em função da complexidade do problema que está sendo rastreado e dos seus desdobramentos, uma vez identificado o risco de possíveis mutações danosas pelas respostas ao questionário, a recomendação unânime entre especialistas da área é providenciar o aconselhamento genético com profissional de saúde devidamente capacitado e habilitado para isso. Logo, é um pré-requisito de todo o processo de rastreamento que seja garantido de antemão o acesso da paciente a serviços de boa qualidade especializados em genética clínica.

Antes de qualquer outra coisa, portanto, a médica de Rachel deverá fazer-lhe as perguntas da Tabela 1. Somente diante de alguma resposta indubitavelmente positiva, o prosseguimento ao processo do rastreamento deve ser dado. A próxima etapa é o aconselhamento genético por profissional especializado. Profissionais de atenção primária só devem fornecer esse tipo de serviço após treinamento completo.

SOBRE AS INTERVENÇÕES E A PREVENÇÃO

Antes de testar

O aconselhamento genético é por si só uma intervenção preventiva, que precede os testes laboratoriais e deve incluir: revisão e aprofundamento da análise de parentesco, identificação de candidatas aos testes, educação completa da paciente, discussão de benefícios e riscos dos testes genéticos, previsão da interpretação do resultado e como serão conduzidos os desdobramentos, principalmente em caso de ser positivo (presença de mutação potencialmente danosa).

Testes para a detecção de mutações nocivas de BRCA1 e BRCA2 só fazem sentido quando o rastreamento inicial mostrar alto risco de positividade, quando a paciente demonstra interesse no aconselhamento e se o resultado tiver alguma influência sobre as futuras condutas a serem tomadas. Algumas decisões compartilhadas podem prescindir dos exames laboratoriais.

Uma vez decidido pela pesquisa de BRCA1 e BRCA2, as recomendações mais comuns são no sentido de testar, inicialmente, familiares que apresentam câncer possivelmente relacionado às mutações, inclusive homens, e só depois as pessoas assintomáticas e sem antecedentes pessoais de malignidade. A história familiar definirá o tipo de mutação a ser testada nos parentes de portadores de câncer com mutações conhecidas ou descendentes de judeus Ashkenazi.

Qualidade dos testes

Os testes disponíveis possuem alta sensibilidade e especificidade e incluem dezenas de painéis multigênicos. Seguindo orientação do *American College of Medical Genetics and Genomics*, os resultados são expressos em 5 níveis: patogênico, provavelmente patogênico, significado incerto, provavelmente benigno e benigno.

Existe evidência razoável indicando que a sequência de eventos – rastreamento por questionário, aconselhamento genético e detecção laboratorial de mutações de BRCA1 e BRCA2 – apresente benefícios, pelo menos moderados, para mulheres de alto risco. Há, entretanto, risco de dano à saúde, principalmente mental, se o processo não for conduzido por especialistas familiarizados com o assunto.

Depois do teste

As decisões subsequentes, sobre qual procedimento preventivo para câncer deva ser adotado, não são menos complicadas. Estudos mostram que a realização frequente de rastreamento com inclusão da ressonância magnética das mamas (além do exame clínico, mamografia e ultrassonografia periódicos) aumenta a chance de identificação de tumores precoces, mas não impacta a mortalidade.

A combinação do rastreamento frequente com medicação profilática redutora de risco (tamoxifeno, raloxifene e inibidores da aromatase) pode ser tentada em mulheres portadoras de BRCA1 e/ou BRCA2, desde que os riscos de efeitos adversos desses medicamentos para essas pacientes sejam pequenos. Por último, há a opção pelas abordagens cirúrgicas (mastectomia bilateral e/ou salpingo-ooforectomia bilateral), que parecem reduzir a incidência dos cânceres, mas cujo efeito na mortalidade ainda é indeterminado.

Em relação à mastectomia profilática redutora de risco, especificamente, vale ressaltar que sua indicação ainda é controversa. Potenciais benefícios incluem a redução do risco de câncer de mama e da ansiedade gerada pela positividade dos testes. Desvantagens potenciais incluem a irreversibilidade e agressividade da conduta cirúrgica e consequente morbidade física e mental associada. Diante da ineficácia do rastreamento de câncer de ovário, até o momento, a cirurgia radical, no caso, parece ser inevitável.

> Vê-se, portanto, que antes de responder à dúvida da Rachel sobre a cirurgia, há muito caminho a percorrer. Se no final das contas ela for portadora de alguma mutação nociva de BRCA1 e/ou BRCA2, ela deverá ser bem orientada com relação aos "prós e contras" de cada conduta preventiva dos cânceres relacionados. A decisão final pelo rastreamento intensivo, associado ou não à medicação redutora de risco, ou pela cirurgia, deve ser totalmente compartilhada entre a paciente e sua médica.

AGRADECIMENTO

Os autores agradecem a colaboração do Dr. Jorge Sabbaga pela cuidadosa leitura do texto e sugestão de melhorias.

BIBLIOGRAFIA CONSULTADA

1. USPSTF. United Services Preventive Services Task Force. BRCA-related cancer: Risk assessment, genetic counseling, and genetic testing (2019). Disponível em: https://www.uspreventiveservices-taskforce.org/uspstf/recommendation/brca-related-cancer-risk-assessment-genetic-counseling--and-genetic-testing. Acesso: Junho de 2021.
2. Rocha JCC, Vargas FR, Ashton-Prolla P. Câncer familial. AMB-CFM. Associação Médica Brasileira – Conselho Federal de Medicina. Projeto Diretrizes. Sociedade Brasileira de Genética Clínica.

2007. Disponível em: https://diretrizes.amb.org.br/_BibliotecaAntiga/cancer-familial.pdf. Acesso: Junho de 2021.

3. Bernardo W, Simões R, Silvinato A. BRCA1 e BRCA2 em câncer de mama. AMB. Associação Médica Brasileira. Disponível em: https://diretrizes.amb.org.br/_DIRETRIZES/brca1-e-brca2-em-cancer-de-mama/files/assets/common/downloads/publication.pdf. Acesso: Junho de 2021.

4. National Comprehensive Cancer Network. Clinical practice guidelines in oncology. Genetic/familial high risk assessment: breast and ovarian cancer syndromes (version 1.2018). Disponível em: https://www.nccn.org/professionals/physician_gls/pdf/genetics_screening.pdf. Acesso: Junho de 2021.

5. Ashton-Prolla P, Giacomazzi J, Schmidt AV, et al. Development and validation of a simple questionnaire for the identification of hereditary breast cancer in primary care. BMC Cancer. 2009;9:283.

2.19
Risco de doença cardiovascular (DCV)

> **PONTOS-CHAVE**
>
> - As doenças cardiovasculares (DCV) ainda são a maior causa de mortes prematuras no mundo, representando cerca de 16% de todos os óbitos. Tabagismo, hipertensão arterial, dislipidemia, diabete melito, obesidade e antecedente familiar estão entre seus principais fatores de risco.
> - Teste ergométrico, ecocardiograma ou cintilografia miocárdica após estresse físico ou farmacológico, angiotomografia de coronária com escore de cálcio ou cateterismo cardíaco não são exames adequados para rastrear doença arterial coronariana em pessoas assintomáticas.
> - O risco de apresentar uma doença cardiovascular em 10 anos (RCV10) pode ser estimado por meio de calculadoras que utilizam equações obtidas a partir de estudos epidemiológicos, nos quais são controlados os principais fatores de risco das DCV.
> - O RCV10 pode ser reduzido através de medidas efetivas de mudanças de estilo de vida, como cessação do tabagismo, atividade física, alimentação saudável e controle do peso corporal, assim como pelo controle da hipertensão arterial, diabete e dislipidemia.

NOSSA RECOMENDAÇÃO DE RASTREAMENTO

- Rastrear o risco de apresentar um evento cardiovascular em 10 anos (RCV10) em pessoas assintomáticas da população geral, entre 40 e 75 anos de idade, sem antecedentes pessoais de DCV.
- Utilizar calculadora para RCV10, por exemplo, ASCVD – *Pooled Cohort Equations* ou SBC – Calculadora para estratificação de risco cardiovascular.
- Se RCV10 < 5%, promover medidas de estilo de vida (MEV) saudável e repetir o rastreamento a cada 5 anos.
- Se RCV10 entre 5% e 20% e a determinação do ECAC estiver disponível e acessível:
  - Compartilhar a decisão de reclassificação do risco entre médico(a) e paciente, por meio desta técnica.
  - Promover MEV saudável e iniciar estatina profilática em dose moderada quando ECAC ≥ 1.
  - Repetir o rastreamento a cada 3 anos, se ECAC entre 1 e 99 e a cada ano se ECAC ≥ 100.
- Se RCV10 entre 5% e 20% e a determinação do ECAC estiver indisponível:
  - Promover MEV saudável e iniciar estatina profilática em dose baixa se RCV10 entre 5% e 7,5%, dose moderada se RCV10 entre 7,5% e 15% e dose alta se RCV10 ≥ 15%.
  - Repetir o rastreamento a cada 3 anos se RCV10 entre 5% e 10%, e a cada ano se RCV10 ≥ 10%.
- Se RCV10 ≥ 20%, promover MEV saudável, indicar o uso de estatina em alta dose e repetir o rastreamento a cada ano.

RECOMENDAÇÕES DE OUTRAS ENTIDADES

- A USPSTF, em recomendação de 2016 que se encontra em revisão, recomenda o uso de estatina em dose baixa a moderada em pessoas de 40 a 75 anos com RCV ≥ 10% e caso a caso, se RCV entre 7,5% e 10%.

> - A USPSTF (2018) indica que a evidência existente é insuficiente para recomendar a associação do escore de cálcio em artérias coronárias (ECAC) à avaliação de risco tradicional de DCV em pessoas assintomáticas.

Olavo é um metalúrgico de 53 anos que ficou 6 meses afastado por acidente de trabalho. Ele conta que apresentou uma síncope com queda que resultou em hematoma subdural e foi operado. Agora, ele deve fazer o exame de retorno ao trabalho para saber se está apto a voltar. Ao médico, ele nega queixas, mas refere que toma remédios irregularmente para a pressão, o diabete e convulsões recentes. É um fumante de 2 maços-dia há 30 anos. Os seus exames mostraram: IMC = 32, circunferência abdominal = 98, PA = 150 x 90 mmHg, colesterol total = 200, LDL = 130, HDL = 38, HbA1C = 8,2%. Seu médico está relutante em considerá-lo apto a trabalhar.

SOBRE A MAGNITUDE DO PROBLEMA

O maior dos problemas

As doenças vasculares de coronárias e artérias cerebrais são responsáveis pela maioria das mortes prematuras em todo mundo. Além disso, anginas, infarto agudo do miocárdio e episódios vasculares cerebrais podem causar perda de qualidade de vida e incapacidades permanentes ou temporárias. Arritmias, alterações abruptas de pressão arterial e síncopes podem apresentar complicações significativas, inclusive, acidentes.

Prevalência mundial

Segundo dados da OMS de 2020, as doenças cardíacas ainda são a maior causa de mortalidade. Nos últimos 20 anos, o número aproximado de óbitos anuais por essas enfermidades saltou de 7 para 9 milhões no mundo, representando cerca de 16% do total de mortes por todas as causas. Essas cifras praticamente duplicam se forem acrescentadas as mortes por doenças cerebrais e outras de natureza vascular. O aumento no período indicado está provavelmente relacionado à maior exposição a fatores de risco conhecidos, como sobrepeso, obesidade, hiperglicemia e, principalmente, hipertensão arterial e tabagismo.

Principal causa de mortes no Brasil

As doenças cardiovasculares (DCV), além de representarem uma substancial carga de doença, têm sido a principal causa de mortalidade também no Brasil desde a década de 1960. De acordo com o *Global Burden Disease*, em 2017, a incidência anual de DCV nesse país era de 690 casos novos para cada 100 mil habitantes. Já a prevalência de DCV padronizada por idade era de 6 mil por 100 mil habitantes, acometendo 4,2% da população com 20 anos de idade ou mais.

Redução nas mortes

Estudos apontam uma redução significativa da taxa de mortalidade por DCV nas últimas 2 décadas, concomitante ao aumento do número absoluto dos óbitos. Obviamente, a diminuição da taxa ocorreu em função do crescimento e envelhecimento progressivos da população brasileira no mesmo período, e não da redução da exposição aos fatores de risco. Em 2017, ocorreram 388.268 mortes por DCV, representando, em números absolutos, 45,4% a mais do que em 1990. Entretanto, a taxa de mortalidade padronizada por idade foi de 178 por 100 mil habitantes, indicando uma redução de 47,9% em relação a 1990. As taxas permanecem maiores entre os homens.

Aumento com a idade

As DCV são mais comuns a partir da quinta década de vida. As suas principais complicações agudas, como angina, infarto do miocárdio ou morte súbita, são causadas por obstruções arteriais provocadas por placas ateromatosas que ocupam o diâmetro dos vasos; em presença de vasoconstrição e/ou ruptura, inflamação e calcificação progressiva, as placas acabam por precipitar a formação de trombos oclusivos. Cronicamente, podem se manifestar com insuficiência cardíaca ou arritmias.

Fatores de risco

Os principais fatores de risco individuais da ateromatose podem ser antecipados, modificados e outros controlados com anos de antecedência. A Tabela 1 apresenta os principais fatores de risco para as DCV.

TABELA 1 Fatores de risco das doenças cardiovasculares

1. Globalização de hábitos e costumes
2. Urbanização crescente
3. Envelhecimento progressivo da população
4. Pobreza
5. Estresse excessivo e constante
6. Hereditariedade (antecedente familiar de morte precoce por doença cardiovascular)
7. Sedentarismo
8. Dieta com muito sal, açúcar e gordura saturada e poucas frutas, verduras e legumes
9. Tabagismo
10. Consumo excessivo de bebida alcoólica
11. Hipertensão arterial
12. Diabete melito
13. Dislipidemia
14. Sobrepeso e obesidade

As DCV, além de apresentarem alta incidência, prevalência e morbimortalidade, têm história natural com período pré-clínico prolongado. Essas condições tornam o seu rastreamento, mais do que uma necessidade, uma prioridade em termos de saúde pública.

SOBRE OS MÉTODOS DE RASTREAMENTO

Como rastrear

O rastreamento direto da doença arterial coronariana (DAC) em pessoas assintomáticas é prática bastante difundida entre médicos e serviços de saúde.

Porém, apesar do grande interesse na prevenção da DAC, ainda não se encontra respaldo incontestável na literatura científica para os métodos de rastreio recomendados e tampouco sua periodicidade de repetição. Por exemplo, a USPSTF, em recomendações preventivas de 2018, considerou insuficiente a evidência para embasar a solicitação de eletrocardiograma de repouso ou de esforço para pessoas com risco cardiovascular intermediário ou alto. Da mesma forma, a evidência é inconclusiva para utilizar o índice tornozelo-braquial, a proteína C-reativa ultrassensível e o escore de cálcio em artéria coronária (ECAC) em pacientes com qualquer nível de risco. A CTFPHC também não expressa qualquer recomendação sobre o assunto.

Os exames utilizados habitualmente em pacientes com sintomatologia característica de DAC são: teste ergométrico, ecocardiograma ou cintilografia miocárdica pós-estresse, angiotomografia ou cinecoronariografia. Para fins de rastreamento, entretanto, esses exames ou carecem de sensibilidade ou são de realização complexa e dispendiosa, inviabilizando seu uso em programas preventivos de nível populacional. Além disso, não há evidência de que seus benefícios superem os riscos, se usados para rastrear DAC.

Ferramentas auxiliares

Por outro lado, o risco das DCV pode ser rastreado por meio de anamnese cuidadosa dirigida à pesquisa de fatores de risco (Tabela 1) ou por meio de ferramentas eletrônicas disponíveis em *sites* especializados. Atualmente, dispõe-se de várias calculadoras[1] capazes de estimar o risco cardiovascular, com algoritmos baseados em estudos epidemiológicos relevantes. Certamente, essas ferramentas são mais úteis quanto mais baseadas forem em estudos feitos nas próprias populações onde são aplicadas.

Por exemplo, a USPSTF, a *American Heart Association* (AHA) e o *American College of Cardiology* (ACC) recomendam o cálculo do risco de ASCVD (*Atherosclerotic Cardiovascular Disease*) em 10 anos (RCV10) usando como base as *Pooled Cohort Equations* (https://clincalc.com/Cardiology/ASCVD/PooledCohort.aspx). Essas equações incorporadas à calculadora levam em conta as seguintes variáveis: idade, sexo, raça, níveis de colesterol, pressão arterial sistólica, tratamento anti-hipertensivo, presença de diabete e tabagismo. No Brasil, a Sociedade Brasileira de Cardiologia (SBC) disponibiliza essa calcula-

---

1 Exemplos de calculadoras incluem: os escores de risco de DCV de *Framingham, Reynolds*, SCORE e o QRISK/JBS3.

dora, denominando-a Calculadora para estratificação de risco cardiovascular, que inclui outras variáveis (departamentos.cardiol.br/sbc-da/2015/CALCU-LADORAER2020/etapa1.html).

Vale lembrar que a caracterização do RCV10 pelas calculadoras não é usada pelas entidades como rastreador da existência de coronariopatia (DAC) assintomática. Não é preconizada, também, para indicar exames capazes de detectar a presença de placas de ateroma potencialmente danosas nem alterações funcionais ou morfológicas decorrentes de eventual isquemia cardíaca. A indicação de exames complementares para esse fim aplica-se apenas para pacientes com quadro clínico sugestivo de comprometimento coronariano em andamento.

A finalidade principal do cálculo do RCV10 é identificar pessoas em baixo, intermediário ou alto risco de DCV, e com isso recomendar medidas preventivas de estilo de vida ou medicação profilática para as síndromes coronarianas. Nesse sentido, é importante frisar algumas disparidades importantes nas recomendações existentes:

A. A USPSTF, em recomendação de 2016[2], preconiza doses baixas a moderadas de "estatinas" se RCV10 > 10% e, eventualmente, se o RCV10 estiver entre 7,5% e 10% em pessoas de 40 a 75 anos, com 1 ou mais fatores de risco para DCV;

B. A AHA e a ACC, em 2019, atualizaram os limiares de risco para: < 5% – risco baixo; entre 5% e 7,5% – risco limítrofe; entre 7,5% e 20% – risco intermediário; e > 20% – risco alto. Passaram também a considerar o ECAC uma possível ferramenta útil para a reclassificação do risco limítrofe ou intermediário (5% a 20%), quando a decisão para a prescrição de estatina for duvidosa.

> O cálculo de risco de Olavo usando *Pooled Cohort Equations* revelou um RCV10 de 31,6%, cerca de 11 vezes maior do que o de um homem saudável com a mesma idade dele. Segundo os critérios da AHA/ACC e da SBC, ele se encontra em uma faixa de risco muito alta. A determinação do ECAC nesses níveis basais de risco torna-se desnecessária, pois não mudaria as condutas preventivas a serem adotadas.

---

2   Esta recomendação está em processo de atualização pela USPSTF desde julho de 2020.

Estudo tomográfico – ECAC (escore cálcio)

O ECAC é obtido por tomografia computadorizada do coração com detectores guiados por eletrocardiograma. A dose de radiação para a realização do exame é ligeiramente menor do que a da mamografia de rastreamento. Acredita-se que a detecção de cálcio nas artérias coronárias correlaciona-se com a presença de doença arterial e é preditiva de futuros eventos cardiovasculares, exceto em certas condições, como diabete, uremia e distúrbios do metabolismo de cálcio.

Estudos recentes vêm reforçando a possibilidade de indicação do ECAC na reclassificação do risco cardiovascular, basicamente nos casos de RCV10 entre 5% e 20%. A realização de tal exame complementar para avaliação do RCV10 está, entretanto, condicionada à persistência de dúvidas quanto à prescrição de estatinas e dependente de decisão compartilhada entre médico(a) e paciente.

A Figura 1 ilustra o fluxograma de decisão para adoção de medidas modificadoras do estilo de vida ou medicação profilática com doses moderadas ou altas de estatinas, levando em consideração medidas do ECAC.

Há limitada informação sobre a sensibilidade e a especificidade do cálculo do RCV10 por meio de calculadora com *Pooled Cohort Equations*, bem como o seu impacto na morbimortalidade por DCV. O seu uso, entretanto, é simples, rápido e de baixo custo. Levando-se em conta que o seu objetivo é determinar não a presença de doença em si, mas o risco de adoecimento, e a possível melhoria da sensibilidade pela agregação da determinação do ECAC, a sua indicação pode ser um passo importante na adoção de medidas profiláticas efetivas para a prevenção de eventos cardiovasculares futuros.

SOBRE O TRATAMENTO E A PREVENÇÃO

Medidas comportamentais

Mudanças de estilo de vida estão no cerne da prevenção das DCV, mas podem depender de aconselhamento especializado por profissionais da saúde para serem alcançadas e custo-efetivas. São elas:

A. Cessação do tabagismo;
B. Adoção de alimentação saudável, baseada em consumo de alimentos naturais como frutas, verduras, legumes, oleaginosas e grãos integrais, derivados desnatados de leite, carnes magras, e com restrições a carboidratos, gorduras saturadas, sal, açúcar e bebida alcoólica;
C. Atividades físicas regulares de intensidade moderada como, por exemplo, caminhar, pedalar, nadar, praticar exercícios resistidos;

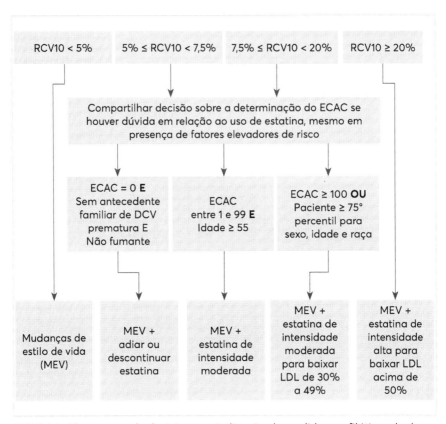

FIGURA 1 Fluxograma de decisão para indicação de medidas profiláticas de doença cardiovascular. Adaptada de Cheong BYC, 2020.

D. Controle do estresse, por meio de relaxamento, atividades de lazer e outras.

Além disso, pacientes com pressão alta (ver Capítulo "Hipertensão arterial"), diabete [ver Capítulo "Diabete melito tipo 2 (DM2) e pré-diabete (PD)"] e hipercolesterolemia (ver Capítulo "Dislipidemia") devem ter essas comorbidades controladas com frequência, a fim de manter seus parâmetros clínico-laboratoriais dentro de valores adequados e, deste modo, conservar o RCV10 no patamar mais baixo possível.

As estatinas

Especialmente em relação aos níveis de colesterol total e a fração LDL, a SBC e a AHA/ACC mantêm recomendações rígidas para o uso de estatinas em doses progressivamente maiores conforme o grau de risco. De modo geral, essas entidades afirmam que doses moderadas de estatinas já reduzem o risco de DCV, porém, doses mais altas, nos casos em que são necessárias, reduzem ainda mais os eventos decorrentes das DCV. A Tabela 2 indica as doses das diferentes estatinas disponíveis no mercado conforme a graduação de risco, segundo a SBC, bem como as respectivas metas de controle de LDL.

A variedade de opções de tratamento profilático ou terapêutico das dislipidemias é um fator positivo quando se trata de efeitos colaterais devidos à toxicidade medicamentosa. Os principais efeitos colaterais das estatinas são discretos, como a elevação de enzimas hepáticas (alanina-aminotrasferase – ALT e aspartato-aminotransferase – AST) e dores musculoesqueléticas, em cerca de 15% das pessoas, que podem cursar com aumento de creatinoquinase (CK). Em caso de necessidade, pode-se adequar a dose, mantendo o controle laboratorial ou, em último caso, suspender e trocar o princípio ativo.

TABELA 2 Doses diárias de medicamentos e metas de controle de LDL, conforme o risco cardiovascular

Risco cardiovascular	Medicamento e dose	Meta de LDL (mg/dL)
Baixo	Lovastatina 40 mg	< 130 mg/dL
	Sinvastatina 20-40 mg	
	Pravastatina 40-80 mg	
	Fluvastatina 80 mg	
	Pitavastatina 2-4 mg	
	Atorvastatina 10-20 mg	
	Rosuvastatina 5-10 mg	
Intermediário	Lovastatina 40 mg	< 100 mg/dL
	Sinvastatina 20-40 mg	
	Pravastatina 40-80 mg	
	Fluvastatina 80 mg	
	Pitavastatina 2-4 mg	
	Atorvastatina 10-20 mg	
	Rosuvastatina 5-10 mg	
Alto	Atorvastatina 40-80 mg	< 70 mg/dL
	Rosuvastatina 20-40 mg	
	Sinvastatina 40 mg + ezetimiba 10 mg	
Muito alto	Atorvastatina 40-80 mg	< 50 mg/dL
	Rosuvastatina 20-40 mg	
	Sinvastatina 40 mg + ezetimiba 10 mg	

Fonte: Sociedade Brasileira de Cardiologia – SBC.

O ácido acetilsalicílico

O balanço entre riscos e benefícios do uso profilático de ácido acetilsalicílico (AAS) com intenção de prevenir, primariamente, eventos cardiovasculares contraindica o seu uso indiscriminado. Segundo a ACC/AHA, a prevenção primária com AAS pode ser considerada apenas para pessoas de 40 a 70 anos com muito alto risco de DCV, na ausência de risco aumentado de sangramento. Outras entidades e estudos internacionais não dão suporte ao AAS profilático em pessoas sem evidências de DCV, exceto a *American Diabetes Association* (ADA), que o recomenda para pacientes diabéticos sem DCV conhecida. Quando indicado, o AAS deve ser prescrito em baixas doses diárias (80 mg).

Viver mais e melhor

Em resumo: as DCV representam ainda hoje um grande problema de saúde pública, com altos índices de morbimortalidade. Os métodos propedêuticos existentes para DAC não foram validados, até o momento, para o seu rastreamento. Entretanto, em função da evolução da doença aterosclerótica ao longo de anos, o cálculo do RCV10, uma iniciativa de fácil execução e baixo custo, tem o potencial de desencadear medidas seguras e efetivas de prevenção primária, como as mudanças de estilo de vida e controle de comorbidades.

Para viver mais tempo e sem doença cardiovascular, Olavo precisa mudar seu estilo de vida, parando de fumar, perdendo peso, controlando melhor seu diabete e a pressão. A adoção de estatina em alta dose, no seu caso, é indicada independentemente do seu ECAC. Caso ele pare de fumar, baixe a PA sistólica para 120 mmHg e o colesterol total para 160, e eleve o HDL para 45, e assim se mantenha, o seu RCV10 cairá para menos da metade, 15%.

AGRADECIMENTO

Os autores agradecem a colaboração do Dr. Desiderio Favarato pela cuidadosa leitura do texto e sugestão de melhorias.

BIBLIOGRAFIA CONSULTADA

1. Lotufo PA, Goulart AC, Passos VMA, Satake FM, Souza MFM, França EB, et al. Cerebro-vascular disease in Brazil from 1990 to 2015: Global Burden of Disease 2015. Rev Bras Epidemiol. 2017;20 (Suppl 1):129-41. Disponível em: https://doi.org/10.1590/1980-5497201700050011. Acesso: Setembro de 2021.

2. GBD 2016 Brazil Collaborators. Burden of disease in Brazil, 1990-2016: a systematic subnational analysis for the Global Burden of Disease Study 2016. Lancet. 2018;392(10149):760-75. Disponível em: https://doi.org/10.1016/S0140-6736(18)31221-2. Acesso: Setembro de 2021.

3. GBD 2017 Causes of Death Collaborators. Global, regional, and national age-sex-specific mortality for 282 causes of death in 195 countries and territories, 1980-2017: a systematic analysis for the Global Burden of Disease Study 2017. Lancet. 2018;392(10159):1736-88. Disponível em: https://doi.org/10.1016/S0140-6736(18)32203-7. Acesso: Setembro de 2021.

4. Mansur AD, Favarato D. Mortality due to cardiovascular diseases in women and men in the five brazilian regions, 1980-2012. Arq Bras Cardiol. 2016;107(2):137-46.

5. Arnett DK, Blumenthal RS, Albert MA, et al. 2019 ACC/AHA Guideline on the Primary Prevention of Cardiovascular Disease: A Report of the American College of Cardiology/American Heart Association Task Force on Clinical Practice Guidelines. J Am Coll Cardiol. 2019;March 17:[Epub ahead of print]. Disponível em: https://www.acc.org/latest-in-cardiology/ten-points-to-remember/2019/03/07/16/00/2019-acc-aha-guideline-on-primary-prevention-gl-prevention. Acesso: Setembro de 2021.

6. Cheong BYC, et al. Coronary artery calcium scoring: an evidence-based guide for primary care physicians. J Intern Med. 2021 Mar;289(3):309-24.

7. SBC – Sociedade Brasileira de Cardiologia. Escore de cálcio para alocação personalizada de AAS em prevenção primária em 2019: Estudo MESA. Marcio Soomer Bittencourt (revisor). Disponível em: https://www.portal.cardiol.br/post/escore-de-cálcio-para-alocação-personalizada-de-aas-em-prevenção-primária-em-2019-estudo-mesa. Acesso: Setembro de 2021.

8. USPSTF – Unites States Preventive Services Task Force. Statin. Use for the primary prevention of cardiovascular disease in adults: preventive medication (2016). Disponível em: https://www.uspreventiveservicestaskforce.org/uspstf/recommendation/statin-use-in-adults-preventive-medication. Acesso: Setembro de 2021.

2.20

Risco de fraturas por osteoporose

> **PONTOS-CHAVE**
>
> - No mundo, estima-se que mais de 200 milhões de pessoas apresentam fragilidade óssea por osteoporose, afetando 1 a cada 3 mulheres e 1 a cada 8 homens.
> - As fraturas por osteoporose incorrem em perda de qualidade de vida e grave prejuízo psicossocial, além de complicações físicas, sequelas e morte prematura.
> - O rastreamento da osteoporose, no Brasil, usando recomendações internacionais, resulta em sobretestagem, sobrediagnóstico e sobretratamento, que podem ser evitados.
> - Atualmente, dispõe-se de calculadoras do risco de fraturas por osteoporose, baseadas em fatores demográficos e clínicos, com boa acurácia para uso no rastreamento.
> - Existem diversas opções de abordagem preventiva e tratamento medicamentoso capazes de reduzir o risco de fraturas por osteoporose na idade avançada.

NOSSA RECOMENDAÇÃO DE RASTREAMENTO

- Rastrear o risco de fraturas por osteoporose em mulheres entre 50 e 75 anos de idade, assintomáticas, da população geral.
- Aplicar o FRAX® Brasil (https://www.sheffield.ac.uk/FRAX/tool.aspx?country=55) sem os valores de DMO, anualmente.
- Solicitar DEXA apenas se o RFM10 calculado estiver contido no intervalo em torno do limiar de intervenção (área hachurada da Figura 1).
- Recalcular RFM10 por meio do FRAX® Brasil com a inclusão dos valores de DMO obtidos na DEXA, sempre que o exame complementar tenha sido solicitado.
- Programar reaplicação de FRAX® ou tratamento, conforme o cálculo do RFM10.

RECOMENDAÇÕES DE OUTRAS ENTIDADES

- A *National Osteoporosis Foundation* estadunidense e a *International Society for Clinical Densitometry* recomendam densitometria óssea para mulheres com 65 anos de idade ou mais e para homens com 70 anos ou mais. Recomendam, também, medir a DMO de mulheres < 65 anos e homens de 50 a 69 anos, baseado em seus perfis de risco.
- Como parte do *Choosing Wisely*, a *American Academy of Family Physician* recomenda contra a DEXA para mulheres mais jovens de 65 anos e homens com menos de 70 anos sem fatores de risco.
- O *American College of Obstetricians and Gynecologists* recomenda medir a DMO com DEXA a partir dos 65 anos de idade em todas as mulheres e, seletivamente, para aquelas com idade < 65 anos e com fatores de risco ou histórico de fratura na idade adulta.
- A *Endocrine Society* recomenda o rastreamento de todos os homens acima de 70 anos e naqueles com 50 a 69 anos e risco significante de fratura ou passado de fratura após os 50 anos de idade.

> Maria Clara, uma senhora de 60 anos, procurou sua médica geriatra para fazer um *check-up* completo, embora se sentisse muito bem, tanto do corpo quanto da cabeça (*sic*). Perguntada se tinha alguma preocupação especial em relação à sua saúde, ela respondeu que tinha medo de cair e quebrar algum osso, como já aconteceu com algumas amigas da idade dela. Queria fazer algum exame, tirar alguma "chapa", para saber se tinha ossos fortes (*sic*).

SOBRE A MAGNITUDE DO PROBLEMA

Osteoporose é uma condição clínica bastante prevalente, principalmente entre mulheres após a menopausa, e pode ser causa ou contribuir para fraturas por fragilidade óssea em idades mais avançadas. Em homens, tanto a osteoporose quanto as fraturas dela decorrentes são fenômenos mais raros e pouco estudados.

Prevalência no mundo

No mundo, estima-se que mais de 200 milhões de pessoas apresentem fragilidade óssea por osteoporose, afetando 1 a cada 3 mulheres e 1 a cada 8 homens. Nos EUA, em 2020, estimou-se em 12,3 milhões o total de indivíduos com osteoporose. Naquele país, cerca de 21% a 30% das pessoas que fraturam o quadril morrem em um ano e por volta de 71% das fraturas ocorrem em mulheres.

O problema brasileiro

Condições climáticas, diversidade e miscigenação étnica tendem a tornar a osteoporose um problema menos evidente no Brasil em comparação a países do hemisfério norte, exceto nas cidades muito grandes e poluídas (p. ex., São Paulo), onde a exposição a raios UV é menor, ou em locais com população de origem majoritariamente europeia (p. ex., região Sul do país).

O impacto de uma fratura

As fraturas por fragilidade óssea podem incorrer em perda significativa de qualidade de vida e predisposição a grave prejuízo psicossocial, envolvendo dor crônica, imobilidade prolongada, dificuldade de movimentação. Além disso, podem ocorrer complicações como o risco de agravamento de doenças preexistentes, infecção, fenômenos tromboembólicos e morte prematura.

A osteoporose é uma doença que tende a se desenvolver lentamente, ao longo de muitos anos, até que uma primeira fratura ocorra. Isso, por si só, indica que há tempo para fazer o diagnóstico da condição em uma fase prévia à manifestação clínica, por meio de um ou mais ciclos de rastreamento.

Fatores de risco

Algumas mulheres correm mais risco do que outras de desenvolver osteoporose e fraturas, risco esse influenciado por fatores genéticos, hábitos e outras doenças prévias (Tabela 1). Por outro lado, o estilo de vida pessoal mais saudável parece funcionar como fator protetor (Tabela 2).

O risco de fraturas por osteoporose parece reunir características epidemiológicas, de morbimortalidade e etiopatogenia apropriadas à sua inclusão em programas de *check-up* de mulheres brasileiras. O mesmo já não se aplica, entretanto, aos homens brasileiros.

TABELA 1 Fatores de risco para osteoporose

1. Antecedente pessoal de fratura por fragilidade óssea, não provocada
2. Antecedente familiar de fratura por fragilidade óssea, não provocada
3. Uso prolongado de costicosteroides
4. Artrite reumatoide
5. Osteoporose secundária (hipogonadismo, má-absorção, hepatopatia etc.)
6. Tabagismo atual
7. Consumo excessivo de álcool
8. Baixo peso corporal

TABELA 2 Hábitos protetores para osteoporose

1. Atividade física aeróbia com regularidade
2. Consumo de alimentos que contenham cálcio (p.ex., leite e verduras)
3. Exposição solar (90 minutos semanais, fora dos horários de alta UV)
4. Cessação do tabagismo
5. Redução do consumo de bebida alcoólica
6. Manutenção de peso na faixa normal

SOBRE OS MÉTODOS DE RASTREAMENTO

O que é bom para os Estados Unidos...

O rastreamento da osteoporose é preconizado por inúmeras entidades, nacionais e internacionais, na maioria das vezes com base em recortes fixos por faixa etária e sexo. Por exemplo, a USPSTF recomenda rastrear todas as mulheres acima de 65 anos, independente da exposição a qualquer fator de risco, ou a partir de 60 anos se o risco estimado de fratura óssea for equivalente ao de uma mulher americana, branca, com IMC igual a 25 kg/m². Lembra-se que essa diretriz é válida para a população estadunidense e, embora sirva como referência básica, ela não necessariamente representa uma boa opção para outros países.

Ferramentas úteis

A determinação da densidade mineral óssea (DMO), por meio da medida da absorção de raios X de dupla energia (DEXA), é o método mais presente nas recomendações de *check-up* de osteoporose. A DMO pode ser obtida por DEXA de coluna, colo de fêmur, rádio ou corpo inteiro e o resultado expresso em g/cm² ou T-*score* de desvios-padrões em relação a valores esperados para pessoas da mesma idade e sexo. A DEXA é tida como um exame seguro, de boa sensibilidade e especificidade, mas cujo custo talvez dificulte a sua adoção como método preferencial e universal para o rastreamento de base populacional em massa.

Além da DEXA, existe o *Fracture Risk Assessment Tool* (FRAX®), uma ferramenta desenvolvida e atualizada com frequência pela Universidade de Sheffield, que permite a estimativa do risco de fratura de ossos maiores e bacia em 10 anos. Trata-se de uma calculadora de risco validada em vários países, como o Brasil, cujo algoritmo para cálculo do risco de fratura em 10 anos é gerado a partir de resultados de estudos epidemiológicos oriundos do próprio país, levando em conta os fatores clínicos (Tabela 1), e podendo ser acrescido da medida de DMO, quando disponível.

A utilidade do FRAX®, ferramenta de uso fácil, rápido e sem custo, extrapola a simples determinação do risco individual de fratura de ossos maiores por osteoporose em 10 anos (RFM10) ou do quadril. Ele serve também para identificar limiares de referência normal (LRN) e de intervenção (LI) e, assim, ajudar a definir para quais pacientes a realização da densitometria óssea e introdução de tratamento estariam indicadas.

Interação entre ferramentas

Tomando como base a recomendação de rastreamento de osteoporose da USPSTF, a solicitação de densitometria óssea estaria indicada para todas as mulheres com RFM10 igual ou maior do que 9,3% (LRN para o RFM10 calculado pelo FRAX® USA, para uma mulher caucasiana de 65 anos de idade com IMC igual a 25 kg/m^2 e sem fatores de risco para osteoporose). Segundo critérios de intervenção terapêutica, porém, o tratamento medicamentoso específico para essa mesma mulher só seria receitado quando o risco de fratura igualasse ou ultrapassasse o LI, que é calculado em 18%.

Ao contrário do que gostaria a paciente Maria Clara, radiografias simples não são úteis para mostrar se os ossos correm risco de quebrar com facilidade. Entretanto, o uso combinado de uma calculadora de risco sensível (FRAX®) e, em casos selecionados, da densitometria óssea é uma boa opção de rastreamento. Essa estratégia combinada leva, inclusive, a uma redução na exposição à radiação ionizante da DEXA. É importante que toda essa informação seja compartilhada com a paciente, antes de decidir fazer ou não o rastreamento e quais métodos adotar para isso.

A mulher brasileira

Transpondo-se o mesmo cálculo para uma mulher brasileira de 65 anos de idade com IMC de 25 kg/m^2 e sem fatores de risco para osteoporose, o LRN do RFM10, calculado pelo FRAX® Brasil, seria 3,5%. O tratamento da osteoporose estaria indicado se o risco igualasse ou ultrapassasse o LI de 7,1%. Os limiares de risco e intervençao no Brasil são, portanto, bem inferiores aos dos EUA. Além disso, o LRN estadunidense de 9,3%, que as mulheres americanas atingem aos 65 anos, uma mulher brasileira só tende a alcançar por volta dos 80 anos de idade.

Desta forma, solicitar DEXA para mulheres brasileiras com idade igual ou superior a 65 anos seria uma estratégia inadequada, pois a prevalência de osteoporose no Brasil é menor, o que diminui o valor preditivo positivo do exame. Em outras palavras, a DEXA seria indicada para uma maioria de mulheres com baixo risco de fraturas, para quem nenhuma intervenção seria necessária.

Questionário vs. exames

Estudos recentes têm observado que valores de sensibilidade do FRAX®, sem e com a DMO, são muito semelhantes entre si, indicando que o algoritmo de cálculo do RFM10 levando em conta somente as informações clínicas apresenta uma estimativa bastante sensível do risco, inclusive levemente superdimensionada em relação à sensibilidade alcançada com a inclusão do valor da DMO. Dessa forma, parece razoável reservar a densitometria óssea, um exame de maior especificidade e custo, apenas para casos duvidosos ou limítrofes assim definidos pelo FRAX® Brasil sem DMO.

Fruto da experiência obtida após a introdução do FRAX® na prática clínica, publicações atuais têm enfatizado que tanto o LRN quanto o LI variam com a idade. Com base nisso, algumas diretrizes de rastreamento passaram a incluir a aplicação do FRAX® para cada paciente como pré-requisito para a solicitação de DEXA. Entretanto, a maioria dessas diretrizes estabelece que, uma vez que o RFM10 ultrapasse o LRN, a DEXA já estaria indicada.

Quando menos é mais

Na prática, isso representa solicitar o exame complementar desnecessariamente para um grande contingente de mulheres com conhecido baixo risco de fratura. Exemplificando: uma mulher brasileira de 65 anos de idade (LRN = 3,5% e LI = 7,1%), com IMC de 23 kg/m² e sem fatores de risco para osteoporose, tem um RFM10 calculado pelo FRAX® de 3,7%. Pelo simples fato de seu RFM10 (3,7%) estar ligeiramente acima do LRN (3,5%), essa paciente já seria candidata a DEXA. Isso parece exagerado, pois o seu RFM10 ainda está muito distante do LI (7,1%), quando algum tratamento teria sentido. Baseado nos estudos disponíveis, é muito improvável que a densitometria óssea obtida por DEXA mude significativamente a estimativa de risco inicial, já suficientemente sensível.

O que se pretende com um rastreamento bem-feito é, também, evitar sobretestagem, resultados falso-positivos, sobrediagnóstico e sobretratamento, sem prejuízo do tratamento adequado, quando necessário. O rastreamento da osteoporose com o consórcio da DEXA deve ganhar em custo-efetividade se o exame complementar for solicitado apenas quando o RFM10, calculado pelo FRAX® sem DMO, estiver em torno do LI para a idade.

Portanto, propor que a avaliação de risco proporcionada pelo FRAX® anteceda a indicação da DEXA e que o critério para a indicação desse exame, ao invés de fixo a partir de certa idade, seja dinâmico baseado em valores de RFM10 ao redor dos LI estimados para cada idade, adequa o rastreamento da osteoporose. O objetivo final dessa mudança estratégica é tornar o *check-up* mais racional, reduzir seus prejuízos potenciais e reforçar seus benefícios, além de preservar recursos humanos, materiais e financeiros.

A Figura 1 ilustra a situação na qual a faixa hachurada representa o intervalo do LI estimado para cada idade, mais ou menos 20% desse valor. A indicação de DEXA para pessoas cujo RFM10 esteja nesse intervalo direciona o rastreamento para quem tem alto risco de fraturas e, logo, mais necessidade de tratamento.

SOBRE O TRATAMENTO E A PREVENÇÃO

Prevenção de quedas

No caso do risco de fraturas por osteoporose detectado por rastreamento, a prevenção tem papel preponderante e pode ser conseguida por meio de medidas simples que ajudem a evitar quedas. Sabe-se, aliás, que a maioria

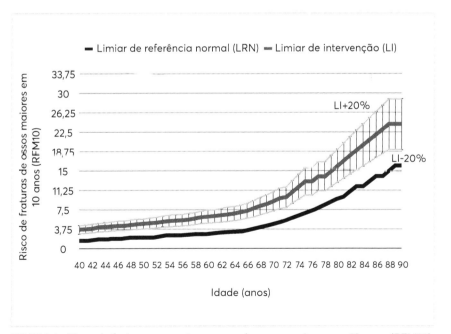

FIGURA 1 Risco de fraturas por osteoporose de ossos maiores em 10 anos (RFM10): mulheres brasileiras entre 40 e 90 anos de idade.

delas ocorre no próprio domicílio e pode ser prevenida com, por exemplo: boa iluminação dos ambientes, pisos antiderrapantes, ausência de tapetes escorregadios, passagens desimpedidas, barras de apoio nas paredes, vasos sanitários elevados, calçados com solado de borracha, fortalecimento da musculatura esquelética.

Medidas farmacológicas

Embora a evidência científica de que o rastreamento de osteoporose reduz fraturas seja escassa, múltiplos estudos já demonstraram que vários tipos de medicamentos promovem essa redução. Diversas propostas de diretrizes para tratamento da osteoporose estão disponíveis, inclusive no Brasil, e podem ser adotadas. Segundo, por exemplo, a *International Osteoporosis Foundation* (IOF) e *European Society for Clinical and Economic Evaluation of Osteoporosis and Osteoarthritis* (ESCEO), após a confirmação do diagnóstico pré-clínico por meio do FRAX® e, se necessário, da DEXA, a classificação didática do risco de fraturas e a respectiva sugestão de condutas seriam:

1. RFM10 baixo (abaixo do LI): otimizar o aporte de cálcio e vitamina D; exercícios físicos apropriados; considerar terapia de reposição hormonal ou modulador seletivo de receptor de estrógeno.
2. RFM10 alto (entre LI e LI+20%): otimizar o aporte de cálcio e vitamina D; exercícios físicos apropriados e medidas para prevenção de quedas; considerar bifosfonato, oral ou injetável,[1] ou outro inibidor de reabsorção óssea.
3. RFM10 muito alto (acima do LI+20%): otimizar o aporte de cálcio e vitamina D; exercícios físicos apropriados e medidas para prevenção de quedas; considerar agente anabólico seguido de inibidor de reabsorção óssea ou recuperação óssea local.

Essa proposta representa uma forma pertinente de abordagem do problema de acordo com a gravidade do risco. Cada caso deve ser analisado individualmente, uma vez que cada medicamento tem seus benefícios, mas, também, efeitos colaterais, que devem ser ponderados no momento da prescrição. As preferências dos pacientes também devem ser levadas em consideração na decisão de como tratar.

---

1 Vale lembrar que a administração do alendronato é limitada a 5 anos, pois o seu uso prolongado parece estar associado a osteonecrose de maxila e mandíbula e com fraturas atípicas femorais de baixa energia. Há descrições de casos semelhantes, também, com ácido zoledrônico e risedronato de sódio.

A análise sistemática das evidências científicas disponíveis sobre o rastreamento de osteoporose visando a prevenção de fraturas revela que os benefícios desse *check-up* superam os riscos potenciais para mulheres, principalmente aquelas com idade acima de 65 anos. Os estudos disponíveis ainda são insuficientes para se determinar o balanço entre riscos e benefícios do rastreamento para homens de qualquer idade.

BIBLIOGRAFIA CONSULTADA

1. USPSTF – United States Preventive Services Task Force. Osteoporosis to prevent fractures: Screening (2018). Disponível em: https://www.uspreventiveservicestaskforce.org/uspstf/recommendation/osteoporosis-screening#bootstrap-panel--4. Acesso: Junho de 2021.
2. Viswanathan M, Reddy S, Berkman N, et al. Screening to prevent osteoporotic fractures: updated evidence report and systematic review for the US Preventive Services Task Force [published June 26, 2018]. JAMA. doi:10.1001/jama.2018.6537.
3. Zerbini CAF, Szejnfeld VL, Albergaria BH, McCloskey EV, Johansson H, Kanis JA. Incidence of hip fracture in Brazil and the development of a FRAX model. Arch Osteoporos. 2015;10:28.
4. Kanis JA, Harvey NC, McCloskey E, Bruyère O, Veronese N, Lorentzon M, et al. Reginster. Algorithm for the management of patients at low, high and very high risk of osteoporotic fractures. Osteoporosis International (published on-line, 2019). https://doi.org/10.1007/s00198-019-05176-3.
5. Radominski SC, Wanderley B, Paula AP, Albergaria B-H, Caio M, Fernandes CE, et al. Diretrizes brasileiras para o diagnóstico e tratamento da osteoporose em mulheres na pós-menopausa. Rev Bras Reumatol. [Internet]. 2017[cited 2020 Sep 04];57(Suppl 2):s452-s466.
6. Zerbini CAF. FRAX Modelo Brasil: um texto clínico explicativo sobre limiares para intervenção terapêutica. Diagn Tratamento. 2019;24(2):41-9.

2.21
Sífilis

PONTOS-CHAVE

- A prevalência crescente, a associação com outras infecções sexualmente transmissíveis (IST), os longos períodos assintomáticos ou de latência e a alta morbidade fazem da sífilis um alvo preferencial do rastreamento.
- Testes não treponêmicos – TNT (p.ex., VDRL) e treponêmicos – TT (p.ex., FTA-Abs, ELISA) apresentam boa acurácia para o diagnóstico da sífilis em todas as fases de evolução.
- O Ministério da Saúde do Brasil propõe vários fluxogramas de decisão para o diagnóstico laboratorial de sífilis com TT e TNT, incluindo testes rápidos, em combinações variáveis.
- Mesmo depois de 100 anos da sua descoberta e uso clínico, a penicilina continua sendo o tratamento de escolha para a maioria das formas de apresentação da sífilis.
- Existe evidência convincente de que a antibioticoterapia cura sífilis, previne a evolução para formas mais tardias e agressivas e interrompe a sua cadeia de transmissão.

NOSSA RECOMENDAÇÃO DE RASTREAMENTO

- Rastrear sífilis em homens e mulheres entre 18 e 75 anos de idade, assintomáticos, mas com moderado ou alto risco de infecção por *Treponema pallidum*, conforme fatores expostos na Tabela 1.
- Utilizar, como método de rastreamento, um TT (rápido, FTA-Abs, ELISA) e um TNT (VDRL ou outro), os que estiverem mais disponíveis e acessíveis.
- Se houver discordância de resultados entre o TT e o TNT, aprofundar a investigação clínica, se necessário, com apoio de especialista.
- No caso de rastreamento com TT e TNT negativos, fornecer orientação preventiva e rerrastrear de acordo com o grau de risco estimado, uso de PrEP e idade.
- No caso de rastreamento com TT e TNT positivos para sífilis, tratar e alertar sobre a necessidade de rastreamento dos eventuais contactantes.

RECOMENDAÇÕES DE OUTRAS ENTIDADES

- O CDC e o *American College of Obstetricians and Gynecologists* recomendam rastrear, pelo menos anualmente: HSH, pessoas vivendo com HIV, pessoas que vivem em instituições carcerárias ou correcionais.
- A *HIV Medicine Association* recomenda que todos os pacientes vivendo com HIV sejam rastreados no atendimento inicial e depois periodicamente, de acordo com o risco de contaminação.

> Antonia tem 39 anos. É dona de casa, casada há 20 anos e religiosa praticante. Procurou o médico porque, recentemente, tem apresentado algumas bolhinhas na região genital, que começam coçando muito, depois doem e, com o tempo, desaparecem (sic). Ao longo da sua vida só manteve relações sexuais com o marido. Após examinar, a ginecologista disse que era uma infecção pelo vírus do herpes, receitou-lhe um antiviral e solicitou exames para HIV e sífilis. Sem ter nenhum outro sintoma, Antonia saiu da consulta assustada, sem entender direito por que precisava daqueles exames.

SOBRE A MAGNITUDE DO PROBLEMA

Epidemiologia

A sífilis é uma doença infecciosa exclusiva de seres humanos que, caso não identificada e adequadamente tratada, pode evoluir ao longo de anos, chegando a causar sequelas graves irreversíveis. A história natural da doença alterna períodos de sinais e sintomas que variam conforme o estágio evolutivo (primário, secundário e terciário), com períodos assintomáticos ou latentes. Estima-se que cerca de 35% das formas não tratadas da sífilis evoluam para a cura espontânea, 35% permaneçam em estado de latência por toda a vida e os 30% restantes progridam para sífilis terciária. Os meios mais comuns de transmissão são a sexual e a vertical.

A OMS estimou que existiam cerca de 6,3 milhões de casos de sífilis curáveis no mundo em 2016, cuja prevalência média entre países girava em torno de 0,5% (0,1% a 1,6%, dependendo da região). No Brasil, a sífilis adquirida teve sua taxa de detecção aumentada de 2,1 casos por 100.000 habitantes, em 2010, para 72,8 casos por 100.000 habitantes, em 2019 (uma ligeira queda na detecção verificada entre 2018 e 2019 reverteu uma tendência de alta progressiva na última década). A relação de casos notificados de sífilis adquirida entre homens e mulheres é de 7 para 10, respectivamente, e permanece inalterada desde 2014. De forma geral, a faixa etária mais acometida é de 20 a 30 anos, seguida pelo grupo de 30 a 40 anos.

Os fatores de risco das IST mais envolvidos na transmissão da sífilis estão elencados na Tabela 1. Existe uma forte associação epidemiológica entre sífilis e a infecção por HIV. Além da forma de transmissão sexual comum, as lesões sifilíticas podem facilitar a entrada do HIV no organismo e a presença do *Treponema pallidum* pode acelerar a evolução da infecção do HIV para AIDS e colaborar, indiretamente, para o aumento da mortalidade. Além disso, no caso específico da sífilis congênita, são altas as taxas de morbidade e mortalidade, podendo chegar a 40% a taxa de abortamento, óbito fetal e morte neonatal.

As características clínicas da sífilis, com sua evolução crônica e períodos prolongados sem sintomas ou em latência, a incidência crescente, a prevalência, a associação a outras IST e o tratamento efetivo e de baixo custo para o sistema de saúde a transformam em um alvo preferencial do rastreamento.

TABELA 1 Fatores que elevam o risco para a sífilis

1. Sexo entre homens (HSH)
2. HIV positivo
3. Pessoas em uso de PrEP
4. Profissionais de sexo
5. Outra IST diagnosticada ou suspeita
6. Encarceramento atual ou no passado
7. Ter menos de 30 anos de idade.

Risco alto: exposição frequente e/ou intensa a situações de risco decorrentes das acima citadas, sem proteção ou sob efeito de álcool ou drogas, em qualquer faixa de idade.
Risco moderado: idade ≥ 30 anos com exposição controlada a situações de risco decorrentes das acima citadas ou todos com idade < 30 anos, sexualmente ativos sem risco alto.

No caso da Antonia, o diagnóstico da doença herpética, certamente adquirida por contato sexual dentro do matrimônio, acende uma luz amarela para a possibilidade de seu marido ter-lhe transmitido outras IST. A médica assistente poderia ter alertado para essa possibilidade, explicado a necessidade dos exames e decidido em comum acordo com a paciente sobre a sua realização. Isso tende a diminuir a resistência e a aumentar a adesão ao rastreamento.

SOBRE OS MÉTODOS DE RASTREAMENTO

Quem deve rastrear?

A realização e a repetição dos exames de rastreamento dependem do grau de exposição aos fatores de risco da Tabela 1 e situações especiais. Em geral, recomenda-se:

A. Paciente com menos de 30 anos ou em risco moderado para a infecção, repetir testes a cada 12 meses;
B. Paciente em risco alto, repetir a cada 6 meses;

272 Rastreamento de doenças: inovando o *check-up*

C. Paciente HSH em uso de PrEP, repetir os exames de 3 em 3 meses.

Todos deve receber orientação preventiva, como o uso de preservativo em todas as relações sexuais.

Confirmação diagnóstica

Vários testes laboratoriais estão disponíveis para o diagnóstico de sífilis tanto nas fases de manifestação clínica quanto nos períodos assintomáticos ou latentes. Para fins de rastreio, os testes laboratoriais úteis são aqueles que detectam anticorpos presentes no sangue de pacientes assintomáticos ou sem sinais clínicos de doença ativa.

Em média, anticorpos contra a bactéria causadora da sífilis começam a aparecer no sangue em torno de 15 a 20 dias após o surgimento da lesão primária (cancro) e podem perdurar por anos, a depender da evolução natural e de tratamento. O *Treponema pallidum* promove o aparecimento de dois tipos de anticorpos humanos: as reaginas (anticorpos inespecíficos IgM e IgG contra cardiolipina), quantificadas nos testes não treponêmicos (TNT), e os anticorpos específicos, dos testes treponêmicos (TT).

Os TNT usam a técnica de floculação para detectar a presença de anticorpos anticardiolipina no plasma ou soro inativado. São TNT: VDRL (*Venereal Disease Research Laboratory*), o mais usado, RPR (*Rapid Test Reagin*), USR (*Unheated-Serum Reagin*) e TRUST (*Toluidine Red Unheated Serum Test*). Os anticorpos detectados são produzidos contra a cardiolipina das células destruídas por ação das bactérias.

Estes testes são qualiquantitativos e apresentam sensibilidade que varia com o estágio de evolução da sífilis: em média, 80% e 70%, nas fases primária e terciária, e 90% e 80%, na secundária e latente. A partir da latente tardia e terciária o TNT tende a apresentar título muito baixo ou negativo, independente de tratamento. A especificidade é estável e gira ao redor de 98%. Resultados falso-positivos podem ocorrer em casos de: idosos, portadores de doenças autoimunes (lúpus eritematoso sistêmico e síndrome antifosfolipídica), malária, hanseníase, hepatites, portadores de HIV, usuários de drogas, outras infecções bacterianas, vacinações e gravidez. O risco de falso-positivos aumenta em pessoas que não estejam em situação de alto risco para sífilis.

Os TT, por sua vez, detectam anticorpos específicos IgG e IgM contra antígenos do *T. pallidum*. São especialmente úteis na sífilis tardia e latente, quando a sensibilidade dos TNT declina. Permanecem reagentes durante toda a vida em aproximadamente 85% dos casos de sífilis, independente de tratamento, e, portanto, não se prestam a acompanhar a eficácia da terapia. De modo geral, os

TT apresentam sensibilidade e especificidade altas, entre 98% e 100%, inclusive nas fases latentes, aquelas em que mais interessa rastrear.

Os TT mais usuais são o FTA-Abs (*Fluorescent Treponemal Antibody Absortion*) e os testes imunoenzimáticos, incluindo ELISA (*Enzyme-Linked Immunosorbent Assay*), quimioluminescência e eletroquimioluminescência, além dos testes de hemaglutinação (TPHA – *T. pallidum Haemagglutination Test*), de aglutinação de partículas (TPPA – *T. pallidum particle agglutination assay*) e de micro-hemaglutinação (MHA-TP – *micro-haemagglutination assay T. pallidum*).

A Figura 1 ilustra a correlação dos TNT e TT com a história natural da sífilis não tratada. Conforme se pode observar, os títulos de TNT podem decair ao longo do tempo, mesmo em casos de infecção ativa. É importante destacar também que após tratamento adequado, espera-se queda de, no mínimo, quatro títulos nos TNT, sendo a sua elevação subsequente um forte indicativo de nova infecção por sífilis.

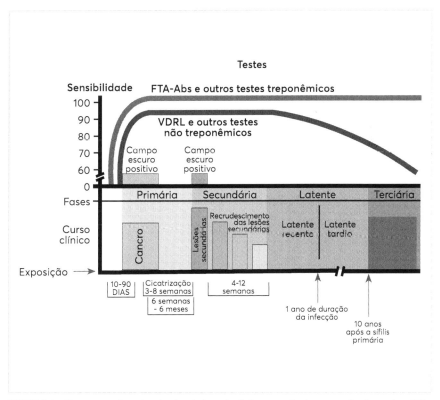

FIGURA 1 Desempenho dos testes laboratoriais associados a cada fase da sífilis não tratada. Fonte: modificado de Brasil, 2006.

274 Rastreamento de doenças: inovando o *check-up*

Mais recentemente, foram introduzidos os TT rápidos (TTR), usando imunocromatografia de fluxo (ICF) ou de duplo percurso (ICDP). Os TTR já são distribuídos pelo Ministério da Saúde (MS) em todo o território brasileiro. Eles podem ser obtidos em gota de sangue coletada por punção digital, permitindo que o resultado fique disponível em 30 minutos, na presença do(a) paciente, em unidades de saúde ou farmácias. A sensibilidade e a especificidade destes testes variam, ambas, de 93% a 95%.

O MS propõe vários possíveis algoritmos com fluxogramas de decisão para o diagnóstico laboratorial de sífilis com diferentes encadeamentos dos testes (sequência tradicional ou reversa)[1], por meio da solicitação progressiva e análise dos resultados de TT e TNT, em combinações variáveis.

Os TTR, ainda segundo o MS, são indicados como opção para as situações de rastreamento, principalmente em regiões mais carentes em recursos laboratoriais, casos emergenciais e em pessoas expostas aos fatores de risco que elevam a chance de adquirir sífilis. Logo, o uso de TTR para essa IST vai ao encontro da lógica básica do rastreamento em massa de qualquer doença ou problema de saúde, que prevê que o método adotado, sempre que possível, seja acurado, simples, barato, reprodutível, de fácil acesso e aceitação por parte do público-alvo.

> Antonia tem, portanto, diversas estratégias de rastreamento à sua disposição, capazes de diagnosticar a sífilis fora dos períodos clínicos (primária, secundária ou terciária) com boa sensibilidade e especificidade. Nas condições epidêmicas da sífilis, no Brasil, parece pertinente iniciar o seu rastreamento por um TTR, disponível no SUS, e pelo VDRL.

SOBRE O TRATAMENTO E A PREVENÇÃO

Objetivos do tratamento

Dentre outras curiosidades históricas da sífilis, o *T. pallidum* foi uma das primeiras bactérias a se mostrar sensível à penicilina, antibiótico pioneiro descoberto no início do século XX. Ao contrário do que em geral ocorre na

---

1 Na sequência tradicional, um primeiro TNT (p.ex., VDRL) é seguido de um TT (p.ex., FTA--Abs). Na sequência reversa, um primeiro TT automatizado (p.ex., ELISA) é seguido de TNT (p.ex. VDRL) e, em caso de discordância entre ambos, preconiza-se um segundo TT com antígeno diferente do primeiro.

relação entre bactérias e antibióticos, com os microrganismos se tornando resistentes aos agentes químicos, a sensibilidade do treponema permanece praticamente a mesma, passados quase 100 anos. Mesmo antibióticos mais recentes (doxiciclina e ceftriaxona), apesar de eficazes, não se mostraram superiores à penicilina.

As diretrizes terapêuticas atuais preconizadas pelo MS para o tratamento de sífilis, incluindo as formas latentes, precoce e tardia, são reproduzidas sumariamente a seguir:

1. **Sífilis primária, secundária e latente recente (com menos de dois anos de evolução):**
   - Benzilpenicilina benzatina 2,4 milhões UI, IM, dose única (1,2 milhão UI em cada glúteo).
   - Alternativa: doxiciclina 100 mg, 12/12h, VO, por 15 dias.

2. **Sífilis latente tardia (com mais de dois anos de evolução) ou latente com duração ignorada e sífilis terciária:**
   - Benzilpenicilina benzatina 2,4 milhões UI, IM, semanal (1,2 milhão UI em cada glúteo) por 3 semanas. Dose total: 7,2 milhões UI, IM.
   - Alternativa: doxiciclina 100 mg, 12/12h, VO, por 30 dias.

Não é objeto deste texto a abordagem diagnóstica e terapêutica dos casos de neurossífilis e sífilis na gestação ou congênita, por se tratar de assuntos que necessitam de avaliação de especialistas.

A experiência com o tratamento da sífilis remonta a muitas décadas. A sua eficácia já está, portanto, suficientemente comprovada. Os possíveis efeitos adversos graves para a saúde são muito raros. A probabilidade de ocorrência de reação anafilática à benzilpenicilina benzatina, por exemplo, que é um receio comum entre profissionais de saúde, é de 0,002%, ou seja, de 2 casos a cada 100.000 tratamentos. De modo geral, o principal inconveniente é a dor no local de injeção intramuscular, que pode ser evitada pela aplicação prévia de anestésico local.

Em resumo, existe suficiente e convincente evidência de que o tratamento antibiótico traga benefícios substanciais a pessoas portadoras de sífilis. A cura desta IST previne a evolução para manifestações clínicas mais tardias e agressivas e interrompe a sua cadeia de transmissão. Os riscos do rastreamento são mínimos, sendo os mais comuns a ansiedade e a estigmatização, que podem ocorrer em consequência de infrequentes resultados falso-positivos.

Há boas chances de que o rastreamento de sífilis resulte em benefícios para Antonia. Se ele se mostrar negativo, será certamente um alívio. Caso contrário, apesar do desgaste psicossocial possível, o tratamento a ser introduzido deverá resultar em cura. Lembra-se que, em qualquer situação, é importante que o marido da paciente também seja solicitado a rastrear essa e outras IST.

AGRADECIMENTOS

Os autores agradecem a colaboração do Prof. Dr. Olavo Henrique Munhoz Leite pela cuidadosa leitura do texto e sugestão de melhorias, e do Dr. Guilherme de Abreu Pereira pela revisão bibliográfica inicial do assunto.

BIBLIOGRAFIA CONSULTADA

1. Cantor AG, Pappas M, Daeges M, Nelson HD. Screening for syphilis: updated evidence report and systematic review for the US Preventive Services Task Force. JAMA. doi:10.1001/jama.2016.4114.
2. US Preventive Services Task Force (USPSTF). Screening for syphilis infection in nonpregnant adults and adolescents: US Preventive Services Task Force Recommendation Statement. JAMA. 2016;315(21):2321-7.
3. Brasil. Ministério da Saúde. Secretaria de Vigilância da Saúde. Sífilis 2020. Boletim Epidemiológico. Número especial, Out. 2020.
4. Brasil. Ministério da Saúde. Secretaria de Vigilância em Saúde. Manual técnico para diagnóstico da sífilis. Brasília: Ministério da Saúde; 2016.
5. Brasil. Ministério da Saúde. Secretaria de Vigilância da Saúde. Protocolo clínico e diretrizes terapêuticas para atenção integral às pessoas com infecções sexualmente transmissíveis (IST). Brasília: Ministério da Saúde; 2018.

2.22
Sobrepeso e obesidade

> **PONTOS-CHAVE**
>
> - A OMS estima em 2,4 bilhões o número de obesos no mundo e os gastos anuais com doenças e perda de produtividade, causadas ou agravadas pela obesidade, em aproximadamente US$ 2 trilhões (cerca de 2 a 8% do PIB anual mundial).
> - Métodos de alta tecnologia, em que pesem a sua disponibilidade e alta acurácia, não são adequados para rastreamento de sobrepeso e obesidade; para isso, medidas simples de peso, altura e circunferência abdominal são mais efetivas.
> - Intervenções comportamentais (estímulo à atividade física e alimentação saudável), que resultem em perda ponderal de 5% a 10% do peso inicial, são medidas capazes de reduzir a morbidade associada ao sobrepeso e à obesidade.
> - As opções de intervenção e tratamento para sobrepeso e obesidade incluem: aconselhamento comportamental, individual ou coletivo, tratamento clínico, ambulatorial ou em clínica especializada, e cirurgia bariátrica (ou metabólica).

NOSSA RECOMENDAÇÃO DE RASTREAMENTO

- Rastrear sobrepeso e obesidade em adultos, entre 18 e 75 anos de idade, da população geral.
- Calcular o índice de massa corpórea (IMC) e medir a circunferência abdominal (CA) como métodos de rastreamento de escolha.
- Oferecer informações sobre os riscos do acúmulo de gordura corporal e aconselhamento de estímulo à atividade física regular e alimentação saudável para todos que forem rastreados nas faixas de sobrepeso ou obesidade.
- Aconselhar indivíduos com IMC > 40 kg/m², ou entre 35 e 39,9 kg/m² com comorbidades associadas à obesidade, a iniciar tratamento adequado para perder peso e, se necessário, encaminhá-los a especialistas.

RECOMENDAÇÕES DE OUTRAS ENTIDADES

- A *American Association of Clinical Endocrinologists*, o *American College of Endocrinology* e o *National Institute for Health and Care Excellence* recomendam não medir a circunferência abdominal quando o IMC for acima de 35.
- A USPSTF recomenda rastrear a obesidade em adolescentes e encaminhá-los para intervenções comportamentais intensivas a fim de melhorar o peso.

Lúcia é uma jovem atriz de 25 anos que precisa de um atestado médico para poder iniciar os ensaios diários de uma peça de teatro. A produção deve envolver grande esforço físico do elenco por vários meses. Ao médico, ela nega qualquer sintoma, mas refere que seus pais e o irmão mais velho são obesos, hipertensos e diabéticos. Ao exame, ela apresenta 77 kg de peso, 1,60 m de altura, 92 cm de circunferência abdominal e uma adiposidade homogeneamente distribuída pelo corpo.

SOBRE A MAGNITUDE DO PROBLEMA

Conceituando aumento de peso

Sobrepeso e obesidade[1] designam um acúmulo desproporcional de gordura em relação à massa magra do organismo e não, simplesmente, uma relação desigual entre peso (massa) e altura. Resultam do desequilíbrio entre consumo e gasto energético, a favor do primeiro. As causas do desequilíbrio envolvem interações nutricionais, hormonais, neuropsíquicas, genéticas e ambientais, que definem o mecanismo regulatório entre fome e saciedade, com significativa variabilidade intra e interindividual.

Prevalência mundial

Entre 1980 e 2008, a prevalência de obesidade, no mundo, saltou de 13% a 24%. Em 2019, a Organização Mundial da Saúde (OMS) estimou em 2,4 bilhões o número de pessoas obesas no planeta. O gasto anual estimado da obesidade, relacionado a custos diretos com saúde-doença e perda (indireta) de produtividade, é de cerca de 2 trilhões de dólares. Isso equivale a 2-8% do Produto Interno Bruto (PIB) mundial, equivalendo, grosseiramente, ao que se gasta com as repercussões do tabagismo, violência armada e guerras.

Prevalência no Brasil

No Brasil, segundo o Instituto Brasileiro de Geografia e Estatística (IBGE), dados de 2019 mostravam a prevalência de sobrepeso na população adulta brasileira em 61,7%. Os obesos com mais de 18 anos contavam 25,9%, ou seja, cerca

---

1 Sobrepeso designa qualquer aumento de gordura corporal acima de valores de referência normais, enquanto que por obesidade entende-se o acúmulo excessivo, a partir de certo limite, dentro da faixa de sobrepeso (Tabela 1).

de 41 milhões de adultos. A proporção de obesos entre pessoas de 18 e 24 anos era de cerca de 30%-35%, porém chegava a 70%, entre 40 e 59 anos de idade. Tanto o sobrepeso quanto a obesidade têm uma tendência de crescimento com a idade até os 60 anos, a partir de quando o acúmulo de gordura começa a declinar.

Aumento de peso como fator de risco

O sobrepeso e a obesidade são considerados fatores de risco para um conjunto de alterações fisiopatológicas e entidades mórbidas, dentre elas: resistência periférica à insulina, DM2, dislipidemia mista, hipertensão arterial sistêmica, disfunção cardíaca, acúmulo de gordura hepática não alcoólica, apneia obstrutiva do sono (AOS), além de doenças vasculares periféricas, cardíacas e encefálicas, e alguns cânceres. Indiretamente, portanto, o acúmulo de gordura no organismo está relacionado com maior morbimortalidade.[2]

Viver mais e melhor

Além disso, sobrepeso e obesidade são associados a menor qualidade de vida devido a estigma social, rotulagem, possibilidade de discriminação laboral e mobilidade reduzida. O rastreamento teria, portanto, a finalidade de interromper, controlar ou reverter o acúmulo de gordura no organismo, proporcionar um ganho de qualidade de vida através da promoção da saúde e prevenir doenças incapacitantes e morte prematura.

A detecção precoce do acúmulo de gordura corporal em níveis logo acima dos seus valores de referência normais (sobrepeso inicial) permite que intervenções possam ser aconselhadas e adotadas, em fases preliminares, antes que sejam atingidas situações avançadas ou que doenças já tenham se manifestado clinicamente.

SOBRE OS MÉTODOS DE RASTREAMENTO

Como medir a gordura corpórea

A estimativa do percentual de gordura corporal, assim como a quantidade de água e de músculo (massa magra), pode ser feita através de vários métodos, mais ou menos sofisticados, como: medida de pregas cutâneas, impedância bioelétrica, absorção de raios-X de dupla energia (DEXA), tomografia com-

---

2   A pandemia de COVID -9 revelou a obesidade como um fator de risco adicional para pior evolução clínica e maior mortalidade de infectados pelo vírus SARS-CoV-2.

putadorizada e ressonância magnética. Exceto pela primeira, que falha pela baixa sensibilidade e difícil padronização técnica, todos os outros métodos quantitativos citados envolvem tecnologia complexa, cara, sendo, desta forma, reservados para estudos científicos ou casos especiais nos quais há interesse em medidas muito acuradas da gordura corporal.

Na prática clínica de adultos, principalmente em nível de atenção primária, os métodos mais simples, rápidos e acessíveis a serem considerados para rastreamento são: o cálculo do índice de massa corpórea (IMC), a medida da circunferência abdominal, o cálculo da relação cintura-quadril e outras medidas corporais complementares.

O IMC é calculado pela fórmula: IMC = peso (kg)/altura^2 (m^2). Trata-se do método mais largamente utilizado para estimar o acúmulo de gordura no corpo. Embora tenha boa sensibilidade, o IMC perde em especificidade, pois o descompasso entre o peso e a altura pode indicar excesso de peso, mas não distingue se isso ocorre por acúmulo de gordura, água ou massa muscular, o que pode gerar situações de falso-positividade. O IMC também não é um preditor muito preciso de doenças cardiovasculares, como outros indicadores mais específicos do acúmulo de gordura visceral.

As suas vantagens no rastreamento, todavia, são significativas, pois trata-se de um método simples, rápido, barato, que pode ser repetido facilmente, inclusive pelos próprios pacientes, ao longo do tempo. O IMC tem sido adotado, sistematicamente, nos estudos científicos como indicador geral de sobrepeso e obesidade, uma vez que o acúmulo de gordura é o seu fator determinante mais comum. O acúmulo de água e a hipertrofia de músculos, por outro lado, tendem a ocorrer em situações mais específicas (doenças com retenção hídrica, uso de anabolizantes musculares etc.).

Classificação do índice de massa corpórea

A Tabela 1 indica os níveis de referência de peso, usando o IMC, sugeridos pela Organização Mundial da Saúde (OMS) e repercutidos pelo Ministério da Saúde, no Brasil.

TABELA 1 Níveis de referência de peso, usando o IMC (OMS e Brasil)

IMC (kg/m^2)	Classificação
< 18,5	Baixo peso
18,5 a 24,9	Peso normal
25,0 a 29,9	Sobrepeso ou pré-obeso

(continua)

TABELA 1 Níveis de referência de peso, usando o IMC (OMS e Brasil) *(continuação)*

IMC (kg/m²)	Classificação
30,0 a 34,9	Obesidade grau 1
35,0 a 39,9	Obesidade grau 2
≥ 40	Obesidade grau 3 (grave ou extrema)

Como medir a circunferência abdominal

As evidências científicas têm indicado que a circunferência abdominal (CA) talvez seja o indicador de adiposidade intra-abdominal e corporal total que melhor se relaciona com as alterações metabólicas e comorbidades que podem comprometer a saúde. A OMS recomenda medir o maior perímetro abdominal entre a última costela e a espinha ilíaca anterossuperior.[3] A I Diretriz Brasileira de Diagnóstico e Tratamento da Síndrome Metabólica, entretanto, recomenda medir no ponto médio entre a última costela e a espinha ilíaca anterossuperior.

Tal método também é sugerido na Norma Técnica do Sistema de Vigilância Alimentar e Nutricional do Ministério da Saúde sobre as orientações para a coleta e análise dos dados antropométricos em serviços de saúde, no qual o mesmo é descrito em seis passos:

1º passo: A pessoa deve estar de pé, ereta, abdome relaxado, braços estendidos ao longo do corpo e as pernas paralelas, ligeiramente separadas.

2º passo: A roupa deve ser afastada, de forma que a região da cintura fique despida. A medida não deve ser feita sobre a roupa ou cinto.

3º passo: O antropometrista deve realizar uma marcação pequena a caneta no ponto médio entre a borda inferior da última costela e o osso do quadril (crista ilíaca), visualizado na frente da pessoa, do lado direito ou esquerdo.

4º passo: O antropometrista deve segurar o ponto zero da fita métrica com uma mão e com a outra passar a fita ao redor da cintura sobre a marcação realizada.

5º passo: Deve-se verificar se a fita está no mesmo nível em todas as partes da cintura; não deve ficar larga, nem apertada.

---

3 A medida da CA é efetuada com a pessoa em pé, ereta, abdome despido e relaxado, braços estendidos ao longo do corpo e as pernas paralelas ligeiramente afastadas; uma pequena marca a caneta deve ser feita, à direita ou esquerda, no ponto por onde será passada a fita métrica pela antropometria; a fita deve se ajustada no mesmo nível ao redor de toda a circunferência abdominal, nem folgada nem apertada; a leitura deve ser feita ao final da expiração normal.

6º passo: Pedir à pessoa que inspire e, em seguida, que expire totalmente. Realizar a leitura IMEDIATA antes que a pessoa inspire novamente.

A discordância entre as duas medidas de obesidade, IMC e CA, foi descrita em crianças e jovens brasileiros: 5,8% dos meninos não obesos, conforme o IMC, apresentaram CA aumentada, enquanto 10,6% dos meninos com o IMC na faixa de obesidade não seriam assim classificados pela medida da CA. Segundo outro estudo, em adultos, a prevalência de obesidade central foi maior do que a de obesidade definida pelo IMC (36% vs. 22,9%). Em idosos, embora a frequência de obesidade pelo IMC fosse semelhante entre homens e mulheres, a obesidade por CA foi cerca de 2 vezes mais elevada em mulheres. Tudo isso aponta para a necessidade do uso concomitante de IMC e CA no rastreamento da obesidade.

Os níveis de adiposidade para homens e mulheres definidos pela CA estão descritos na Tabela 2. As alterações metabólicas de maior relevância clínica ocorrem com níveis de adiposidade classificados como "alto" ou "muito alto".

TABELA 2 Nível de adiposidade por valores de circunferência abdominal (CA)

Nível de adiposidade	CA (cm) – Mulheres	CA (cm) – Homens
Normal	≤ 80	≤ 90
Médio	81 a 83	91 a 93
Alto	84 a 88	94 a 102
Muito alto	> 88	> 102

A relação cintura-quadril (RCQ) já foi considerada, no passado, o melhor indicador de adiposidade abdominal, mas os estudos recentes não revelam vantagens significativas em relação à CA isolada. Para ser calculada a RCQ, a medida da cintura pode ser feita por qualquer dos métodos descritos e a medida da circunferência do quadril, no nível dos trocânteres femorais maiores, ou seja, no seu maior diâmetro possível. De modo geral, a RCQ é considerada alterada se maior do que 1, para homens, e maior do que 0,85, para mulheres.

Outras medidas de circunferências corporais podem ser usadas, mas apenas em situações específicas, pois não há evidência de vantagens sobre o IMC e a CA como métodos principais de rastreamento. São elas, a circunferência braquial e da panturrilha (marcadores de desnutrição e sarcopenia em idosos), a crural (medida logo abaixo da prega glútea tem boa correlação com IMC e adiposidade periférica total) e a cervical (de interesse em caso de AOS).

284 Rastreamento de doenças: inovando o *check-up*

> O IMC de Lúcia foi calculado em 30,07 kg/m², o que a coloca no início da faixa de obesidade grau 1. A CA de 92 cm indica um acúmulo muito alto de gordura no abdome, que pode vir a representar maior risco de doença cardiovascular, no futuro. Por ser jovem, a sua condição geral de saúde atual deve ser boa e a atividade física que vai exercer nos próximos meses ajudará a controlar seu peso. Mas é importante não esquecer de enfatizar os benefícios da alimentação saudável, também.

Medir sempre

Os impactos positivos do rastreamento devem ser mais evidentes se o diagnóstico for feito antes que complicações clínicas estejam presentes (ainda em nível de sobrepeso), principalmente em pessoas mais jovens e mais motivadas a fazer do controle do peso uma prioridade da sua saúde. Os riscos, que incluem o diagnóstico de falso-positivos e a estigmatização social, desde que adequadamente abordados por profissionais de saúde devidamente capacitados, são pequenos e não se contrapõem, em relevância, aos benefícios esperados do rastreamento.

SOBRE O TRATAMENTO E A PREVENÇÃO

Mudanças de hábitos: atividades físicas e alimentação

O rastreamento positivo do sobrepeso ou da obesidade implica em intervenções que variam do aconselhamento ao tratamento cirúrgico, passando por intervenções multidisciplinares isoladas ou combinadas, individuais ou coletivas, que podem incluir, também, tratamentos medicamentosos, ambulatoriais ou em clínicas especializadas em emagrecimento.

Pensando na rede de atenção primária à saúde, o primeiro passo de intervenção é o aconselhamento para adoção de atividades físicas diárias e rotinas de alimentação saudável, ou seja, ações de promoção da saúde e prevenção primária. Essas ações, que fazem parte das prioridades das unidades básicas de saúde (UBS), podem ser tomadas em nível individual, paciente a paciente, ou coletivamente, na forma, por exemplo, de grupos de caminhada ou "oficinas" de cozinha saudável.

O aconselhamento individual pode seguir os modelos nos quais se propõe o uso de entrevistas motivacionais, identificação dos estágios de prontidão para mudanças comportamentais (modelo transteórico), terapia cognitivo-comportamental, método PANPA (Pergunte – Aconselhe – Negocie – Prepare – Acompanhe).

As barreiras à adoção de práticas físicas e mudanças alimentares são enfrentadas valorizando-se os facilitadores. Por exemplo, em caso de sedentarismo, estimular o exercício que: dê mais prazer; não implique em custos com mensalidades, roupas ou equipamentos especiais; não fique restrito a horário predeterminado ou local fixo; possa ser feito ao ar livre ou em casa, com a pessoa sozinha ou, se preferir, com companhia etc.

Em termos de alimentação saudável, em geral, a orientação especializada fornecida por nutricionistas tende a ser mais eficaz na indução de mudanças comportamentais. Porém, profissionais de atenção primária podem tentar orientações gerais como o aconselhamento de uma alimentação baseada em frutas, verduras, legumes, grãos, carnes brancas e magras, com restrição ao excesso de carboidratos (simples e complexos), gorduras saturadas e álcool.

A abordagem para uma alimentação saudável talvez seja o ponto de impacto na saúde mais importante da consulta de Lúcia, embora ela tenha vindo apenas pedir um atestado. Perguntar detalhes sobre o seu hábito alimentar, aconselhar o que é saudável e nutritivo, negociar dietas saborosas sem muitas calorias, já são uma intervenção por si só. Junto com a atividade física, essas atitudes podem ajudá-la a melhorar o seu nível de saúde. Isso importa, mesmo que ela decida que perder peso não é uma prioridade, que se sinta bem como está e que prefira continuar assim.

O guia alimentar

O Brasil é um dos poucos países do mundo a ter desenvolvido um guia alimentar que promove dietas ambientalmente sustentáveis, com padrões alimentares seguros, de boa qualidade, que valorizam a saúde humana e o bem-estar, a equidade social e que respaldam os desafios às mudanças climáticas. O *Guia Alimentar para a População Brasileira* (2014), cujos principais pontos de interesse para uma alimentação saudável são resumidos no Quadro 1, contém informações e dados que podem ajudar na abordagem preventiva do sobrepeso e da obesidade.

QUADRO 1   Dez passos para uma alimentação adequada saudável

1. Fazer de alimentos *in natura*, ou minimamente processados, a base da alimentação.

2. Utilizar óleos, gorduras, sal e açúcar em pequenas quantidades.

3. Limitar o consumo de alimentos processados.

4. Evitar o consumo de alimentos ultraprocessados.

5. Comer com regularidade e atenção, em ambiente apropriado e, se possível, com companhia.

6. Comprar onde se oferecem variedades de alimentos *in natura* ou minimamente processados.

7. Desenvolver, exercitar e partilhar habilidades culinárias.

8. Planejar o uso do tempo para dar à alimentação e às refeições o espaço que elas merecem.

9. Dar preferência, quando fora de casa, a locais que servem refeições feitas na hora.

10. Ser crítico de informações, orientações e mensagens da mídia geral sobre alimentação.

Fonte: adaptado do Guia Alimentar para a População Brasileira, 2014.

Quanto de atividade física?

Visando à perda de peso, espera-se que o balanço energético (diferença entre o consumo e o gasto calórico) seja negativo, o que pode ser alcançado por meio de uma dieta efetiva e atividade física regular. Por dieta efetiva, entende-se qualquer conjunto de alimentos de baixo conteúdo calórico total, independente da sua composição. Atividade física regular representa, no mínimo, 150 a 250 minutos de exercícios aeróbios, de intensidade pelo menos moderada, executados com regularidade e divididos ao longo da semana. Acredita-se que a redução de 5% a 10% do peso inicial já implica em redução do risco de morbidade associada ao sobrepeso e à obesidade.

Tratamento farmacológico

Os passos seguintes no tratamento do sobrepeso avançado e da obesidade envolvem o uso de medicamentos, como sibutramina, fenproporex, mazindol, anfepramona,[4] topiramato,[5] orlistate e, mais recentemente, liraglutide e sema-

---

4   Em 2021, o Supremo Tribunal Federal do Brasil decidiu contra a autorização de uso dos medicamentos citados: sibutramina, fenproporex, mazindol, anfepramona.

5   O topiramate é muito usado nos Estados Unidos da América.

glutide. Antidepressivos inibidores de recaptação de serotonina podem ser prescritos como adjuvantes. Nenhum desses medicamentos cura a obesidade, a sua eficácia depende do grau de aderência do paciente ao uso contínuo, todos necessitam de supervisão médica e a sua adoção só se justifica concomitantemente às práticas de promoção da saúde já apresentadas.

Os medicamentos indicados possuem efeitos colaterais que devem ser pesados diante dos resultados que deles se esperam. Cada tratamento deve ser individualizado e decidido em conjunto entre médica(o) e paciente que, expondo seus objetivos, preferências e receios pessoais, pode ajudar na escolha. De modo geral, quando a perda de peso é satisfatória, os possíveis danos devidos a efeitos colaterais acabam sobrepostos pelos benefícios à saúde como, por exemplo, prevenção ou melhor controle de DM2, HAS e dislipidemia.

Cirurgia bariátrica

A última etapa de tratamento, por meio das cirurgias chamadas bariátricas ou metabólicas, é reservada para pacientes com IMC acima de 40 kg/m^2 ou entre 35 e 39,9 kg/m^2 com múltiplas comorbidades associadas à obesidade avançada, e que não responderam adequadamente às tentativas de intervenção preventiva e terapêuticas clínicas. Esses procedimentos podem provocar grandes perdas ponderais e têm sido aprimorados para evitar seus inúmeros efeitos colaterais, a saber: síndromes disabsortivas com anemias carenciais, hipovitaminoses, alterações do metabolismo ósseo, além de complicações perioperatórias.

Diante das várias opções voltadas à perda e controle de peso, que envolvem abordagens preventivas e tratamentos clínicos e cirúrgicos (mesmo com resultados variáveis de umas ou outras), o impacto do rastreamento para a saúde pode ser considerado positivo. Nessa linha, a CTFPHC recomenda, desde 2015, o cálculo do IMC de adultos da população geral, sem distúrbios alimentares, em todas as consultas de atenção primária à saúde; e intervenção comportamental para os indivíduos rastreados positivamente com sobrepeso ou obesidade. A USPSTF não tem recomendação direta para rastreamento de obesidade em adultos, mas, indiretamente, recomenda intervenção multidisciplinar para pessoas com IMC $\geq$ 30 kg/m^2.

AGRADECIMENTO

Os autores agradecem a colaboração do Dr. Paulo Roberto Correa Hernandes pela cuidadosa leitura do texto e sugestão de melhorias.

BIBLIOGRAFIA CONSULTADA

1. CTFPHC – Canadian Task Force on Preventive Health Care. Obesity in adults (2015). Disponível em: https://canadiantaskforce.ca/guidelines/published-guidelines/obesity-in-adults/. Acesso: Julho de 2021.
2. Brasil. Ministério da Saúde. Orientações para coleta e análise de dados antropométricos em serviços de saúde. Norma técnica do sistema de vigilância alimentar e nutricional – SISVAN. Disponível em: http://www.saude.gov.br/bvs.
3. Brasil. Ministério da Saúde. Fascículo 1. Protocolos de uso do guia alimentar para a população brasileira na orientação alimentar: bases teóricas e metodológicas e protocolo para a população adulta [recurso eletrônico]. Brasília: Ministério da Saúde; 2021.
4. Brasil. Ministério da Saúde. Secretaria de Atenção à Saúde. Departamento de Atenção Básica. Guia alimentar para a população brasileira. 2. ed.– Brasília: Ministério da Saúde; 2014.
5. Brasil. Ministério da Saúde. 29 - Cadernos de Atenção Primária: Rastreamento. Brasília: Ministério da Saúde; 2010.
6. Favarato D. Obesidade, gordura corporal e desfecho cardiovascular: Além do índice de massa corporal. Arq Bras Cardiol. 2021;116(5):887-8.
7. ABESO. Associação Brasileira para o Estudo da Obesidade e da Síndrome Metabólica. Diretrizes brasileiras de obesidade. 4. ed. Marcio C. Mancini (coordenador). São Paulo: ABESO; 2016.
8. Swinburn BO, Kraak VI, Allender S, Atkins VJ, Baker PI, Bogard JR, et al. The global syndemic of obesity, undernutrition, and climate change: The Lancet Commission report. The Lancet. 2019;393:791-846.
9. Carvalho DF, Daher G. Obesidade. In: Martins MA (ed.). Manual do residente de clínica médica. 2. ed. Barueri: Manole; 2020. p: 282-6.
10. Querido CN, Santos CD, Tunala RG, Germani ACCG, Oliveira AAP, Ferreira Jr. M. Aconselhamento em promoção da saúde. In: Nunes MPT, et al. (eds.). Medicina interna ambulatorial: principais desafios com casos clínicos comentados. Rio de Janeiro: Editora Atheneu; 2019. p. 59-66.
11. Powell-Wiley TM, Poirier P, Burke LE, et al. Obesity and cardiovascular disease: A scientific statement from the American Heart Association. Circulation. 2021;143:e984-e1010.
12. Perreault L. Obesity in adults: Drug therapy. Disponível em: https://www.uptodate.com/contents/obesity-in-adults-drug-therapy?search=semaglutide%20efeitos%20colaterais&source=search_result&selectedTitle=2~21&usage_type=default&display_rank=2#H3754676582. Acesso: Julho de 2021.
13. USPSTF – United States Preventive Services Task Force. Behavioral weight loss interventions to prevent obesity-related morbidity and mortality in adults. US Preventive Services Task Force Recommendation Statement. JAMA. 2018;320(11):1163-71.

2.23

Violência doméstica contra mulher

PONTOS-CHAVE

- Violência contra mulheres é um grave problema de saúde pública capaz de provocar danos físicos, psíquicos e sociais, agudos e crônicos, e culminar com o feminicídio.
- Agressões graves e feminicídio são precedidos, muitas vezes por anos, de incidentes de variável gravidade ou da busca velada por ajuda, inclusive de profissionais da saúde.
- No Brasil, a Lei Maria da Penha estabelece os critérios e ações para evitar, detectar e dar suporte às mulheres vítimas de violência, assim como para punir os agressores.
- As dimensões de violência contra a mulher previstas na legislação brasileira (física, psíquica, sexual, patrimonial e moral) devem ser objeto do rastreamento.
- O rastreamento só se justifica se houver a garantia de encaminhamento da vítima aos serviços especializados para apoio e salvaguarda da sua segurança.

NOSSA RECOMENDAÇÃO DE RASTREAMENTO

- Rastrear violência doméstica em mulheres entre 18 e 50 anos de idade, que não se queixam espontaneamente do problema.
- Sondar, inicialmente, a presença de fatores de risco (Tabela 1).
- Informar a paciente da finalidade e dos desdobramentos possíveis do rastreamento e decidir, em conjunto, sobre a sua execução.
- Em caso afirmativo, aplicar o questionário HARK de 4 perguntas.
- Desencadear todo o apoio médico, psicossocial, policial e legal necessário à paciente cujo rastreamento foi positivo.
- Repetir o rastreio periodicamente em caso de persistência dos fatores de risco e suspeita de falso-negativo.

RECOMENDAÇÕES DE OUTRAS ENTIDADES

- O American *College of Obstetricians and Gynecologists* recomenda o rastreamento de violência por parceiro íntimo em todas as gestantes e, se positivo, encaminhamento para serviços de suporte.
- O *American Medical Association Code of Medical Ethics* estabelece que todos os clínicos deveriam arguir, rotineiramente, sobre abuso físico, sexual e psicológico de mulheres.
- A CTFPHC e a OMS indicam que a evidência científica disponível, no momento, não justifica o rastreamento universal de violência por parceiro íntimo.

> Floripes é uma cuidadora de idosos de 48 anos. Há 5 anos, foi morar com um novo companheiro em uma comunidade carente da zona sul de São Paulo. Neste último ano, procurou várias vezes um pronto-socorro (PS) com queixas de ansiedade, depressão, sono inconsistente, dores pelo corpo e forte dor de estômago. Na última ida ao PS, foi abordada por uma assistente social. Durante a conversa, ela se mostrou triste, desanimada, evasiva e, resignada, sussurrou que seu relacionamento não estava bom. Contou ainda que tinha sido abusada quando criança e, por isso, era medrosa (sic).

SOBRE A MAGNITUDE DO PROBLEMA

A violência doméstica contra mulheres é um problema grave de saúde pública. Além dos óbvios efeitos imediatos, como lesões físicas ou morte (feminicídio), existem inúmeras outras consequências de longa duração para a saúde, como: distúrbios mentais (depressão, síndrome de estresse pós-traumático, ansiedade, abuso de substâncias, comportamento suicida), infecções sexualmente transmissíveis, gravidez não desejada, dor crônica e incapacidades. Durante a gravidez, a violência pode acarretar abortamento, prematuridade e baixo peso fetal, além de doenças mentais e hospitalização da mãe e do bebê.

Estimativas da Organização Mundial da Saúde (OMS) apontam que, em todo o mundo, até 35% das mulheres já foram alvo de algum tipo de violência física ou sexual, a maioria perpetrada pelo próprio companheiro. Cerca de 38% dos feminicídios foram cometidos por parceiros íntimos masculinos.

No Brasil, a violência contra a mulher é considerada crime. A Lei n. 11.340, de 7 de agosto de 2006 e suas modificações posteriores, mais conhecida como "Lei Maria da Penha", estabelece os critérios e ações para evitar, detectar e dar suporte às mulheres vítimas de violência, assim como para punir agressores. Há 5 tipos diferentes de violência contra a mulher passíveis de enquadramento nos termos da legislação vigente:

1. **Violência física:** qualquer conduta que ofenda a integridade ou saúde corporal da mulher.
2. **Violência psicológica:** qualquer conduta que cause dano emocional e diminuição da autoestima, prejudique e perturbe o pleno desenvolvimento da mulher, ou vise a degradar ou controlar suas ações, comportamentos, crenças e decisões.

3. **Violência sexual:** qualquer conduta que constranja a presenciar, manter ou participar de relação sexual não desejada mediante intimidação, ameaça, coação ou uso da força.
4. **Violência patrimonial:** qualquer conduta que configure retenção, subtração, destruição parcial ou total de seus objetos, instrumentos de trabalho, documentos pessoais, bens, valores e direitos ou recursos econômicos, incluindo os destinados a satisfazer suas necessidades.
5. **Violência moral:** qualquer conduta que configure calúnia, difamação ou injúria.

Pesquisa do Instituto DataSenado, publicada em 2016, indicou que 18% das mulheres brasileiras entrevistadas afirmaram terem sido vítimas de algum dos 5 tipos de violência acima citados no ambiente doméstico. Dados dessa pesquisa indicam, ainda, que a taxa de homicídios no país cresceu 12,5% entre 2006 e 2013 e, somente em 2013, foram registrados 4.762 feminicídios, ou seja, uma média de 13 assassinatos por dia. Segundo essa pesquisa, existem diferenças significativas entre os estados da federação.

Alguns fatores conhecidos elevam o risco de ocorrência de violência contra a mulher. A Tabela 1 reúne os mais comuns ligados às vítimas e aos agressores.

TABELA 1 Fatores que elevam o risco de violência doméstica

1. Idade jovem: adolescentes e jovens adultas	Vítima
2. Exposição a violência familiar e na infância	Vítima e agressor
3. Abuso de álcool ou outras drogas	Vítima e agressor
4. Baixo nível educacional	Vítima e agressor
5. Múltiplos parceiros sexuais	Vítima e agressor
6. Dificuldades nos relacionamentos	Vítima e agressor
7. Privação econômica	Vítima e agressor
8. Atitude violenta em geral	Agressor
9. Transtorno de personalidade	Agressor
10. Crenças machistas	Agressor
11. Sensação de impunidade	Agressor

Na maioria dos casos, o evento final dramático, a agressão grave ou o homicídio, é precedido, muitas vezes por anos, de incidentes de variável gravidade, que analisados retrospectivamente apontavam para o feminicídio ou a sua tentativa, como desfecho possível ou mesmo provável.

Profissionais da saúde são agentes estrategicamente alocados para detectar indícios de violência doméstica contra a mulher. Vergonha, constrangimento, medo e sentimentos contraditórios vis-a-vis do relacionamento e do parceiro sexual são alguns dos obstáculos para queixas espontâneas das vítimas. O rastreamento, portanto, é um caminho possível para superar essa dificuldade.

> Ao procurar, insistentemente, atendimento médico com queixas inespecíficas sem causas evidentes, Floripes é um exemplo comum de mulher possivelmente vítima de violência do parceiro em procura de ajuda, mesmo que transmitida na forma de queixas de saúde.

SOBRE OS MÉTODOS DE RASTREAMENTO

A sondagem preliminar dos fatores de risco expostos na Tabela 1 pode alertar para a necessidade de rastrear. Existem vários questionários internacionais, com perguntas objetivas capazes de rastrear casos de violência contra a mulher. Alguns têm sido traduzidos para o português, mas usados de modo informal e não padronizado em serviços de atenção a mulheres vítimas de violência doméstica. Nem entidades nacionais especializadas no assunto nem o Ministério da Saúde recomendam algum questionário estruturado, em especial, para rastrear violência doméstica entre brasileiras.

Dos questionários já estudados que se mostraram efetivos na detecção do problema, o *HARK* (acrônimo dos termos em inglês *Humiliation – Afraid – Rape – Kick*) parece ser o que melhor aborda os tipos de violência contra a mulher previstos na legislação brasileira, exceto apenas pela violência patrimonial. Mas, mesmo assim, a repercussão na saúde deste último tipo citado acaba por ser indiretamente rastreado pelas quatro perguntas abaixo:

Ao longo do último ano:	SIM	NÃO
1. Você se sentiu humilhada ou abusada emocionalmente pelo seu parceiro ou ex-parceiro?	1	0
2. Você sentiu medo do seu parceiro ou ex-parceiro?	1	0
3. Você foi estuprada ou forçada, pelo seu parceiro ou ex-parceiro, a manter qualquer tipo de relação sexual?	1	0
4. Você foi agredida por chute, tapa ou soco, ou machucada fisicamente pelo seu parceiro ou ex-parceiro?	1	0

A USPSTF considera que há evidências suficientes e adequadas de que esse, entre outros questionários, tem uma boa capacidade de rastrear violência contra a mulher. Um estudo inglês, por exemplo, apontou que, usando como parâmetro de positividade do rastreamento pelo menos uma resposta "sim" dada ao questionário, a sensibilidade do *HARK* foi estimada em 81%, a especificidade em 94%, o valor preditivo positivo em 84% e o valor preditivo negativo em 94%, no grupo de mulheres recrutadas.

Por outro lado, poucas evidências existem sobre eventuais prejuízos decorrentes do uso do questionário de rastreamento. Se algum risco de efeito negativo existir, ele pode ser considerado, com base nas evidências científicas disponíveis, no máximo, pequeno.

Mesmo assim, um rastreamento cujo resultado se mostre falso-negativo ou falso-positivo pode se converter em problema concreto no futuro. Sabendo se tratar de assunto que envolve aspectos extremamente íntimos da vida das pessoas, envolto por questões pessoais, sociais, educacionais, religiosas, financeiras, emocionais e outras, é de suma importância que, antes de aplicar o questionário, médico(a) e paciente conversem sobre a finalidade desse procedimento e seus desdobramentos.

O rastreamento pode ganhar em sensibilidade e valor preditivo quando fatores incluídos na Tabela 1 estão presentes. Mas a decisão compartilhada sobre rastrear ou não rastrear violência de parceiro íntimo, talvez mais do que para outros problemas ou doenças, é um passo preliminar de relevância fundamental para a paciente.

> Floripes parece se encaixar entre as mulheres que tendem a esconder as agressões do parceiro. O rastreamento pode jogar uma luz sobre essa situação e, uma vez que o fato seja bem trabalhado, abrir caminhos para uma possível melhoria da sua futura qualidade de vida. Mas para isso ela deve ser bem amparada e preparada para as futuras decisões.

SOBRE A INTERVENÇÃO E A PREVENÇÃO

A prevenção primária, com identificação e intervenção sobre as causas sociais, estruturais, culturais, econômicas e outras, é o meio preferencial de enfrentamento da violência contra a mulher. Nesse sentido, a Organização Panamericana de Saúde (OPAS) ressalta, como parte de políticas públicas abrangentes, a importância de programas socioeducacionais para prevenir violência em relacionamentos, como: empoderamento econômico da mulher, fomento da comunicação e relações interpessoais dentro das comunidades, controle de acesso e uso controlado da bebida alcoólica e desconstrução de crenças culturais, em matéria de gênero, que perpetuem a violência.

No Brasil, há muitos anos, existe uma política de amparo a mulheres vítimas de violência masculina, com vários procedimentos e intervenções cujos objetivos são prevenir complicações imediatas e interromper a continuidade das agressões. Diante de qualquer tipo de violência que possa ser rastreada, a abordagem profissional prevê:

A. Acolhimento adequado com estabelecimento de vínculo de confiança;
B. Determinação das necessidades clínicas e opções de como, onde e quem deve provê-las;
C. Reforço do suporte psicossocial em serviços especializados ou grupos de ajuda mútua;
D. Registro policial (boletim de ocorrência) para dar visibilidade à situação de violência e encaminhamento para órgãos policiais e de medicina legal;
E. Encaminhamento a defensoria pública ou outras fontes de apoio jurídico;
F. Visitação periódica do domicílio para acompanhar *in loco* o andamento das intervenções.

Vale lembrar que, no caso específico de rastreamento de violência sexual (resposta "sim" para a pergunta 3 do questionário), outros rastreamentos de infecções sexualmente transmissíveis podem ser considerados, a saber: HIV, hepatite B, hepatite C e sífilis.

Assim como para os métodos de rastreamento, a USPSTF afirma que, se algum risco existir com a adoção das medidas de intervenção, ele pode ser considerado pequeno. Segundo a entidade estadunidense, as intervenções mais efetivas são aquelas com enfoque abrangente da questão da violência doméstica e que incluam o suporte psicossocial, aconselhamento e visitas domiciliares.

Principalmente pelo risco de violência fatal e das implicações policiais e judiciais, é fundamental que o rastreamento só seja executado quando se tenha garantia do encaminhamento e acesso da vítima às intervenções e serviços especializados para apoio e salvaguarda da sua segurança. A integração entre prestadores de serviços de saúde, sociais e jurídicos parece fundamental para este fim.

Ainda antes de ser submetida ao questionário, Floripes quis saber o que fariam depois com ela e o parceiro, pois, segundo palavras dela mesma, "não queria mais dor de cabeça do que já tinha na vida".

AGRADECIMENTO

Os autores agradecem a colaboração do Prof. Dr. Renério Fráguas Júnior pela cuidadosa leitura do texto e sugestão de melhorias.

BIBLIOGRAFIA CONSULTADA

1. United States Preventive Services Task Force. Intimate partner violence, elder abuse, and abuse of vulnerable adults: Screening, 2018. Disponível em: https://www.uspreventiveservicestaskforce.org/uspstf/recommendation/intimate-partner-violence-and-abuse-of-elderly-and-vulnerable-adults-screening. Acesso: Março de 2021.
2. Sohal H, Eldridge S, Feder G. The sensitivity and specificity of four questions (HARK) to identify intimate partner violence: a diagnostic accuracy study in general practice. BMC Fam Pract. 2007;8:49.
3. Organização Panamericana de Saúde – OPAS. Folha informativa – Violência contra a mulher. 2017. Disponível em: https://www.paho.org/bra/index.php?option=com_content&view=article&id=5669:folha-informativa-violencia-contra-as-mulheres&Itemid=820 . Acesso: Março de 2021.
4. Brasil. Senado Federal. Observatório da Mulher contra a Violência. Panorama da violência contra as mulheres no Brasil [recurso eletrônico]: indicadores nacionais e estaduais. N. 1 (2016).
5. Brasil. Ministério da Saúde. Secretaria de Políticas de Saúde. Violência intrafamiliar: orientações para prática em serviço. Série Cadernos de Atenção Básica; n. 8 – Série A. Normas e Manuais Técnicos; n. 131, 96 p.
6. Brasil. Lei n. 11.340, de 7 de agosto de 2006. Disponível em: http://www.planalto.gov.br/ccivil_03/_Ato2004-2006/2006/Lei/L11340.htm. Acesso em: Março de 2021.

3

O que não convém rastrear e por quê

O QUE FOI ESTUDADO E REJEITADO

Vários procedimentos de rastreamento, alguns dos quais muito procurados por pacientes e praticados frequentemente por médicos, não encontram respaldo científico suficientemente robusto para serem recomendados. Ao contrário, as evidências científicas existentes apontam no sentido de que não devem ser incluídos em rastreamentos médicos de rotina, pois os riscos de causar algum tipo de dano ao bem-estar físico, psíquico ou social das pessoas superam os potenciais benefícios esperados.

O fato de um exame indicado com finalidade preventiva poder não beneficiar ou até prejudicar a saúde de alguém é uma constatação de difícil entendimento e aceitação, tanto da parte de pacientes quanto de médicos acostumados com a ideia de que "prevenir é sempre melhor do que remediar". Mas é fato que, dentro da lógica da medicina baseada em evidências, diagnosticar doenças em fase pré-clínica nem sempre é sinônimo de prevenir.

Estudos mostram que fatores ligados à própria doença, aos exames de rastreamento em si, às intervenções de tratamento ou controle, às condições prévias de saúde da pessoa examinada, ou até a crenças ou aspectos éticos, acabam por inviabilizar a recomendação de certos procedimentos de rastreio para a população geral. Podem somar-se a esses fatores, ainda, peculiaridades epidemiológicas e sociais regionais relevantes.

A seguir, são apresentadas doenças e outros problemas de saúde para os quais procedimentos preconizados para rastreamento foram estudados quanto à sua efetividade clínica e os seus resultados publicados na literatura científica. Porém, análises sistemáticas ou meta-análises desses estudos revelam que, até o momento, essas condições clínicas não devem ser incluídas em *check-ups* médicos de rotina. As razões gerais que embasam as recomendações negativas são citadas.

ADENOCARCINOMA DE ESÔFAGO (ACE)

O adenocarcinoma de esôfago (ACE), ou seus precursores, como o esôfago de Barrett ou a displasia esofágica, podem estar associados à doença crônica do refluxo gastroesofágico (DRGE). A baixa prevalência de ACE e a errática progressão de DRGE para estágios mais avançados dificultam a realização de ensaios clínicos capazes de possibilitar um bom balanço entre benefícios e riscos do rastreamento, ou seja, da busca ativa do diagnóstico pré-clínico em pessoas sem sintomas da doença.

Embora mais tumores em estágios iniciais sejam diagnosticados por endoscopia digestiva alta (EDA) e alguns tratamentos possam erradicar a displasia, os poucos estudos disponíveis não comprovaram evidência direta de benefício (por exemplo, aumento de sobrevida) do rastreamento do ACE comparado ao não rastreamento.

Para pessoas em situação de risco para ACE (sexo masculino, história familiar, tabagismo, DRGE de difícil controle), os clínicos devem estar atentos aos sintomas e sinais de alarme, como disfagia, regurgitação, anorexia, perda ponderal, que levantem a suspeita clínica de ACE e dirijam a investigação diagnóstica adequada.

> **O rastreamento de rotina do adenocarcinoma de esôfago ou seus precursores não é recomendado em pessoas adultas assintomáticas da população geral ou, segundo a CTFPHC, também em portadores de DRGE.**
> Disponível em: https://canadiantaskforce.ca/guidelines/published-guidelines/esophageal-adenocarcinoma/

BACTERIÚRIA ASSINTOMÁTICA

Bacteriúria assintomática é uma condição cuja prevalência varia de 6% em mulheres em pré-menopausa até 22% em idosas acima de 90 anos. É rara entre homens. Dessa forma, sexo feminino, gravidez, idade pós-menopausa e diabete são os seus principais fatores de risco.

Os testes de rastreamento disponíveis seriam o exame de urina comum e a cultura de jato médio. Eles apresentam boa sensibilidade, fácil execução e acesso. O tratamento seria direcionado por antibiograma com diversas opções de antibióticos.

Entretanto, estudos mostram que a convivência com bactérias na urina expõe as mulheres não grávidas com boa condição de saúde, mesmo as mais idosas, a pouco risco de complicações (p. ex., pielonefrite aguda). Além disso, o tratamento aumenta o risco de efeitos colaterais e resistência bacteriana provocados pelos antibióticos administrados. Portanto, existe boa evidência de que identificar e tratar a bacteriúria assintomática não traz benefício líquido para as mulheres do grupo-alvo do rastreamento.

> **O rastreamento de rotina da bacteriúria assintomática está contraindicado em mulheres da população geral. Essa recomendação não se aplica a gestantes, pessoas com doenças crônicas relacionadas a infecção do trato urinário, hospitalizadas ou vivendo em instituições para idosos.**
> Disponível em: https://www.uspreventiveservicestaskforce.org/uspstf/recommendation/asymptomatic-bacteriuria-in-adults-screening

CÂNCER DE OVÁRIO (CaO)

A incidência de CaO nos EUA gira em torno de 12 casos novos anuais por 100.000 habitantes, ou seja, é uma doença rara. A letalidade, por outro lado, é alta e gira em torno de 65%.

Há evidências bastante seguras de que a realização do CA-125 ou da ultrassonografia transvaginal, ou a combinação de ambos, não reduzam a mortalidade por CaO. O toque vaginal com palpação bimanual dos ovários e outros exames de imagem também não parecem contribuir significativamente para o diagnóstico pré-clínico ou benefícios dele.

O valor preditivo positivo dos testes de rastreamento é baixo e, na maioria dos casos, os resultados são falso-positivos, o que pode incorrer em cirurgias desnecessárias em mulheres que não tenham o câncer e prejuízos de magnitude, pelo menos, moderada à saúde.

Os tratamentos, baseados em remoção cirúrgica e quimioterapia por via endovenosa ou intraperitoneal, ou ambas, apresentam também efeitos colaterais que reduzem os benefícios em relação aos riscos em mulheres assintomáticas.

> **O rastreamento de rotina do câncer de ovário (CaO), por qualquer método clínico, laboratorial ou de imagem, não é recomendado para mulheres da população geral assintomática.** Essa recomendação não se aplica para as pessoas em situação de maior risco dessa neoplasia, por conta de história familiar significativa de CaO ou câncer de mama, expressão de BRCA1/2 ou síndrome de câncer hereditário.
>
> Disponível em: https://www.uspreventiveservicestaskforce.org/uspstf/recommendation/ovarian-cancer-screening

CÂNCER DE PÂNCREAS (CaPan)

O CaPan é uma doença de baixa incidência (cerca de 12 casos novos anuais por 100.000 habitantes nos EUA), porém de alta letalidade (85% em média, para diferentes estágios de evolução). A prevalência, portanto, é baixa. A mortalidade em 5 anos varia de cerca de 65%, para cânceres localizados, até 95%, quando já existem metástases a distância. Entre 10% e 15% dos casos de CaPan estão associados a história familiar ou a alguma síndrome de cânceres hereditários. De modo geral, as características epidemiológicas e de evolução da doença são desfavoráveis ao rastreamento.

A ultrassonografia endoscópica, a tomografia computadorizada e a ressonância magnética são exames disponíveis, embora não existam dados fidedignos em relação à acurácia de cada um deles para o diagnóstico. Resultados falso-positivos são comuns. O marcador tumoral CA19-9, apesar de sua alta especificidade e sensibilidade, tem valor preditivo positivo baixo em pessoas assintomáticas, dada a baixa prevalência do câncer.

A abordagem cirúrgica é a melhor opção de tratamento do CaPan, mas apenas nos casos cujo diagnóstico é feito em fase inicial de tumor, ainda restrito ao órgão e, mesmo assim, com resultados muito tímidos. A maioria, entretanto, é diagnosticada em fases avançadas já com metástases regionais ou a distância.

Não há evidências diretas de que o rastreamento ou o tratamento de CaPan detectado por *check-up* reduza a morbidade da doença ou a mortalidade específica ou geral. Os resultados falso-positivos e os riscos perioperatórios contribuem para um balanço negativo de benefícios em relação aos riscos do rastreamento.

> O rastreamento de rotina do câncer de pâncreas (CaPan) não é recomenda-
> do para pacientes da população geral assintomática. Essa recomendação
> não se aplica a pessoas com história familiar de CaPan ou síndrome de cân-
> cer hereditário, ou para pessoas que apresentam aparecimento súbito de
> diabete em idade avançada.
>
> Disponível em: https://www.uspreventiveservicestaskforce.org/uspstf/recom-
> mendation/pancreatic-cancer-screening

CÂNCER DE TIREOIDE (CaTi)

A taxa de incidência anual de CaTi, em mulheres, aumentou cerca de 4 a 5 vezes nos últimos 40 anos nos EUA, chegando a cerca de 16 casos novos por 100.000 habitantes. No mesmo período, entretanto, a mortalidade oscilou mui-to pouco, permanecendo quase inalterada em níveis relativamente baixos (até 1 óbito por 100.000 habitantes por ano), indicando que a maioria dos cânceres dos CaTi tem bom prognóstico.

Apesar de largamente utilizadas, não há evidências científicas suficientes que validem a palpação e a ultrassonografia (USG) da tireoide como bons exames para rastrear o CaTi na população geral assintomática. O sobrediag-nóstico parece ser frequente, uma vez que a maior parte dos cânceres de ti-reoide diagnosticados são pequenos, do tipo papilífero e achados incidente-mente por USG cervical.

Algumas pessoas podem se beneficiar do rastreamento, mas, no geral, o benefício é considerado mínimo, uma vez que os desfechos dos casos tratados do tumor parecem não diferir daqueles que são apenas acompa-nhados com observação clínica. Além disso, estudos observacionais reve-laram que a mortalidade não mudou após programas de rastreamento de base populacional.

A tireoidectomia total ou parcial, com ou sem linfadenectomia regional, é a base do tratamento do CaTi. Terapia complementar com iodo radioa-tivo pode ser indicada. Todas essas opções de tratamento são associadas a riscos perioperatórios consideráveis. Não há evidências diretas comparan-do a evolução do CaTi em pessoas rastreadas com a de grupos-controles não rastreados.

> O rastreamento de rotina do câncer de tireoide (CaTi), por palpação ou ultrassonografia da glândula, não é recomendado para mulheres da população geral assintomática. Essa recomendação não se aplica a pessoas com história familiar significativa de CaTi ou síndromes hereditárias multineoplásicas, ou com exposição a radiação ionizante, acidental, ocupacional ou por radioterapia de cabeça e pescoço.
> Disponível em: https://www.uspreventiveservicestaskforce.org/uspstf/recommendation/thyroid-cancer-screening

CÂNCER DE TESTÍCULO (CaTes)

Análises de estudos a respeito do *check-up* do CaTes publicados na literatura científica não foram atualizadas na última década, porém, esta recomendação ainda parece refletir a realidade atual.

O CaTes é um câncer relativamente raro e de bom prognóstico. A sua incidência anual nos EUA vem crescendo lentamente e gira ao redor de 6 casos novos por 100.000 habitantes, enquanto que a mortalidade permanece inalterada em níveis próximos a 3 óbitos a cada 1.000.000 habitantes por ano.

A maioria dos diagnósticos é feita por acaso pelo próprio paciente, quando já existe algum sintoma ou sinal. Não há evidências de boa qualidade que indiquem que o exame médico ou autoexame dos testículos de rotina sejam capazes de detectar cânceres em fases mais iniciais, que respondam melhor ao tratamento. Opções de tratamento incluem cirurgia (p. ex., orquiectomia), radioterapia e quimioterapia, geralmente com taxas altas de sucesso terapêutico, mesmo em estágios avançados da doença.

Baixa incidência da doença, alto nível de sobrevida e bons resultados do tratamento em qualquer estágio da doença tornam muito improvável que o rastreamento do CaTes, por qualquer método disponível, traga benefícios que superem riscos à saúde dos pacientes, como, por exemplo, os perioperatórios e cirúrgicos tardios.

> O rastreamento de rotina do câncer de testículo (CaTes), por exame médico ou autoexame, não é recomendado para homens da população geral assintomática. Essa recomendação não se aplica a portadores de criptorquidia, traumas testiculares repetidos ou com antecedente individual ou familiar de CaTes.
> Disponível em: https://www.uspreventiveservicestaskforce.org/uspstf/recommendation/testicular-cancer-screening

DOENÇA ARTERIAL CORONARIANA (DAC)

A DAC é doença de alta incidência, prevalência, morbidade e uma das maiores causas de mortes precoces no Brasil. Os mais importantes fatores de risco para DAC são: idade avançada, hipertensão arterial, diabete melito, hipercolesterolemia, tabagismo, obesidade, sedentarismo e antecedente de DAC em parente direto não idoso.

Eletrocardiograma de repouso (ECG) ou teste ergométrico (TERG) são tentativas comuns usadas para detectar DAC em indivíduos assintomáticos. Porém, a baixa sensibilidade e especificidade de ambos eleva o risco de diagnósticos incorretos que podem induzir novos exames, intervenções invasivas e tratamentos desnecessários.

Em pacientes de baixo risco para DAC (determinado, por exemplo, pelo algoritmo *Pooled Cohort Equations* ou pela Calculadora para Estratificação de Risco Cardiovascular da Sociedade Brasileira de Cardiologia), as intervenções de tratamento mais comuns para DAC pré-sintomática são mudanças de estilo de vida e controle de comorbidades. Segundo as evidências científicas disponíveis, é improvável que os benefícios do rastreamento de pacientes assintomáticos por ECG ou TERG superem os eventuais riscos decorrentes de intervenções e tratamentos indevidos.

O rastreamento de DAC (e seus desdobramentos) em pacientes em situação de risco moderado ou alto ainda não foi suficientemente estudado. Da mesma forma, não está bem determinado o balanço entre benefícios e riscos resultante de outros exames que vêm sendo usados para rastrear DAC incipiente, como ecocardiograma ou cintilografia com estresse e angiotomografia de coronária com determinação do escore de cálcio.

> **O rastreamento de doença arterial coronariana (DAC), por meio de ECG ou TERG, não é recomendado para pacientes assintomáticos da população geral. O uso de outros exames de rastreamento ainda não foi devidamente estudado. A ação preventiva deve focar os fatores de risco para doença cardiovascular.**
> Disponível em: https://www.uspreventiveservicestaskforce.org/uspstf/recommendation/cardiovascular-disease-risk-screening-with-electrocardiography

DOENÇA PULMONAR OBSTRUTIVA CRÔNICA (DPOC)

A DPOC tem prevalência estimada em cerca de 15% a 20% da população nacional. Apresenta alta mortalidade e morbidade, causando deterioração acentuada de qualidade de vida relativa à saúde. Está ligada ao tabagismo, algumas exposições ambientais e ocupacionais, e com o passado de asma ou deficiência de alfa 1-antitripsina.

Testes de rastreamento incluem questionários prévios (pouco sensíveis e específicos para casos de DPOC leve), medida do fluxo de pico (*peak-flow*) e espirometria completa sem e com broncodilatador. Entretanto, não há evidências, até o momento, de que rastrear casos leves de DPOC (assintomáticos) melhore a qualidade de vida e reduza a morbimortalidade.

O tratamento da DPOC conta com vários medicamentos disponíveis (beta-agonistas de ação prolongada – LABA, ou curta, antimuscarínicos de ação prolongada – LAMA, corticosteroides inalatórios e suas combinações). Essas classes de medicamentos parecem reduzir o número de exacerbações anuais da DPOC (que são infrequentes em casos leves), porém sem afetar a mortalidade por todas as causas, a dispneia e a qualidade de vida (o impacto sobre o exercício físico e o *status* funcional respiratório é desconhecido).

O tratamento em fase assintomática parece não mudar o curso clínico da DPOC, caso persistam os fatores de risco. Os corticosteroides inalatórios podem aumentar o risco de infecções pulmonares e a fragilidade óssea (osteoporose). A cessação do tabagismo e a redução de exposição a fumaça, poluição atmosférica, toxinas, substâncias químicas e poeiras industriais são atitudes de promoção da saúde a serem priorizadas.

> **O rastreamento de rotina da DPOC não é recomendado para indivíduos assintomáticos da população geral. Essa recomendação não se aplica a pessoas com antecedentes de asma ou deficiência de alfa 1-antitripsina.**
> Disponível em: https://www.uspreventiveservicestaskforce.org/uspstf/recommendation/chronic-obstructive-pulmonary-disease-screening

ESTENOSE DE CARÓTIDA (EC)

A EC é uma condição clínica de prevalência relativamente baixa na população geral assintomática, que aumenta com a idade. É considerada um marcador indireto de doença arterial coronariana. Apesar de ser um fator de risco para acidentes vasculares encefálicos (AVE), poucos AVE são atribuídos especificamente a EC.

Não existe uma ferramenta clínica validada capaz de determinar quais pessoas assintomáticas têm maior risco de apresentar EC, assim como não se consegue também identificar, dentre os portadores de EC, quais têm maior risco de desenvolver um AVE.

Dos testes diagnósticos disponíveis, a ausculta de ruídos carotídeos, ao exame clínico, tem baixa acurácia. Melhores resultados são obtidos com ultrassonografia Doppler, angiorressonância magnética e angiotomografia computadorizada.

Em geral, o tratamento clínico da EC é o mesmo de outras doenças ateroscleróticas, ou seja, baseado no uso de medicamentos, como estatinas, antiagregantes plaquetários, anti-hipertensivos e antidiabéticos. Tratamentos cirúrgicos (endarterectomia, angioplastia, colocação de *stent*, revascularização transarterial) acrescentam poucos benefícios para pacientes assintomáticos se comparados ao tratamento clínico, além de expor aos riscos de complicações perioperatórias. Nenhum estudo de boa qualidade, até o momento, avaliou diretamente, como desfechos, os benefícios ou riscos do rastreamento de EC assintomática.

> **O rastreamento de rotina da estenose de carótida (EC) não é recomendado para pessoas assintomáticas da população geral; a ação preventiva deve focar nos fatores de risco para doença cardiovascular. Essa recomendação não se aplica a pessoa com sinais neurológicos ou antecedente de AVE transitório.**
>
> Disponível em: https://www.uspreventiveservicestaskforce.org/uspstf/recommendation/carotid-artery-stenosis-screening

HERPES GENITAL (HG)

O herpes genital é uma doença sexualmente transmissível causada pelos subtipos do HSV (*herpes simplex virus*), HSV-1 e HSV-2. Trata-se de manifestação comum entre adultos jovens de ambos os sexos.

O método de rastreamento é por sorologia usando testes com resultados equivalentes aos obtidos por *Western blot* (padrão-ouro). Os resultados obtidos para HSV-2 apresentam baixa especificidade (muitos falso-positivos) e reprodutibilidade, o que o torna inadequado para avaliações de base populacional.

No caso dos portadores de anticorpos para HSV-1, não é possível distinguir através deles se se trata de herpes genital ou oral, uma vez que o *check-up* pressupõe que os indivíduos examinados estejam assintomáticos e sem antecedentes de uma ou outra manifestação clínica. Ambos os testes são adequados para pacientes sintomáticos.

Não há tratamento curativo para a infecção genital por HSV. Os antivirais disponíveis (p. ex., aciclovir e similares) são indicados apenas em casos com lesões visíveis sintomáticas e na prevenção de novos episódios agudos em portadores crônicos.

> **O rastreamento de herpes genital não é recomendado para pessoas assintomáticas da população geral, inclusive gestantes.**
> Disponível em: https://www.uspreventiveservicestaskforce.org/uspstf/recommendation/genital-herpes-screening

O QUE AINDA NÃO FOI SUFICIENTEMENTE ESTUDADO

Na prática do rastreamento, observa-se que a disponibilidade de um exame ou ferramenta no arsenal clínico, laboratorial ou de imagens parece credenciá-lo, por si só, a ser usado pelos médicos com seus pacientes. Entretanto, como já foi discutido, deve-se prestar atenção a certos requisitos antes que isso aconteça.

A produção e a análise sistemática de evidências científicas que tenham estudado detalhes pertinentes à busca ativa do diagnóstico pré-clínico de doenças são, do ponto de vista científico, um primeiro passo fundamental para que programas de rastreamento, individuais ou coletivos, atinjam bons níveis de eficácia e efetividade.

Acompanhando a literatura médica, verifica-se um número razoável de propostas preliminares de rastreamento que não alcançam o *status* de recomendações definitivas favoráveis ou não à sua adoção. Muitas tentativas de rastreamento, inclusive algumas que ganham grande popularidade, não conseguem ser aprovadas ou rejeitadas em análises científicas, pelo simples fato de que inexistem ou são insuficientes os estudos de boa qualidade publicados a seu respeito.

É importante frisar que a aprovação científica para inclusão de procedimentos em rastreamentos médicos é um processo dinâmico. Rastreamento rejeitado hoje pode vir a ser aprovado amanhã, desde que novas evidências assim justifiquem. O mesmo pode acontecer com propostas preliminares de rastreamento que são incorporadas ou definitivamente rejeitadas à medida que novos estudos são publicados sobre os assuntos.

Ressalte-se aqui que profissionais de saúde e pacientes, por questões éticas, devem, na medida do possível, compartilhar as decisões de rastreamento, de acordo com seus princípios, convicções e anseios. Qualquer recomendação (favorável, contrária ou duvidosa) deve servir apenas de "norte" para as condutas adotadas e não de norma rígida a ser obedecida de forma irracional. No caso de rastreamentos ainda não devidamente estudados e consolidados, ou seja, inconclusivos, as questões éticas são ainda mais relevantes.

A seguir são listados os temas que já foram objeto de análise sistemática da literatura, porém, até o momento, as evidências científicas foram consideradas insuficientes para embasar recomendação de rastreamento a favor, contra ou duvidosa em adultos assintomáticos. Lembra-se que esses assuntos são objeto de atualização periódica e as conclusões podem mudar ao longo do tempo.

Acuidade visual reduzida

Pessoas acima de 65 anos seriam o grupo-alvo principal do rastreamento de problemas de acuidade visual em função da alta prevalência, sendo o avançar da idade o seu principal fator de risco. O teste com a tabela de Snellen é um método sensível, simples e barato de rastreamento, bastante apropriado à atenção primária à saúde. Questionários e outros testes por meio de equipamentos mais complexos (p. ex., Orthorater) não foram devidamente estudados. Existem diferentes opções de tratamento, conforme a causa da perda da acuidade visual detectada, mas, analisando as variáveis acima, em conjunto, ainda não foi possível estabelecer o balanço entre benefícios e riscos do rastreamento.

Disponível em: https://www.uspreventiveservicestaskforce.org/uspstf/recommendation/impaired-visual-acuity-screening-older-adults
https://canadiantaskforce.ca/guidelines/published-guidelines/impaired-vision/

Apneia obstrutiva do sono (AOS)

O rastreamento de AOS poderia ser indicado para pessoas assintomáticas, principalmente do sexo masculino, com idade entre 40 e 70 anos, obesas, que usam sedativos, ou com anormalidades craniofaciais e das vias aéreas superiores. Apesar de boas opções de tratamento (C-PAP e outros dispositivos), não há evidências adequadas que validem, até o momento, a aplicação dos questionários de rastreamento disponíveis. Não se conhece tampouco a utilidade do tratamento de pessoas com AOS diagnosticada em fase pré-sintomática.

Disponível em: https://www.uspreventiveservicestaskforce.org/uspstf/recommendation/obstructive-sleep-apnea-in-adults-screening

Câncer de bexiga

Os principais fatores de risco para tumor maligno de bexiga são: tabagismo, exposição ocupacional (p. ex., corantes químicos, fabricação de borracha), sexo masculino, idade avançada, antecedente familiar ou pessoal de câncer de bexiga. O rastreamento se faz, basicamente, pelo exame de urina para detecção de hematúria ou células anormais no sedimento. Cirurgia, radioterapia, quimioterapia, terapia biológica ou fotodinâmica são opções viáveis de tratamento. Entretanto, até o momento, há dúvidas quanto à capacidade desses procedimentos de reduzir a morbimortalidade por câncer de bexiga.

Disponível em: https://www.uspreventiveservicestaskforce.org/uspstf/recommendation/bladder-cancer-in-adults-screening

Câncer de boca

Os fatores de risco primários de câncer de boca e orofaringe são o consumo de álcool, o tabagismo e a exposição ao papilomavírus humano (HPV). O exame clínico da boca é considerado uma forma imprecisa de rastrear tumores em fase inicial, que devem sempre ser confirmados por biópsia tecidual. Embora haja opções de tratamento cirúrgico, quimioterápico e radioterápico, ainda não é possível, com base nas evidências disponíveis, estabelecer o balanço entre benefícios e riscos do rastreamento.

Disponível em: https://www.uspreventiveservicestaskforce.org/uspstf/recommendation/oral-cancer-screening

Câncer de pele

A população-alvo principal do rastreamento seriam as pessoas com pele clara, que se expõem regularmente à radiação ultravioleta, com passado de queimaduras ou câncer de pele. Nevus múltiplos ou displásicos, história familiar e idade avançada são fatores de risco específicos para o melanoma. Apesar das várias opções para diagnóstico clínico de neoplasias de pele em fase inicial e de tratamento dos tumores (espinocelular, basocelular, melanoma), ainda são insuficientes as evidências para determinar o balanço entre benefícios e riscos do rastreamento.

> Disponível em: https://www.uspreventiveservicestaskforce.org/uspstf/recommendation/skin-cancer-screening

Deficiência de vitamina D

Hipovitaminose D tem sido um achado comum em moradores de grandes cidades ou em países supraequatoriais. Baixa exposição solar (radiação ultravioleta), pele escura e obesidade parecem ser seus principais fatores de risco. Há grande controvérsia sobre os valores de referência sanguíneos de 25-(OH)--vitamina D[1] e a sua real correlação com desfechos clínicos relevantes.

Além da sua conhecida ação no metabolismo ósseo, estudos observacionais sugeriram inúmeras doenças possivelmente associadas à hipovitaminose D. De um lado, há boa evidência de que a suplementação vitamínica não reduz a mortalidade e a incidência de diabete melito ou de fraturas em pessoas com hipovitaminose assintomática e sem comprometimento ósseo. Por outro, há dúvidas quanto ao efeito da suplementação na prevenção de quedas, cânceres, doença cardiovascular, depressão ou infecções. As evidências disponíveis, hoje, são insuficientes para dirimir essas incertezas.

> Disponível em: https://www.uspreventiveservicestaskforce.org/uspstf/recommendation/vitamin-d-deficiency-screening

Distúrbio cognitivo em idosos

Pessoas não hospitalizadas nem institucionalizadas acima de 65 anos de idade, sem sinais ou sintomas de distúrbios cognitivos, seriam o público-al-

---

1 Acredita-se que as concentrações sanguíneas normais da 25-(OH)-vitamina D apresentem grande variação interindividual e os métodos de determinação laboratorial sejam pouco acurados.

vo do rastreamento. Existem inúmeros questionários para avaliar aspectos das funções cognitivas (p. ex., o *Mini-Mental State Examination* e o *Montreal Cognitive Assessment*), assim como existem tratamentos disponíveis, farmacológicos (inibidores de aceticolinesterase e memantina) e não farmacológicos (p. ex., treinamento, estimulação e reabilitação cognitiva, exercícios físicos, suporte social, psicoeducação, gestão do cuidado).

Até o momento, porém, os estudos disponíveis mostraram-se insuficientes para estabelecer o balanço de benefícios e riscos desse rastreamento. Não se pode definir, portanto, quanto o diagnóstico prévio às manifestações clínicas pode melhorar a qualidade de vida do paciente ou modificar a história natural das manifestações demenciais.

Disponível em: https://www.uspreventiveservicestaskforce.org/uspstf/recommendation/cognitive-impairment-in-older-adults-screening
https://canadiantaskforce.ca/guidelines/published-guidelines/cognitive-impairment/

Doença arterial periférica (DAP)

Os mais importantes fatores de risco para DAP são: idade avançada, hipertensão arterial, diabete melito, hipercolesterolemia, tabagismo, obesidade e sedentarismo. A razão entre valor da pressão arterial sistólica medida na altura do tornozelo e no braço é o meio mais comum de rastrear sinais de DAP. Entretanto, essa manobra tem baixa sensibilidade e especificidade. Aparentemente, a realização subsequente de exames de imagem pode expor o paciente aos riscos dos materiais de contraste ou ainda de intervenções desnecessárias. Assim como nas outras DCV de natureza ateromatosa, a prevenção é feita por medidas de estilo de vida e controle adequado das comorbidades, que independem do diagnóstico pré-clínico da DAP, propriamente dita.

Disponível em: https://www.uspreventiveservicestaskforce.org/uspstf/recommendation/peripheral-artery-disease-in-adults-screening-with-the-ankle-brachial-index

Doença celíaca

História familiar de doença celíaca ou antecedente pessoal de outras doenças autoimunes elevam o risco individual da intolerância ao glúten. A sua prevalência é baixa na população geral. Não existem estudos adequados sobre rastreamento de doença celíaca (detecção de anticorpo IgA anti-transglutaminase seguida de biópsia de intestino) nem em pessoas assintomáticas da população geral, nem em grupos de maior risco. São insuficientes também os estudos para saber se o tratamento precoce melhora a qualidade de vida, a morbidade e a mortalidade.

Disponível em: https://www.uspreventiveservicestaskforce.org/uspstf/recommendation/celiac-disease-screening

Doenças da tireoide

O hipo e o hipertireoidismo subclínico (não manifestos clinicamente por sintomas ou sinais) são doenças da tireoide com potencial de serem rastreadas. As dosagens laboratoriais de TSH, seguidas de T4 livre e T3, seriam os testes de escolha para o rastreamento de ambas as disfunções da glândula. Entretanto, variações diárias comuns desses hormônios frequentemente geram resultados falso-positivos e tratamentos intempestivos desnecessários. Até mesmo resultados verdadeiro-positivos podem reverter, não progredir ou nunca causar problemas de saúde. Sobrediagnóstico e sobretratamento são comuns, particularmente, no hipotireoidismo subclínico com TSH < 10 mUI/L. Portanto, não há, até o momento, evidência segura de benefício clínico importante do rastreamento dos distúrbios tireoideanos.

Disponível em: https://www.uspreventiveservicestaskforce.org/uspstf/recommendation/thyroid-dysfunction-screening
https://canadiantaskforce.ca/guidelines/published-guidelines/asymptomatic-
-thyroid-dysfunction/

Exame genital feminino – toque vaginal

O exame pélvico (inspeção da genitália externa, toque vaginal, palpação bimanual, exame especular e retovaginal) já foi preconizado, no passado, como parte obrigatória do exame físico das mulheres, inclusive assintomáticas, durante avaliação médica de rotina. Exceto nos casos de algumas doenças genitais específicas, a sua utilidade com finalidade preventiva em mulheres não grávidas assintomáticas é considerada mínima. A sua acurácia, no diagnóstico de tumores, doenças infecciosas, inflamatórias ou disfuncionais genitais, é indefinida.

> Disponível em: https://www.uspreventiveservicestaskforce.org/uspstf/recommendation/gynecological-conditions-screening-with-the-pelvic-examination
> https://canadiantaskforce.ca/guidelines/published-guidelines/pelvic-exam/

Fibrilação atrial crônica (FAc)

A FAc é uma condição cuja prevalência cresce significativamente a partir dos 65 anos de idade. A sua detecção precoce, possível por meio de exame físico seguido de eletrocardiograma, tem importância tanto no contexto do desempenho cardíaco quanto na prevenção de tromboembolismo. O tratamento, portanto, visa o controle da arritmia em si e a anticoagulação sanguínea. Porém, não existe evidência que comprove que o diagnóstico por ECG de rastreamento, em pessoas assintomáticas, traga benefícios suplementares em relação ao diagnóstico feito em outras circunstâncias, inclusive ao acaso.

> Disponível em: https://www.uspreventiveservicestaskforce.org/uspstf/recommendation/atrial-fibrillation-screening

Glaucoma

O glaucoma consiste na degeneração do nervo óptico causada, dentre outras, pelo aumento da pressão intraocular. O diagnóstico pré-clínico pode ser feito pela medida da pressão ocular (cuja maioria dos meios propedêuticos disponíveis na atenção primária tem baixa acurácia) seguida de outros testes de confirmação. É discutível se o tratamento medicamentoso, por laserterapia ou cirurgia consiga reduzir os impactos negativos da doença. Por outro lado, são conhecidos os riscos dessas possibilidades de tratamento para os pacientes.

Disponível em: https://www.uspreventiveservicestaskforce.org/uspstf/recommendation/primary-open-angle-glaucoma-screening

Perda auditiva

A redução da acuidade auditiva é uma importante causa de isolamento social induzido e de perda de qualidade de vida em indivíduos com disacusia acima de 50 anos de idade, mesmo que não se deem conta ou não se queixem da deficiência. O rastreamento pode ser feito por meio de questionário, manobras clínicas e audiometria de rastreio, testes estes que, no seu conjunto, apresentam boa sensibilidade. Embora o diagnóstico da disacusia possa ajudar, pontualmente, a melhorar a comunicação e o nível de desempenho social dos portadores, o seu impacto positivo na saúde da população geral rastreada ainda é incerto. Casos de exposição ocupacional a ruído ou histórico de doença otológica ou trauma acústico prévios devem ser analisados individualmente.

Disponível em: https://www.uspreventiveservicestaskforce.org/uspstf/recommendation/hearing-loss-in-older-adults-screening

Risco de suicídio

Suicídio ocorre em pessoas expostas a uma gama de fatores de risco e doenças mentais prévias. Apesar da disponibilidade de vários questionários para rastrear o risco de suicídio em adultos assintomáticos, a acurácia deles é heterogênea e faltam dados suficientes sobre os resultados da sua aplicação na prática. O seu uso na atenção primária à saúde foi pouco estudado e o balanço entre benefícios e riscos ainda não pôde ser determinado.

> Disponível em: https://www.uspreventiveservicestaskforce.org/uspstf/recom-mendation/suicide-risk-in-adolescents-adults-and-older-adults-screening

Violência e abuso contra idosos e vulneráveis

Idosos e vulneráveis portadores de incapacidade ou saúde precária, carentes de adequado suporte social ou familiar, encontram-se em situação de maior risco de abuso físico, psicológico, sexual ou financeiro, ou de negligência de cuidados. Entretanto, não existe, até o momento, ferramenta de rastreamento adequada capaz de identificar sinais ou sintomas de abuso nesse grupo e, por consequência, é insuficiente a evidência de que o rastreamento sistemático na atenção primária possa reduzir os riscos físico e mental ou a mortalidade desses idosos e vulneráveis.

Por outro lado, por ser uma situação de alto potencial de prevalência (até 1 ocorrência a cada 6 idosos), é de extrema importância a intensificação das pesquisas nesse campo. Enquanto isso, os profissionais da atenção primária à saúde devem se manter atentos e vigilantes para a identificação a mais precoce possível deste tipo de abuso e violência.

> Disponível em: https://www.uspreventiveservicestaskforce.org/uspstf/recom-mendation/intimate-partner-violence-and-abuse-of-elderly-and-vulnerable-adults-screening

BIBLIOGRAFIA CONSULTADA

1. USPSTF – United States Preventive Services Task Force. Recommendations. Disponível em: https://www.uspreventiveservicestaskforce.org/uspstf/topic_search_results?topic_status=P. Acesso: Julho 2021.
2. CTFPHC – Canadian Task Force on Preventive Health Care. Published guidelines. Disponível em: https://canadiantaskforce.ca/guidelines/published-guidelines/. Acesso: Julho de 2021.
3. Kim JE, Lee KT, Lee JK, Paik SW, Rhee JC, Choi KW. Clinical usefulness of carbohydrate antigen 19-9 as a screening test for pancreatic cancer in an asymptomatic population. J Gastroenterol Hepatol. 2004 Feb;19(2):182-6.
4. Choe JW, Kim HJ, Kim JS, Cha J, Joo MK, Lee BJ, et al. Usefulness of CA 19-9 for pancreatic cancer screening in patients with new-onset diabetes. Hepatobiliary Pancreat Dis Int. 2018 Jun;17(3):263-8.

5. Choe JW, Kim JS, Kim HJ, Hwang SY, Joo MK, Lee BJ, et al. Value of early check-up of carbohydrate antigen 19-9 levels for pancreatic cancer screening in asymptomatic new-onset diabetic patients. Pancreas. 2016 May-Jun;45(5):730-4.
6. Lincango-Naranjo E, Solis-Pazmino P, El Kawkgi O, Salazar-Vega J, Garcia C, Ledesma T, et al. Triggers of thyroid cancer diagnosis: a systematic review and meta-analysis. Endocrine. 2021 Jun;72(3):644-59.
7. Feltner C, Wallace IF, Kistler CE, Coker-Schwimmer M, Jonas DE. Screening for hearing loss in older adults: updated evidence report and systematic review for the US Preventive Services Task Force. JAMA. 2021 Mar 23;325(12):1202-15.
8. Yon Y, Ramiro-Gonzalez M, Mikton CR, Huber M, Sethi D. The prevalence of elder abuse in institutional settings: a systematic review and meta-analysis. Eur J Public Health. 2019 Feb 1;29(1):58-67.
9. Pillemer K, Burnes D, Riffin C, Lachs MS. Elder abuse: global situation, risk factors, and prevention strategies. Gerontologist. 2016 Apr;56 Suppl 2(Suppl 2):S194-205.

Posfácio

Um médico ou uma médica com experiência clínica de longa data, ao finalizar a leitura dos capítulos deste livro, talvez esteja se perguntando: "Onde se encaixam, então, o hemograma, o exame de urina, a ureia e a creatinina, as enzimas hepáticas, os hormônios tireoideanos, o sódio, o potássio e o cálcio, o teste da VHS ou a PCR ultrassensível, o teste ergométrico, apenas para citar alguns do meu dia a dia de consultório?" A nossa resposta é: "Eles não se encaixam no rastreamento, pois, em geral, agregam pouco ao cuidado de pessoas assintomáticas!"

Um(a) profissional mais jovem, provavelmente, ficou intrigado(a) com a falta da ultrassonografia ou tomografia de abdome total, da angiotomografia de coronária, da ressonância magnética da próstata, ou de exames mais específicos como autoanticorpos e hormônios sexuais, dosagens de vitamina D, ácido fólico e vitamina B12, ou ainda de testes genéticos e marcadores tumorais, que podem apontar riscos de adoecimento no futuro. Nós diríamos: "Podem, mas não ajudam ou ajudam muito pouco, de novo, no caso de pessoas assintomáticas!"

O valor de exames complementares ou subsidiários como todos os citados acima, e muitos outros, é inconteste. Nos devidos contextos clínicos, são ferramentas fundamentais ao diagnóstico, tratamento e acompanhamento de pessoas acometidas por doenças já manifestas. Em matéria de *check-up*, entretanto, a utilidade do seu uso rotineiro é nula ou mínima. Focado, como é o rastreamento, nas pessoas assintomáticas, basicamente saudáveis, esses exames contribuem mais para o desperdício de recursos do que para benefícios concretos de saúde.

Já existe evidência demonstrando, inclusive em nosso meio, que estratégias habituais de *check-up* desencadeiam mais ações prescritivas do que de aconselhamento e prevenção, distanciando-se do entendimento de que o rastreamento deve ser considerado válido se for disparador da discussão individualizada com cada paciente acerca das alternativas disponíveis para que o mesmo tenha uma vida mais saudável.

O rastreio ou *check-up*, como é largamente conhecida a prática de solicitar exames preventivos, se baseado em evidências científicas que suportem o seu impacto positivo sobre a mortalidade ou a melhoria da qualidade de vida das pessoas, tem uma dinâmica própria. Ele se move pelo raciocínio clínico-epidemiológico centrado em fatores de risco e não pelo raciocínio clínico baseado em queixas, como é o caso das abordagens médicas assistenciais e curativas convencionais.

Entretanto, não é raro o profissional da saúde da linha de frente da atenção primária, na tentativa de solicitar exames preventivos, repercutir a lógica das práticas curativas habituais. Isso ocorre por uma série de razões, que vão desde o "medo de deixar de fazer um diagnóstico" até a intenção de oferecer "o melhor possível ao paciente", passando pela falta de tempo para a consulta, o deslumbramento com a tecnologia de ponta, a pressão do paciente e da mídia e, também, pela prática da medicina defensiva e de hiatos na formação profissional.

Viés semelhante acontece no caso de especialistas, acostumados a ver em seus consultórios casos graves de doenças diagnosticadas tardiamente. Supondo que o diagnóstico pré-clínico possa mudar o curso dessas doenças (o que nem sempre é corroborado pelas evidências científicas), solicitam, rotineiramente, exames específicos, cujo impacto na mortalidade e na qualidade de vida é pífio ou desconhecido. Ou, ainda pior, podem trazer prejuízo na forma de diagnóstico incorreto, sobrediagnóstico, sequela de tratamento intempestivo, além de outras consequências negativas de natureza psíquica, social ou econômica.

Os desafios deste livro são grandes. O primeiro é mostrar que o rastreamento médico de doenças tem uma identidade muito própria, com estratégia de abordagem diferente daquela que nós médicos aprendemos a adotar quando uma pessoa nos procura por "não estar se sentindo bem". Maior ainda é o desafio de tentar reverter ou, no mínimo, atenuar práticas arraigadas de *check-up* que, de certa forma, apaziguam os anseios de médicos e pacientes, mesmo sendo inócuas ou cientificamente questionáveis. Analogamente, rastreios inadequados estão para a prevenção secundária assim como os placebos estão para o tratamento de doenças.

Outro desafio é preparar os profissionais da saúde para o *check-up* do futuro! Vislumbra-se já o crescimento da solicitação preventiva de testes genéticos associados a várias doenças e de novos marcadores tumorais. Há disponibilidade inclusive para venda direta à população de testes genéticos que fornecem informações sobre ancestralidade e suscetibilidade genética a diversas situações clínicas, como hemocromatose, doença de Alzheimer tardia, doença de Parkinson, trombofilia ou degeneração macular.

Na mesma linha, ferramentas tecnológicas sofisticadas como a associação de radiografia ou ressonância magnética a técnicas de mapeamento simultâneo com substâncias emissoras de energia são capazes de proporcionar imagens do corpo humano com resolução cada vez mais acurada. E outras estratégias visando ao diagnóstico pré-clínico, ainda experimentais ou em fase preliminar de testes ou mesmo de descoberta, vão, em breve, encorpar progressivamente o arsenal da propedêutica médica.

Nas últimas décadas, houve grandes investimentos em pesquisas de genômica e biologia molecular que resultaram em redução de custos e maior rapidez na realização de testes laboratoriais, contribuindo para a ampliação das possibilidades de identificação de marcadores biológicos e desenvolvimento de medicações-alvo. Nesse contexto, a chamada medicina de precisão ou medicina personalizada surge com o objetivo de customizar o tratamento às características individuais dos pacientes.

Seguindo esses avanços, o rastreamento e a prevenção dirigidos caso a caso também poderão se tornar realidade, permitindo a análise conjunta de dados clínicos, genéticos e de estilo de vida. Essa perspectiva que se abre tem de ser encarada com responsabilidade, pois é possível que o maior benefício dos testes genéticos e de outros novos métodos propedêuticos se aplique mais à investigação diagnóstica a partir de queixas do que a rastreamento propriamente dito.

O conjunto das evidências científicas disponível no momento sugere que os grandes problemas de saúde pública não serão impactados pela medicina de precisão a menos que os principais determinantes sociais subjacentes a esses problemas sejam adequadamente abordados. Deve-se ressaltar que as principais doenças crônicas não transmissíveis têm causas complexas, inclusive do ponto de vista genético, sendo caracterizadas por diferentes polimorfismos de suscetibilidade, além de uma importante carga de desencadeantes ou facilitadores ambientais e comportamentais.

Portanto, em paralelo ao desenvolvimento e crescimento da utilização prática de novas técnicas em saúde, espera-se que cresça também o conhecimento baseado em evidências científicas de boa qualidade sobre o papel efetivo desses meios no diagnóstico pré-clínico, na promoção da saúde e na prevenção de doenças. E que, uma vez confirmado o seu benefício preventivo para a saúde e a vida, que eles sejam colocados a serviço de todos, de forma acessível e equânime.

A criação do conhecimento científico na área da saúde, assim como a prática clínica, está também à beira de uma grande metamorfose, caminhando na esteira da revolução tecnológica. Ambas devem ser impulsionadas, por exemplo, pela agilização da comunicação a distância, pela multiplicação das redes de colaboração científica, a introdução progressiva da inteligência artificial e, mais recentemente, do aprendizado de máquina, além das novidades da computação quântica.

O desenvolvimento de estudos com milhões de dados de "vida real", extraídos de bancos de dados disponíveis (*Big Data*), e a perspectiva oferecida por algoritmos computacionais que permitam formular bons modelos preditivos do risco de adoecimento, baseados em biomarcadores e informações pessoais, apontam também para a possibilidade de rastreamento médico com conclusões mais rápidas, acuradas e aprimoráveis dia a dia.

Por fim, a efetividade do rastreio de doenças corre *pari passu* com a evolução do tratamento das mesmas. Portanto, a evolução dos métodos e opções de tratamento, sejam clínicos, medicamentosos, cirúrgicos, procedimentos ou intervenções (invasivas ou não), cada vez mais eficazes e menos agressivos, tendem a alavancar também a incorporação de novas recomendações de rastreamento, na medida em que resultados positivos sejam confirmados nas pesquisas.

Nós, autores de **Rastreamento de doenças**, acreditamos que este livro possa contribuir para organizar a prática, atualmente dispersa e aleatória, da realização de exames médicos preventivos ou *check-ups*. E, ao mesmo tempo, abrir o caminho para o futuro, com a incorporação progressiva de novos elementos gerados pelo avanço tecnológico e científico, que sejam capazes de promover cada vez mais saúde e prevenir doenças tratáveis.

Aos profissionais de saúde, principalmente, médicos e médicas que buscam cotidianamente o bem-estar de seus pacientes, esperamos que as recomendações contidas ao longo do texto tenham servido e continuem servindo de motivo para reflexão e estudo aprofundado e, fundamentalmente, para adoção e aprimoramento de práticas profissionais mais críticas e criteriosas, que revertam, sempre, em benefício da sociedade.

LEITURA COMPLEMENTAR SUGERIDA

1. Iriart JA. Medicina de precisão/medicina personalizada: análise crítica dos movimentos de transformação da biomedicina no início do século XXI. Cad. Saúde Pública. 2019;35(3):e00153118.
2. Conceição RD, Laurinavicius AG, Kashiwagi NM, Carvalho JM, Oliva CA, Santos-Filho RD. Check-up e progressão do risco cardiovascular: existe espaço para inovação? Einstein. 2015;13(2):196-201.
3. Martins MA. Check up do check up. Rev Assoc Med Bras. 2005;51(3):121-32.

Anexo A – Índice de Suemoto

O Índice de Suemoto, encontrado na plataforma *e-Prognosis* da *University of California San Francisco*, é uma calculadora que fornece uma estimativa de risco de mortalidade em 10 anos (RM10) para pessoas acima de 60 anos. Ele foi validado com base em 5 estudos epidemiológicos longitudinais (que incluíram pacientes de 16 países), um dos quais o SABE-São Paulo (Saúde, Bem-Estar e Envelhecimento).

Com base nas respostas dadas a 14 perguntas que avaliam dados demográficos, de morbidade, comportamentos de saúde e indicadores de funcionalidade de pacientes, o Índice de Suemoto fornece uma informação com grande potencial de ajuda na tomada de decisões quanto à solicitação de exames invasivos e tratamentos agressivos em idosos, como pode ocorrer em alguns rastreamentos médicos.

Para várias doenças elencadas neste livro (ver Capítulo "O que convém rastrear e como"), o cálculo do Índice de Suemoto foi incluído como parte do processo de rastreamento para pessoas com idade acima de 65 anos. Com essa iniciativa, pretende-se preservar idosos, cujo estado de saúde já é debilitado e com alto risco de mortalidade em 10 anos, de executar procedimentos de diagnóstico ou tratamento que não agreguem valor ou possam piorar ainda mais a sua condição clínica.

De maneira geral, não se recomendam rastreamentos agressivos a partir de 80 anos de idade, devido à falta de evidências de que melhorem a qualidade de vida ou prolonguem a sobrevida de pacientes. O RM10 de pacientes "saudáveis" de 80 anos, calculado pelo Índice de Suemoto é de 50% para homens e de 37% para mulheres (Tabela 1). Por essa razão, ***Rastreamento de doenças*** sugere esses valores como referência na tomada de decisão sobre rastreamentos de alto risco em pessoas acima de 65 anos.

TABELA 1 Risco de mortalidade em 10 anos (RM10) por faixa etária – pessoas sem comorbidades, com IMC normal, estilo de vida saudável e sem incapacidades

Faixa etária (anos)	RM10 (%) – Homem	RM10% – Mulher
< 65	11-15	8-10
65-69	16-24	11-17
70-74	25-36	18-26
75-79	37-49	27-36
≥ 85	≥ 66	≥ 52

BIBLIOGRAFIA CONSULTADA

1. Suemoto CK, et al. Development and validation of a 10-year prediction model: meta-analysis of individual participant data from five cohorts of older adults in developed and developing countries. J Gerontol A Biol Sci Med Sci. 2017 Mar 1;72(3):410-6.

Anexo B – Modelo transteórico de mudança comportamental

O modelo transteórico (MTT) é resultado de pesquisas direcionadas ao entendimento do processo de mudança comportamental. Desenvolvido e publicado por Prochaska e DiClemente, o MTT visava, originalmente, descrever as etapas evolutivas pelas quais passavam fumantes que se engajavam em um processo de cessação do tabagismo. Posteriormente, o mesmo modelo passou a ser aplicado para outras mudanças comportamentais, como a adoção de atividades físicas e alimentação saudável. Seu uso visa a adaptação e individualização de metas a partir do reconhecimento de fortalezas e dificuldades e da negociação como estratégia de aconselhamento.

Segundo o MTT, qualquer indivíduo diante de um hábito nocivo para a sua saúde encontra-se em algum dos estágios de prontidão para a mudança comportamental a seguir:

- **Pré-contemplação:** momento em que a pessoa sequer contempla a possibilidade de mudar o hábito. Ela resiste à mudança e a aconselhamentos nesse sentido. **Resistência** é a palavra-chave que define o comportamento de alguém em pré-contemplação.
- **Contemplação:** a pessoa já começa a considerar a possibilidade de uma mudança comportamental, mas não imediata. Ela bascula entre a necessidade de mudar e a vontade de ainda manter o hábito. **Ambivalência** é a palavra-chave dessa fase.
- **Preparação:** trata-se da fase em que a pessoa já tomou a decisão de mudar o hábito em um curto espaço de tempo. De modo geral, já começou a tomar iniciativas preliminares no sentido da mudança definitiva. **Determinação** é a palavra-chave desse estágio.

- **Ação:** a mudança de comportamento esperada foi desencadeada (p. ex., parou de fumar, perdeu os quilos desejados). Os primeiros 3 meses após a mudança ainda se incluem na fase de ação. **Concretização** da mudança é a palavra-chave.
- **Manutenção:** depois de finalizado o período de ação, advêm mais alguns meses nos quais é alto o risco de recaída e medidas devem ser tomadas para preveni-la. **Persistência** é a palavra-chave que define esse último estágio de mudança.

Além dos 5 estágios de prontidão de mudança comportamental o MTT inclui, também, o conceito de **autoeficácia** (percepção da própria capacidade de mudar um hábito) e **balanço decisório** ("pesagem" dos motivos a favor e contra a mudança comportamental). Ambos devem ser, também, explorados e avaliados passo a passo durante o processo de aconselhamento comportamental.

BIBLIOGRAFIA CONSULTADA

1. Prochaska JO, DiClemente CC. Stages and processes of self-change of smoking toward and integrative model of change. Journal of Consulting and Clinical Psychology. 1983;51(3):390-5.
2. Mastellos N, Gunn LH, Felix LM, Car J, Majeed A. Transtheoretical model stages of change for dietary and physical exercise modification in weight loss management for overweight and obese adults. Cochrane Database Syst Rev. 2014 Feb 5;(2):CD008066. doi: 10.1002/14651858.CD008066. pub3. PMID: 24500864.
3. Carvalho de Menezes M, Bedeschi LB, Santos LC, Lopes AC. Interventions directed at eating habits and physical activity using the Transtheoretical model: a systematic review. Nutr Hosp. 2016 Sep 20;33(5):586.

Anexo C – Método P.A.N.P.A. de aconselhamento comportamental

A estadunidense *Agency for Healthcare Research and Quality* (AHRQ) recomenda os 5As (*Ask – Advise – Assess – Assist – Arrange*) como passos iniciais do aconselhamento para mudanças comportamentais. No nosso meio, uma das formas de identificação do método é pelo acrônimo PANPA (**P**ergunte – **A**conselhe – **N**egocie – **P**repare – **A**companhe). Ele resume ações progressivas que o profissional da saúde pode adotar, ajudando-o a promover a sua saúde. Usando o exemplo do tabagismo:

- **Pergunte** sobre o hábito de fumar, o número de cigarros fumados por dia, há quanto tempo fuma, como se distribuem os cigarros fumados ao longo do dia, quais são os "gatilhos" que aumentam a vontade de fumar e, principalmente, quanto o paciente está, de fato, motivado a parar.
- **Aconselhe** o paciente a conhecer e a refletir sobre os malefícios do cigarro para a sua saúde e qualidade de vida, inclusive a sua interferência nas relações familiares, de amizade e no trabalho. Reforce os benefícios potenciais da cessação do tabagismo para o desempenho de suas atividades diárias e para realizar seus sonhos e planos futuros.
- **Negocie** metas progressivas de redução de cigarros ao longo do tempo ou a escolha da melhor data para parar, aconselhando uma gama de dicas para inibir os "gatilhos" da vontade de fumar, como evitar locais e reuniões de fumantes, trocar o cafezinho por outra bebida, beber muita água, fazer relaxamento, dentre outras estratégias.
- **Prepare** o dia D da parada completa, estimulando o paciente a conversar com amigos e familiares sobre a sua intenção de parar de fumar, pedindo a ajuda deles nesse processo, antecipando possíveis sintomas de absti-

nência ou fissura nos dias seguintes e o que se pode fazer para bloqueá--los ou atenuá-los.

- **Acompanhe** de perto o paciente que já parou de fumar, dando orientações no sentido de prevenir recaídas. Observe sinais de desgaste mental ou de prejuízo da tentativa de cessação por parte da atitude de terceiros (p. ex., amigos que oferecem cigarros ou "só uma tragada"). Mantenha-se em contato.

BIBLIOGRAFIA CONSULTADA

1. Querido CN, et al. Aconselhamento em promoção da saúde. In: Nunes MPT, et al. (eds.). Medicina interna ambulatorial: principais desafios com casos clínicos comentados. Rio de Janeiro: Editora Atheneu; 2019. p. 59-66.
2. Nunes SOV, et al. Abordagem breve. In: Nunes SOV, Castro MRP (orgs.). Tabagismo: Abordagem, prevenção e tratamento [online]. Londrina: EDUEL; 2011. p. 83-93.
3. Coordenação Nacional de Prevenção e Vigilância do Tabagismo – CONPREV. Abordagem e tratamento do tabagismo: Consenso. INCA; 2001.

Índice remissivo

A

Ácido acetilsalicílico 256
Acuidade visual reduzida 307
Adenocarcinoma de esôfago 298
AIDS 213
Álcool 108, 125
Alcoolismo 108
Alimentação 284
Aneurisma de aorta abdominal 30
Antígeno prostático específico (PSA)
    89
Apneia obstrutiva do sono 307
Arritmias 248
ASSIST 134
ASSIST modificado por *NIDA Drug
    Screening Tool* 130
Atividades físicas 284
AUDIT C 117
AUDIT completo 117
Autoexame da mama 75

B

Bacteriúria assintomática 298
Bebida alcoólica 126
Breast cancer genes (BRCA1 e BRCA2)
    237

C

CAGE 115
Câncer colorretal 40
Câncer de bexiga 308
Câncer de boca 308
Câncer de colo de útero 56
Câncer de mama 70, 239
Câncer de ovário 299
Câncer de pâncreas 300
Câncer de pele 308
Câncer de próstata 84
Câncer de pulmão 96
Câncer de testículo 302
Câncer de tireoide 301
Câncer ginecológico hereditário 237
Cigarros 96
Circunferência abdominal 282
Cirurgia bariátrica 287
Citologia oncótica 61
Clamídia 229
Classificação das recomendações 24
Colesterol 166
Colonografia 46
Colonoscopia 47
Consulta específica de prevenção 7
Consumo excessivo de bebida alcoóli-
    ca 108

Consumo nocivo de drogas ilícitas e medicamentos 123
Criminalidade 128

D

Decisão compartilhada 20, 28
Deficiência de vitamina D 309
Dependência química 125
Depressão 140
Determinantes de doenças ou de outros agravos à saúde coletivos e individuais 16
Diabete melito tipo 2 (DM2) 152
Dislipidemia 164
Distúrbio cognitivo em idosos 309
Doença arterial coronariana 303
Doença arterial periférica 310
Doença cardiovascular 246
Doença celíaca 311
Doença pulmonar obstrutiva crônica (DPOC) 303
Drogas ilícitas 123

E

ECAC (escore cálcio) 253
Endoscopia 45
Escalonamento dos cuidados preventivos para HIV de homens que fazem sexo com homens (HSH) 222
Escalonamento dos cuidados preventivos para HIV de usuários de drogas injetáveis 223
Estatinas 254
Estenose de carótida 304
Estimativas de risco de adoecimento 16
Estudos brasileiros 25
Ética médica 18

F

Fatores preexistentes 16
Feminicídio 289

Fibrilação atrial crônica 312
Fraturas 258

G

Glaucoma 312
Gonorreia 229
Gordura corpórea 280
Guia alimentar 285

H

Hepatite B 195
Hepatite C 205
Herpes genital 305
Hipertensão arterial 175
Hipertireoidismo 311
Hipotireoidismo 311
HIV 213
HPV 56

I

Impacto financeiro do rastreamento 18
Índice de massa corpórea 281
Índice de Suemoto 320
Infarto agudo do miocárdio 248
Infecção latente pela *Mycobacterium tuberculosis* (ILTB) 185
Infecções sexualmente transmissíveis (IST) 268
Instituições especialistas em recomendações de rastreamento médico 24

L

Lei Maria da Penha 289

M

Mamografia 70
Mandala de prevenção combinada 225
Modelo transteórico de mudança comportamental 104, 322
Mudanças de hábitos 284

MyLungRisk 102

N

Neisseria gonorrhoeae 231

O

Obesidade 277
O que não convém rastrear e por quê
    297
Osteoporose 258
Overdiagnosis 10
Overtesting 10

P

PANPA 104, 324
Papanicolaou 56
Perda auditiva 313
Pré-diabete (PD) 152
Preferências individuais em matéria de
    saúde 17
PrEP 226
Pressão arterial 179

Q

Quedas 265
Questionário para triagem do uso de
    álcool, tabaco e outras substân-
    cias 134

R

Rastreamento médico 1
    baseado em evidências científicas 3
    bons métodos 7
    custo-efetividade 20
    definição, objetivos e a quem se
        destina 2
    ferramenta de promoção da saúde 2
    individualização 16
    o que vale a pena rastrear 5
    premissas gerais 4
    riscos e benefícios 21
Rastreamento oportunista 7

RDM10 157
Recomendações internacionais 25
Resistência à insulina 155
Retossigmoidospia flexível 46
Riscos individuais 25

S

Sífilis 268
Síndrome de abstinência 123
Sobrediagnóstico 10
Sobrepeso 277
Sobretestagem 10
Substâncias psicoativas 123
Suicídio 140, 313

T

Tabaco 126
Tabagismo 96
Terapia antirretroviral (TARV) 213
Testes de rastreamento 9
Testes fecais 45
Testes rápidos para HIV 220
Toque retal 89
Toque vaginal 312
Tráfico de drogas 128
Tratamentos ou intervenções precoces
    12
Triglicérides 166
Tuberculose 185

U

Uso e abuso de substâncias 129

V

Viés de tempo ganho 14
Violência doméstica contra mulher
    289
Violência e abuso contra idosos e vul-
    neráveis 314
Vírus da imunodeficiência humana
    213
Vírus do papiloma humano 56